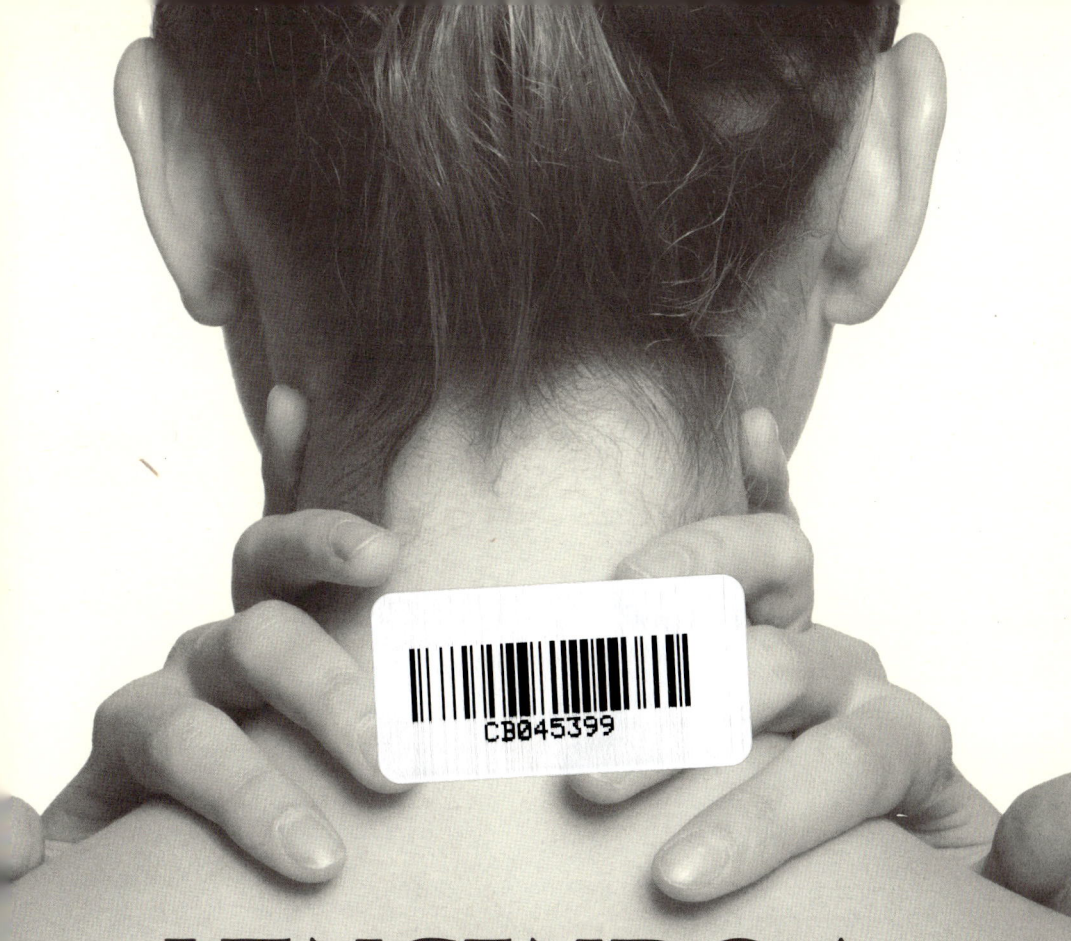

VENCENDO A DOR CRÔNICA APÓS UMA LESÃO

Uma abordagem integrativa ao tratamento da dor pós-traumática

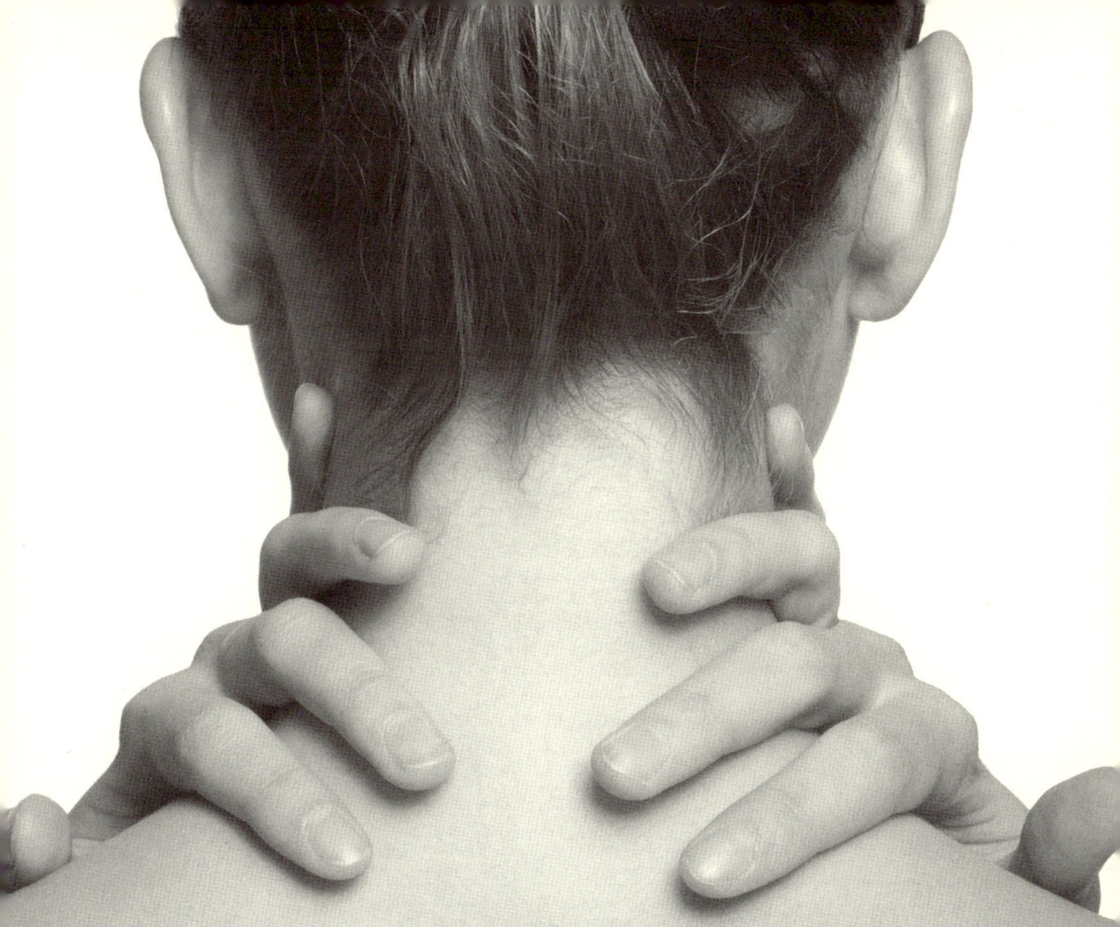

VENCENDO A DOR CRÔNICA APÓS UMA LESÃO

Uma abordagem integrativa ao tratamento da dor pós-traumática

São Paulo
2010

Rachel Walton • William H. Simon, M.D.
George E. Ehrlic, M.D. • Arnold Sadwin, M.D.

Editora Gaia

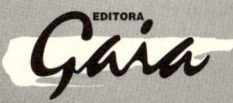

© William Simon, George Ehrlich, Rachel Walton e Arnold Sadwin, 2008
All rights reserved including the right of reproduction in whole
or in part in any form. This edition published by arrangement with **Avery**,
a member of Penguin Group (USA) Inc.

1ª Edição, Editora Gaia, São Paulo 2010

Diretor Editorial
JEFFERSON L. ALVES

Diretor de Marketing
RICHARD A. ALVES

Gerente de Produção
FLÁVIO SAMUEL

Coordenadora Editorial
DIDA BESSANA

Assistentes Editoriais
ALESSANDRA BIRAL
JOÃO REYNALDO DE PAIVA

Tradução
DENISE BOLANHO

Preparação de texto
EVANDRO FREIRE

Revisão
DENISE DOGNINI
IARA ARAKAKI

Imagem de Capa
ROBNROLL / Shutterstock

Capa e Projeto Gráfico
REVERSON R. DINIZ

Dados Internacionais de Catalogação na Publicação (CIP)
(Câmara Brasileira do Livro, SP, Brasil)

Vencendo a dor crônica após uma lesão : uma abordagem integrativa ao tratamento da dor pós-traumática / William Simon...[et al.] ; [tradução Denise Bolanho]. – 1. ed. – São Paulo : Gaia, 2010.
Outros autores: George Ehrlich, Rachel Walton, Arnold Sadwin

Título original: Conquering chronic pain after injury : an integrative approach to treating post-traumatic pain.

Bibliografia.
ISBN 978-85-7555-212-4

1. Dor – Tratamento alternativo. 2. Dor crônica. – Tratamento. 3. Estresse pós-traumático – Tratamento. 4. Medicina alternativa. I. Simon, William. II. Ehrlich, George. III. Walton, Rachel. IV. Sadwin, Arnold.

CDD-616.0472
09-07290   NLM-WB 176

Índices para catálogo sistemático:
1. Dores crônicas : Tratamento : Medicina   616.0472

Direitos Reservados

EDITORA GAIA LTDA.
(pertence ao grupo Global Editora
e Distribuidora Ltda.)

Rua Pirapitingui, 111-A – Liberdade
CEP 01508-020 – São Paulo – SP
Tel: (11) 3277-7999 / Fax: (11) 3277-8141
e-mail: gaia@editoragaia.com.br
www.editoragaia.com.br

Obra atualizada conforme o
Novo Acordo Ortográfico da Língua Portuguesa

Colabore com a produção científica e cultural.
Proibida a reprodução total ou parcial desta obra sem a autorização do editor.

Nº de Catálogo: **3039**

Para a minha musa moderna, Michele
WHS

Para Gail, Steven e Debbie, Rebecca e David, e Charles
GEE

Para Sue, Donna, Stuart, Valerie, Lori, Paul, Michael, Allison, Kelly e Moya
AS

Agradecimentos

Os autores desejam agradecer a inestimável assistência de Nancy Steele, nossa editora na área de medicina; Dara Stewart, nossa editora em Avery; e Blanche Schlessinger, nossa maravilhosa agente literária.

O dr. Simon gostaria de agradecer os esforços desta equipe trabalhadora: Estelle, Debbie B., Debbie G., Pat e Ruth.

O dr. Sadwin gostaria de agradecer a ajuda de Rhona Paul-Cohen, especialista em cura cognitiva, a John Gordon, Ph.D., a David Masseri, Ph.D., a Kathy Lawler, Psy.D., e a Joely Espósito, Psy.D., neuropsicólogos, pela ajuda; a Pamela Schmid pelo trabalho de transcrição; a Erick Snyder pela ajuda nos gráficos; a Donna Sadwin e Lorraine Mance pela ajuda na organização do manuscrito; e a sua esposa, Sue Matney-Sadwin e a sua filha Lori O'Leary, pela ajuda na edição.

Sumário

Prefácio do dr. Bob Arnot, correspondente médico, NBC/MSNBC 11
Introdução 13

PARTE 1 – POR QUE AINDA SINTO DOR? 17
Introdução por William H. Simon, M.D. e Elizabeth Michel, M.D. 18

1. Compreendendo a Síndrome da Dor Pós-Traumática 29
William H. Simon, M.D.

2. Síndromes da Lesão Oculta de Disco e da Dor Reflexa 35
William H. Simon, M.D.

3. Fibromialgia, dor crônica e fadiga 47
George E. Ehrlich, M.D.

4. Concussões não detectadas 57
Arnold Sadwin, M.D.

5. Síndrome da Dor Regional Complexa ou
   Distrofia Simpático-Reflexa 71
Sanjay Gupta, M.D.

6. Mente/corpo, corpo/mente, mente/cérebro e
   Transtorno do Estresse Pós-Traumático 79
Joseph C. Napoli, M.D.

PARTE 2 – O QUE POSSO FAZER? 109
Introdução por William H. Simon, M.D., e Elizabeth Michel, M.D. 110

7. Saber é poder 121
William H. Simon, M.D.

8. Prescrições para o tratamento da dor crônica 131
George E. Ehrlich, M.D.

9. Tratando os sintomas após uma concussão 143
Arnold Sadwin, M.D.

10. Avaliação de terapias alternativas 159
Andrew Newberg, M.D.

11. Acupuntura e terapia do ponto-gatilho (quando uma agulha
 não é uma agulha) 173
Jennifer Chu, M.D.

12. Trabalho corporal 185
Jano Cohen

13. Alimente-se melhor para se sentir melhor 201
Gloria Horwitz, M.S.

14. Fitoterapia para a dor crônica 211
Sharon L. Kolasinski, M.D.

15. Medicina ayurvédica 223
Arvind Chopra, M.D. (com Jayshree Patil, M.D.)

16. Tratamento quiroprático 227
Bruce Pfleger, Ph.D.

17. Ioga 239
Marian Garfinkel, ED. D.

18. Incapacidade *versus* deficiência 253
Barry Snyder, M.D.

Conclusão 271
Índice remissivo 275
Sobre os autores 289

Prefácio

Esta é a primeira abordagem completa de um problema nunca antes focalizado: a dolorosa e emocionalmente perturbadora sequela da dor após uma lesão. A vida de milhões de pessoas, de seus amigos e de pessoas queridas é afetada por essa dor implacável e de difícil tratamento.

Aqui você encontrará respostas às perguntas mais frequentes sobre a Síndrome da Dor Pós-Traumática:

1. O que a provoca?
2. Como se explicam as doenças a ela associadas?
3. Como melhorar?
4. Qual o papel da medicina alternativa ou complementar?
5. Como a ioga, a dieta, os medicamentos à base de ervas ou o tratamento quiroprático podem ajudar?

Os autores oferecem auxílio e encorajamento para ajudá-lo a superar a dor e recuperar sua vida.

Todos conhecemos pessoas que sofreram durante anos após um sério acidente de carro ou uma lesão relacionada ao trabalho. Um cirurgião ortopédico (dr. Simon), um reumatologista (dr. Ehrlich) e um neuropsiquiatra (dr. Sadwin) escreveram um livro particularmente útil que aborda soluções dos pontos de vista físico, emocional e metafísico para acabar com o mistério da dor crônica após as lesões.

Esses habilidosos médicos acadêmicos se baseiam em especialistas que, em geral, não combinariam suas habilidades em um único empreendimento. Este livro é único porque aceita metodologias e técnicas de diversas fontes com o propósito de produzir a abordagem mais holística de todos os tempos para a solução da dor crônica pós-traumática.

Os autores também acabam com mitos e preconceitos que envolvem os efeitos emocionais e psicológicos de uma das causas implícitas do sofrimento de milhões de pacientes e de suas famílias.

O propósito deste livro é permitir às pessoas que sofrem de dor crônica pós-traumática alcançar seu objetivo de obter alívio. Entretanto, o caminho para o alívio não é uma via de mão única. Os doutores Simon, Ehrlich e Sadwin encorajam o leitor, você, a se tornar um participante ativo da própria recuperação.

Por último, recorrendo à mitologia antiga, os autores revelam uma crença firme nos poderes curativos da esperança. Como um paciente bem informado, com uma visão otimista, você pode ajudar a maximizar a própria cura. Históricos de casos e até mesmo o relato da recuperação de uma médica ajudam a ilustrar a luta humana para recuperar a saúde e a felicidade e tornar-se novamente um participante ativo na vida profissional, familiar e comunitária.

Vencendo a dor crônica após uma lesão constitui fonte de referência contínua para as pessoas e famílias que lutam para superar a dor pós-traumática.

Se você quer saber por que ainda sente dor, mesmo após o fim do tratamento de uma lesão dolorosa; se você quer saber se as causas de sua dor contínua foram adequadamente explicadas; se já o fizeram sentir-se uma pessoa que só sabe queixar-se embora você saiba realmente que há algo dolorosamente errado; e se quer saber se já lhe foram oferecidos todos os métodos de ajuda disponíveis, então este livro foi feito para você!

Dr. Bob Arnot, correspondente médico, NBC/MSNBC

Introdução

De acordo com o antigo mito grego, Pandora era uma linda mulher que foi oferecida a um dos Titãs como presente dos deuses. Com Pandora, os deuses enviaram uma caixa fechada que assim deveria ser mantida a todo custo. Quando a curiosidade de Pandora tornou-se irresistível, ela abriu a caixa e desta saíram a dor, a doença e todos os outros males do mundo. Quando Pandora fechou a tampa da caixa, tudo o que restou dentro dela foi a esperança. Dizem que, a partir daí, os seres humanos consideram a esperança uma poderosa arma para vencer a dor.

A mensagem deste livro é a esperança – esperança para milhões de pessoas que anualmente sofrem lesões traumáticas e suportam a dor persistente apesar de longos tratamentos médicos, e esperança para as famílias que sofrem com elas.

Neste livro, os autores oferecem não apenas a esperança, mas também a expectativa de um bom resultado. Embora talvez você não encontre alívio rápido para sua dor e tampouco a cura, descobrirá que pode melhorar sua condição ao assumir o controle dos cuidados com sua saúde, explorando opções de tratamentos e fazendo determinados ajustes em seu estilo de vida.

Os principais autores são o cirurgião ortopédico William H. Simon, o reumatologista George E. Ehrlich, e o neuropsiquiatra Arnold Sadwin, – cada um deles com mais de três décadas de experiência no tratamento de milhares de pacientes com dor pós-traumática. Neste livro, esses três especialistas, ao lado de outros profissionais, cujas especialidades incluem a medicina tradicional e a medicina alternativa, oferecem conselhos para ajudar a responder às duas perguntas mais frequentes de quem sofre de dor pós-traumática: "Por que ainda sinto dor?" e "O que posso fazer?".

Muitos pacientes cujas lesões parecem ter sido tratadas adequadamente continuam sentindo dor mesmo após a cura de fraturas e lacerações, após o tratamento de traumatismos na cabeça e hérnia de disco e depois da reabilitação de músculos, ligamentos e tendões. Com frequência, os médicos lhes dizem: "Não há nada mais que eu possa fazer por você" ou "Você terá de viver com isso", ou, pior ainda, "É tudo coisa da sua cabeça".

Até certo ponto, todas essas afirmações podem ser verdadeiras, mas isso não ajuda o paciente a se sentir melhor. Este livro proporciona uma abordagem holística para solucionar essa difícil situação: vamos considerar as explicações físicas e mentais para a dor pós-traumática, a fadiga e a fraqueza persistentes.

É um fato que toda dor está em nossa cabeça. Sem o cérebro para interpretar determinados sinais do corpo e do próprio cérebro, não sentiríamos dor. Mas, embora o cérebro nos permita sentir dor, também podemos usá-lo para nos defender dela e nos ajudar a lidar com os poderosos estímulos que a provocam.

Para explicar como a Síndrome da Dor Pós-Traumática pode afetá-lo, consideraremos três tipos de condição: mente acima do corpo; corpo acima da mente; e mente acima da mente.

As condições mente acima do corpo ocorrem quando circunstâncias externas afetam a atitude mental do paciente e agravam ou até mesmo provocam mais problemas físicos, como aumento da dor ou diminuição da capacidade física. As circunstâncias que podem ter um efeito profundo na atitude mental incluem a incapacidade de manter uma rotina normal de trabalho por causa de lesões ou a perda do *status* econômico e social em decorrência de uma lesão grave do principal provedor da família.

As condições corpo acima da mente são o oposto das condições mente acima do corpo. A disfunção corporal (ou somática) – como uma cicatriz ou uma irritação nervosa – pode criar atitudes mentais debilitantes, como depressão e fadiga.

As condições mente acima da mente são raras, mas também serão discutidas neste livro. Essas condições incluem o fingimento e a conversão. O *fingimento* é uma resposta voluntária, intencional, na qual a vítima de acidente finge estar mais gravemente ferida do que de fato está em busca de incentivo externo. A segunda resposta, a *conversão*, é involuntária, subconsciente, e a pessoa realmente acredita que está fisicamente prejudicada, o que os exames não confirmam.

Usando este livro

Para explorar essas três condições, dividimos o livro em duas partes. A Parte 1 – "Por que ainda sinto dor?" – irá ajudá-lo a iniciar o processo de superação da "síndrome da solidão" da dor pós-traumática.

A compreensão das causas da dor – causas que não são simplesmente decorrentes de contusões, torções, fraturas, deslocamentos, hérnias de disco ou lesões nervosas – permitirão que se dê início ao processo para lidar com suas condições físicas e emocionais. Nessa parte, exploramos as dificuldades de diagnóstico e tratamento de condições pós-traumáticas que provocam dor persistente. Médico e paciente compartilham a responsabilidade de tirar conclusões corretas e a ênfase está no papel que o paciente pode desempenhar na contribuição para o diagnóstico e tratamento adequados. O diagnóstico e o tratamento de doenças incomuns ou raras relacionadas à dor pós-traumática, como são atualmente compreendidos, também são explicados.

Naturalmente, nem todas as causas de dor persistente podem ser abordadas em um livro deste tamanho. Contudo, na Parte 1, exploraremos as mais comuns, em capítulos escritos por médicos especialistas no estudo e tratamento dos elementos da Síndrome da Dor Pós-Traumática – Síndrome do Estresse Pós-Traumático, Síndrome Pós-Concussiva, Síndrome da Lesão Oculta de Disco, Síndrome da Dor Reflexa, Fibromialgia, Síndrome da Fadiga Crônica e Dor Crônica e Distrofia Simpático-Reflexa. Nessa parte você encontrará informações úteis a respeito da própria Síndrome da Dor Pós-Traumática.

Na Parte 2 – "O que posso fazer?" – você encontrará informações que lhe darão esperança, ajudarão a recondicionar sua mente e seu corpo e permitirão que você recupere uma vida ativa e útil. Essa seção enfatiza opções de tratamento para a dor pós-traumática, tanto tradicionais como alternativas. Esses tratamentos incluem terapias com drogas, psicoterapia, terapia cognitiva, quiropraxia, terapia nutricional, ioga, técnicas de trabalho corporal como *tai chi* e *rolfing*, *biofeedback*, acupuntura e terapia de liberação do ponto-gatilho. Em cada capítulo, um especialista em cada uma dessas áreas descreve métodos bem-sucedidos no tratamento de algumas ou de todas as condições exploradas na Parte 1.

Agora, vamos retornar à premissa deste livro – a esperança. Considere a história do arqueiro grego Filoctetes, adaptada para uma peça teatral pelo dramaturgo Sófocles. Filoctetes, o supremo arqueiro grego na Guerra de Troia, foi picado no calcanhar por uma cobra e a ferida infeccionou. A dor insuportável o fez chorar de desespero. Seus companheiros guerreiros, achando que ele prejudicaria a batalha, o exilaram na ilha de Lemnos, onde viveu sozinho, com dor e sem esperança.

No campo de batalha as coisas não estavam correndo bem para os gregos. Odisseu, um dos líderes gregos, foi a Lemnos persuadir Filoctetes a voltar à batalha e atirar suas flechas mágicas, apesar da ferida que o incapacitava. Filoctetes, deprimido e sentindo dor constante, recusou-se a acompanhar Odisseu. Então Apolo, o deus grego da cura, apareceu para Filoctetes e prometeu que, se voltasse à batalha, sua dolorosa ferida seria curada para sempre.

Cheio de esperança, Filoctetes juntou-se aos companheiros na batalha. Lançou suas flechas e os gregos venceram. Conforme prometido, a sua ferida curou – um triunfo da esperança sobre a dor e o sofrimento.

Os autores deste livro acreditam que, como Filoctetes e Pandora, você encontrará nestas páginas a esperança necessária para vencer sua própria batalha contra a dor.

Wiliam H. Simon, M.D.
Elizabeth Michel, M.D.

Parte 1
Por que ainda sinto dor?

Se você já sentiu a implacável dor pós-traumática, pode estar frustrado e zangado – zangado com seu médico por não conseguir curar sua dor, zangado com seu plano de saúde por não cobrir suas constantes despesas médicas ou zangado com a pessoa ou as pessoas que tiveram alguma responsabilidade por sua lesão. Provavelmente, está frustrado por continuar sofrendo e ser incapaz de voltar a seu padrão de atividades antes do acidente.

A primeira parte deste livro tentará aplacar um pouco de sua raiva e frustração apresentando evidências lógicas, com bases científicas, para explicar a persistência de sua dor. O conhecimento é uma arma poderosa. Neste caso, saber os motivos de sua dor pode colocá-lo no caminho certo para compreender sua condição e inspirá-lo a adotar comportamentos e atitudes que lhe proporcionarão alívio. Você aprenderá como começar a fazer isso na Parte 2 – "O que posso fazer?".

Você deveria ficar zangado com os médicos por fracassarem em sua cura? Ou deveria ficar zangado consigo mesmo por não melhorar? Bem, talvez ambas as coisas, ou talvez nenhuma delas. Vamos explorar as duas situações.

O papel do seu médico

Presumindo que seu médico tenha feito o máximo para ajudar a curar suas lesões – fraturas, deslocamentos, equimoses, torções, lacerações, contusões e hérnias de disco – o que mais você espera dele?

Em primeiro lugar, você espera que seu médico lhe dedique algum tempo e o escute. Isso parece simples, mas nesta época de convênios médicos, a pressão sobre eles para tratar o máximo de pacientes a cada dia impõe limites restritivos no tempo que podem dedicar a cada paciente. Com frequência, isso dificulta um histórico detalhado de suas dores persistentes e de suas incapacidades físicas. Essa realidade torna-se particularmente evidente após a avaliação inicial, que determina suas lesões e especifica um programa para tratá-las.

De acordo com Zelda Di Blasi, M.D., da Universidade de York (Reino Unido), os médicos que demonstraram empatia e reconheceram os temores e as ansiedades de seus pacientes foram mais eficientes do que aqueles que mantiveram distância emocional. A dra. Di Blasi afirma que um clima de parceria e confiança deve ser cultivado e considerado parte do pacote de cuidados com a saúde; porém, o atual sistema desencoraja a continuidade dos cuidados e não proporciona tempo suficiente para uma interação curativa.

Com frequência, os médicos estão mais preocupados com *resultados objetivos* – sintomas que podem ser observados, sentidos ou avaliados – do que com *queixas subjetivas*, como dor, dormência, fadiga ou fraqueza, que podem soar mais como simples reclamações do que como sintomas concretos.

Alguns médicos tendem a enfocar sua área de especialidade – coluna vertebral, ossos, articulações, mãos ou nervos – em vez de considerar o paciente como um todo em uma abordagem holística. Afinal, seu médico pode não ter nenhuma ideia de como você vivia antes da lesão, o quanto trabalhou ou o quanto apreciava as atividades esportivas, as quais não é mais capaz de praticar. Médicos especializados em uma área do corpo podem ignorar sintomas que não estão relacionados à sua especialidade, ou não considerar um diagnóstico que tem suas origens em outras áreas de especialidade. Por exemplo, um cirurgião ortopédico pode não diagnosticar uma condição em geral tratada por um neurologista. Por fim, alguns médicos são tão superespecialistas que depois de terminarem seu "trabalho" na fratura ou no traumatismo craniano, acham que realmente fizeram tudo o que podiam por você.

Seu papel

O que você, como paciente, pode fazer para ajudar a si mesmo? Qual é sua responsabilidade com relação a si mesmo e a seu médico no tratamento da dor pós-traumática?

Primeiro, pergunte a si mesmo: "Qual é o meu problema hoje?". Anote os sintomas e dê uma resposta clara, concisa e completa.

Segundo, não tenha uma agenda oculta. Conte ao médico toda a história. Não "esqueça" convenientemente o acidente que exigiu um ano de tratamento antes de sua última lesão. Concentre-se no problema de saúde com seu médico, não no problema do emprego, do seguro ou em questões jurídicas.

Terceiro, não teste seu médico. Não entre no jogo "Você é o médico – você descobre o que está errado comigo!". Essa é uma atitude hostil e, em muitos casos, provocará uma reação hostil, além de não ser a maneira de iniciar um relacionamento bem-sucedido entre médico e paciente. Seja cooperativo: ajude o médico a fazer o diagnóstico certo. Não exagere os sintomas, mas não descarte aqueles que poderiam ser pistas para a causa de sua dor – sentimentos estranhos, fraqueza ou sensação de fadiga.

Finalmente, não espere uma cura imediata. Como afirma o ditado, "grandes expectativas, grandes decepções". Quando você trabalhar com os médicos, e não contra eles, terá mais chance de obter melhores resultados.

Encontrando a causa da dor

Os capítulos desta parte se concentram em problemas de difícil diagnóstico e que provocam a dor pós-traumática persistente – dor que não irá embora. Se a causa da dor, física ou mental, fosse simples você não precisaria deste livro. Portanto, nos capítulos seguintes os especialistas concentram-se em alguns motivos difíceis, quando não raros, de dor. Você pode encontrar a resposta de por que ainda sente dor em um destes capítulos e em todos encontrará informações importantes a respeito das origens da dor pós-traumática.

O Capítulo 1, "Compreendendo a Síndrome da Dor Pós-Traumática", apresenta uma introdução básica ao assunto. Neste capítulo, o dr. Simon traduz a linguagem da dor pós-traumática e oferece indicações para ajudá-lo a se localizar entre aqueles que sofrem dessa doença.

No Capítulo 2, "Síndromes da Lesão Oculta de Disco e da Dor Reflexa", o dr. Simon focaliza duas condições geralmente difíceis de serem aceitas pelos pacientes (e até mesmo por alguns médicos) como causas da dor pós-traumática prolongada. A primeira é uma lesão na coluna vertebral que não pode ser detectada pela maioria dos métodos sofisticados e conhecidos da medicina moderna. A segunda é uma lesão em uma parte do corpo que provoca dor em outra perfeitamente saudável.

No Capítulo 3, "Fibromialgia, dor crônica e fadiga", o dr. Ehrlich explora diversas condições pós-traumáticas que não têm nenhuma causa física ou cura conhecidas. Essas condições são distinguidas por sintomas subjetivos como sensibilidade em múltiplos "pontos-gatilho" no corpo inteiro, sensações de fraqueza, fadiga e insônia. Qualquer pessoa que tenha recebido o diagnóstico de dor crônica ou fadiga ficará muito interessada nas explicações e na discussão do dr. Ehrlich.

O Capítulo 4, "Concussões não detectadas", do dr. Sadwin, oferece informações sobre os problemas físicos e emocionais que podem ser provocados por um traumatismo craniano – mesmo quando o paciente não sabe que este ocorreu. Neste capítulo, você encontrará quarenta sintomas que indicam traumatismo craniano. Mudanças de personalidade podem ser provocadas por um traumatismo craniano; portanto, se alguém lhe disser que você não é mais o mesmo desde o traumatismo, leia cuidadosamente esse capítulo.

No Capítulo 5, "Síndrome da Dor Regional Complexa ou Distrofia Simpático-Reflexa", Sanjay Gupta, M.D., especialista em dor, apresenta as mais recentes descobertas e explicações para uma condição tão dolorosa quanto difícil de compreender. Alguns pesquisadores consideram que a distrofia simpático-reflexa representa uma disfunção do sistema nervoso autônomo do corpo, causada por traumatismo. Você pode encontrar a explicação para sua condição pós-traumática incomum nesse capítulo informativo.

O Capítulo 6, "Mente/corpo, corpo/mente, mente/cérebro e Transtorno do Estresse Pós-Traumático", de Joseph C. Napoli, M.D., psiquiatra e especialista em estresse pós-traumático, explica como a mente e o corpo podem interagir para criar a dor crônica após a lesão. Ao ler esse capítulo cuidadosamente, em alguma parte dele pode encontrar uma referência àquilo que está acontecendo com você ou com alguém de sua família.

Neste livro, você também encontrará um relato em primeira pessoa da clínica geral Elizabeth Michel, M.D., que conta como sua vida mudou drasticamente após ser atingida por um carro. A história de como venceu sua dor e aprendeu a se curar irá informá-lo e inspirá-lo. A primeira parte dessa história, "A história do traumatismo de uma médica", vem a seguir. A segunda parte, "A história da cura de uma médica", você encontrará na introdução da Parte 2.

William H. Simon, M.D.

A história do traumatismo de uma médica

Em 12 de novembro de 1980, minha vida se partiu em duas. Daí em diante, durante muitos anos chamei essas partes de "antes do acidente" e "depois do acidente". Em minha mente, eu as via como as duas metades de um pote que havia rachado de alto a baixo. O pote ainda estava em pé; quem o olhasse a distância veria um pote inteiro. Mas ele não conseguia cumprir a sua função de pote; sua utilidade fora destruída pelo espaço irregular de uma rachadura escura e feia.

Até hoje não consigo me lembrar de meu acidente, mas me contaram o que aconteceu. Era um lindo dia e eu esperava correr 8 km antes do seu final. Mas quando cheguei em casa do meu trabalho matinal na clínica, tive de esperar o afinador de piano. Ele chegou atrasado e, quando terminou seu trabalho, não havia tempo suficiente para a habitual corrida. Meu marido precisaria de minha ajuda quando voltasse para casa com duas crianças famintas após um longo dia em sua clínica. Mas estávamos quase sem leite, portanto decidi correr apenas 3 km e comprar o leite a caminho de casa. Peguei o dinheiro e coloquei-o no minúsculo bolso interno do meu *short* de corrida e saí pelo portão sentindo-me feliz porque o piano estava consertado, pela luz do sol da Califórnia e pelo prazer físico de correr.

Cheia de alegre expectativa, desci a colina perto de casa e me dirigi para a praia. A próxima coisa de que me lembro é de acordar e ver meu amigo Steve, colega de residência, diante de mim com um avental cirúrgico. Eu estava assustada e muito confusa. Steve me acalmou e explicou o que havia acontecido, mas demorei um pouco para compreender. Um carro me atropelara e minhas pernas estavam quebradas.

Minhas pernas, ambas engessadas, doíam terrivelmente e eu não conseguia me mover. Meus braços estavam presos e um fluido frio entrava neles por tubos intravenosos. Havia um tubo de oxigênio ligado em meu nariz e um cateter na minha bexiga. Minhas roupas foram tiradas, eu estava nua e tremendo sob um fino lençol.

Logo um policial se aproximou e me contou os detalhes do acidente. Eu estava esperando na faixa de pedestres quando o motorista de uma *van* parou para me deixar atravessar a rua. Quando comecei a atravessar, não pude ver o carro menor ao lado da *van*. Ele avançou sobre a faixa de pedestres a toda velocidade – ilegalmente – e me atingiu. O impacto me lançou a cerca de 30 m. Alguém no pequeno restaurante mexicano no outro lado da rua ligou para o serviço de emergência.

A ambulância chegou rapidamente e o hospital era próximo. Do contrário, eu poderia ter sangrado até a morte. Na verdade, antes da implantação dos sofisticados sistemas de atendimento a traumatismos na década de 1970, a maior parte das vítimas de acidentes sérios chegava em óbito. Assim me tornei uma sobrevivente em uma época quando pouco se sabia a respeito dos desafios a longo prazo que esses sobreviventes iriam enfrentar.

Planejando uma recuperação total

Depois de recuperar a consciência e perceber que havia escapado da morte, senti-me extremamente otimista, como jamais me sentira. Talvez eu estivesse sentindo o efeito das grandes doses de morfina; mais provavelmente, era a manifestação de enorme negação psicológica. Eu "sabia" que ia me recuperar completamente. Eu tinha algum conhecimento médico que teria contrariado o meu otimismo, mas convenientemente, o esqueci.

Então, o ortopedista chegou, mostrou-me as radiografias e explicou as minhas lesões. O carro atingira diretamente a parte inferior da perna esquerda. Era uma fratura muito grave: o osso – a tíbia – estava partido em muitas partes e uma ferida profunda que atingiu o músculo deixou o osso vulnerável a infecções. Uma das linhas da fratura chegava até a articulação do joelho. Foi necessária uma cirurgia para limpar a ferida, alinhar os fragmentos de osso e estabilizá-los inserindo "pinos" ortopédicos (um eufemismo – eles eram do tamanho de pregos grandes) nos ossos acima e abaixo da fratura. A tíbia direita tinha uma fratura mais simples e não precisou de cirurgia. Eu também tinha uma concussão, rins machucados e profundas abrasões ao longo do lado direito do corpo onde eu batera no chão depois do meu longo voo pelo ar.

Steve chamou meu marido, Arnie, que acabara de chegar em casa com as crianças. Dez minutos depois, Arnie entrou na sala de emergência com um filho em cada braço. Arnie perguntou ao oficial de polícia se o acidente ocorrera por minha culpa. O oficial respondeu, "Não" e acrescentou, "mas ela poderia ter sido mais cuidadosa". Em geral, eu era uma pessoa cuidadosa; a soma total de tratamentos anteriores para ferimentos resumia-se a cinco pontos na ponta de um dedo que chegara perto demais de uma faca de cozinha. Mesmo assim, muitos anos depois eu ainda sentia que esse acidente, em que alguém violou a lei, ocorrera por minha culpa.

Não me lembro de muita coisa dessa época. Sentia dor, meu raciocínio estava confuso e eu estava muito fraca. Mas, continuei otimista com relação a me recuperar e voltar a correr. Eu trabalharia muito na minha reabilitação. Minha determinação iria me ajudar. Minha mente atingiu extremos para negar a seriedade das minhas lesões. Quando o diretor da minha clínica telefonou um dia depois do acidente, eu lhe disse que estaria de volta ao trabalho assim que pudesse usar muletas! Nem pensei em como circularia pela clínica com as duas pernas engessadas.

Dois dias após o acidente, fui transferida para o hospital onde Arnie era residente. Lá, um fisioterapeuta me ensinou a mover o torso entre a cama e uma cadeira de rodas, enquanto alguém erguia as minhas pernas. Arnie vinha me ver sempre que podia fazer uma pausa no trabalho.

O gesso era tão pesado que eu não conseguia nem me virar na cama e, assim, alguém teria de cuidar de mim quando eu fosse para casa. O pensamento de um estranho me ajudando a ir ao banheiro me deixou muito angustiada, mas minha irmã, Cynthia, que é enfermeira, queria cuidar de mim e podia obter uma licença de um mês em seu emprego.

Passei nove dias no hospital. Antes de ser liberada, um assistente social recomendou ao meu ortopedista que uma enfermeira me visitasse em casa pelo menos uma vez para avaliar a minha situação. O ortopedista se recusou a autorizar a visita porque minha irmã era enfermeira. Mais tarde, percebi que ele me negara um apoio emocional e prático muito necessário de alguém com experiência. Cynthia cuidava de mim com amor, mas era enfermeira obstetra e tinha pouca experiência com os problemas que eu enfrentava.

Uma sensação de perda

Durante anos após o acidente, acreditei que poderia curar a minha dor e a minha limitação trabalhando insistentemente na minha reabilitação, e o ortopedista e o fisioterapeuta que trataram de mim durante os primeiros anos não sugeriram outra coisa. Como resultado, senti dor e angústia desnecessárias, em parte porque achava muito difícil desistir daquilo que não podia fazer e, em parte, porque o nível de conhecimento sobre os problemas relacionados ao acidente era muito limitado naquela época e ninguém tinha treinamento para me ajudar a desistir.

Como a maioria das pessoas, descobri que era difícil desistir de coisas que pareciam importantes. Algumas vezes, senti que nada substituiria o que estava sendo tirado de mim. Senti que precisava ter *essa* pessoa, ou *aquele* meio de expressar minha identidade na vida. Eu me sentia vazia sem isso ou aquilo e envergonhada diante dos outros pelo meu vazio. Eu me sentia sozinha, abandonada e não amada.

A minha longa recuperação me ensinou a ter uma visão a longo prazo da perda. Imediatamente após o acidente, apenas uma pessoa, um colega mais velho, compreendeu a paciência infinita de que eu iria precisar. "Você continuará melhorando durante muitos anos", ele disse. A vida desse amigo era um exemplo do que "melhorando" passou a significar para mim. Não sendo mais capaz de praticar a medicina após uma carreira notável, ele se manteve conectado a outras pessoas e à sua paixão pela vida por meio de novos interesses.

Eu ainda era jovem quando também fui forçada a aceitar que não poderia mais cuidar de pacientes. Sentia dor e estava deprimida; o ritmo da clínica era muito puxado para mim e meus filhos precisavam de cada bocadinho da minha reduzida energia. Mas a dor de desistir da minha identidade profissional durante alcançada era tão intensa quanto a exaustão de me agarrar a ela. Meu conflito interior durou anos e provocou rostos carrancudos em médicos que me censuravam: "O quê? Você conseguiu um lugar na faculdade de medicina e agora não vai exercê-la?". Mas, lentamente, meu treinamento como médica foi integrado a outro trabalho que me procurou e as coisas que perdi me foram devolvidas de formas profundamente satisfatórias, apesar de inesperadas.

Quando era uma jovem médica, eu tivera dois pacientes que me contaram que sobreviver a um evento ameaçador mudara drasticamente – e de modo positivo – as suas perspectivas sobre o propósito da vida. Fui tocada por suas palavras e acreditei nelas. Mas lembro desses dois pacientes justamente porque me intrigaram: suas experiências estavam além da minha compreensão. Então, fui forçada a experienciar o traumatismo. Não completei a mudança de perspectiva que esses pacientes me relataram a não ser muito mais tarde, durante minha recuperação, quando encontrei conforto nas palavras de empatia de um psicólogo: "Você não é a mesma pessoa que era antes do acidente.". Finalmente alguém compreendera a rachadura no meu mundo!

Após o acidente, me sentia diferente das pessoas "saudáveis", dadas as minhas limitações, e descobri que aqueles que não sofreram um grave traumatismo não conseguiam compreender o que eu sofrera. Senti inveja e raiva dessas outras pessoas. Também me senti envergonhada ao descobrir esses sentimentos em mim. Mas sempre que aceitava esses sentimentos como meus, dava passos gigantescos na direção da cura. Sob a minha inveja e raiva estava sempre a tristeza por aquilo que perdera, e da minha tristeza surgiu a aceitação e até mesmo a ternura por essas outras pessoas e por mim mesma.

A cura de um traumatismo sério é difícil, em parte porque um acidente quase nunca é a primeira ferida profunda de um paciente. Depois do traumatismo, as nossas feridas anteriores também podem precisar de tratamento. Diferentes feridas pedem diferentes tipos de cura. Alguns dos profissionais envolvidos em meu tratamento tinham treinamento científico; outros trabalhavam segundo perspectivas psicológicas e espirituais. Alguns deles focalizavam as minhas feridas físicas, as fraturas graves que precisavam ser curadas e os músculos cronicamente prejudicados que necessitavam de reabilitação. Alguns profissionais me ajudaram com a fragmentação mental e emocional que ocorre quando o traumatismo craniano e o Transtorno do Estresse Pós-Traumático (TEPT) complicam o trauma. Outros me ajudaram a enfrentar problemas emocionais que eu já tinha antes do acidente, problemas que tornavam a cura mais difícil para mim.

Uma ferida, por mais torturante que seja quando está aberta, nos oferece uma oportunidade para aprendermos a aceitar e amar a nós mesmos como somos e aos outros como são: mortais, limitados e imperfeitos. O momento que dividiu a minha vida em duas partes fez que me sentisse tão impotente quanto uma criança. O acidente, como o meu nascimento, me colocou, chocada, em um mundo mais cruel. Nenhum desses partos deixou traços em minha memória consciente e eu não teria sobrevivido a nenhum deles se outras pessoas não tivessem cuidado de mim. Aprendi a andar duas vezes.

Meu acidente me forçou a executar o trabalho de curar as feridas que eu já carregava quando aquele carro me atingiu. Agora sou capaz de estender a mão para outros sobreviventes de traumatismo e ensinar algumas maneiras para se curar. Na segunda parte deste livro, mostrarei como aprendi a curar o meu corpo e como minha recuperação física ajudou a enfrentar as fraturas emocionais e espirituais da minha vida anterior ao acidente.

Elizabeth Michel, M.D.

1 – Compreendendo a Síndrome da Dor Pós-Traumática

O que é Síndrome da Dor Pós-Traumática? Este termo refere-se à dor que surge após um traumatismo – queda, acidente de carro, lesão causada na prática de esportes, lesão relacionada ao trabalho ou outro trauma físico – e os graves problemas de saúde que ocorrem simultaneamente, apresentando uma série de sintomas físicos e mentais.

Neste livro, estamos preocupados com um problema de saúde que não foi "curado" pelos excelentes tratamentos disponíveis atualmente. A Síndrome da Dor Pós-Traumática é uma dor que persiste depois de todas as terapias-padrão, incluindo medicamentos, injeções, fisioterapia e cirurgia; e depois de nenhum dos habituais exames diagnósticos oferecerem qualquer tipo de informação nova sobre a causa da dor.

Cerca de três meses após um traumatismo, em geral, todas as feridas estão curadas, todas as marcas arroxeadas de contusões e abrasões desaparecem e a fisioterapia termina. Mas, e se o período estimado para curar torções e tensões já tiver acabado e você ainda sentir dor? É difícil determinar em que momento a cura deveria ocorrer, mas é razoável arriscar a afirmação de que se você ainda sente dor entre seis meses e um ano depois de uma lesão traumática, você tem Síndrome da Dor Pós-Traumática e precisa ler este livro.

Sentindo sua dor

A dor pós-traumática pode ser física, emocional, ou ambas. A dor emocional, como na Síndrome Pós-Concussão, na Síndrome do Estresse Pós-Traumático ou na Síndrome da Dor Crônica, pode ser tão destrutiva para a sua vida quanto a dor persistente na região inferior das costas ou nos pés.

A dor é muito pessoal e pode fazer alguém se sentir muito solitário. Ninguém pode sentir sua dor. Cada um de nós tem uma percepção diferente da dor. Alguns de nós são estoicos; guardam a dor para si mesmos e não falam dela com ninguém, nem com a família nem com os médicos. Isso pode parecer bom para aqueles que continuam trabalhando e tendem a ignorar a dor, mas algumas vezes é uma coisa muito ruim porque pode causar grandes dificuldades emocionais e uma vida disfuncional. Outros se queixam o tempo todo. Certamente, sabemos a respeito da sua dor porque falam nela sem parar. Todos nós os ignoramos a maior parte do tempo e eles estão na mesma situação de um indivíduo estoico – sozinhos e sentindo dor. Provavelmente você reconhece a si mesmo em algum ponto entre esses dois extremos.

Sinais de dor subjetivos e objetivos

Há duas maneiras de descrever as informações que indicam dor. Elas são "subjetivas" ou "objetivas". Uma informação subjetiva é aquela que só você, o sujeito, pode descrever, como uma dor de cabeça. Uma informação objetiva é aquela que seu médico, um membro de sua família, ou qualquer outra pessoa que o examine, seria capaz de ver, ouvir ou sentir – alguma anormalidade física, como um edema, que poderia ser sintoma de uma condição dolorosa. Os médicos obtêm informações objetivas por meio de exames físicos e diagnósticos, incluindo radiografia, tomografia axial computadorizada (TAC), imagem por ressonância magnética (IRM), eletromiograma (EMG), mielograma, discograma e eletroencéfalograma (EEG).

De modo frequente, na Síndrome da Dor Pós-Traumática, há uma incongruência entre as informações objetivas e os sintomas subjetivos: muitas vezes não há informações objetivas para explicar os sintomas subjetivos. Essa inconsistência torna muito mais difícil tratar a dor pós-traumática.

Seria bom se tivéssemos um "medidor de dor" que pudesse registrar o grau da dor que sentimos. Infelizmente, todos os tratamentos tradicionais para a dor pós-traumática dependem da concordância entre as informações objetivas e os sintomas subjetivos. Contudo, na Síndrome da Dor Pós-Traumática, é raro as informações objetivas explicarem totalmente os sintomas subjetivos. É isso o que torna a dor pós-traumática tão difícil de ser tratada.

Descrevendo sua dor

Os sintomas subjetivos da dor podem ser expressos de muitas maneiras. Você pode sentir dor aguda, dor indistinta, dor perfurante, dor em queimação, dor irradiada ou dormência. Muitos pacientes sentem mudanças na temperatura, quente ou fria, em diversas partes do corpo e outros relatam uma sensação semelhante a água corrente ou formigmento.

Em geral nos referimos a essas sensações como:

• *hiperestesia* – sensibilidade aumentada aos estímulos (como a dor sentida ao se acariciar, roçar ou tocar de leve a pele).

• *disestesia* – sensação anormal (como uma ilusão de calor ou frio, formigamento ou água pingando).

• *parestesia* – sensação de picada.

• *hipestesia* – diminuição na sensação normal.

• *anestesia* – perda de sensação.

Nervos sensoriais na pele ou determinadas terminações nervosas de músculos, tendões, ligamentos e articulações controlam todas essas "dores". Essas sensações são levadas pelos nervos para a medula espinhal e quase imediatamente transportadas para diversas partes do cérebro para serem interpretadas.

Alguns médicos usam desenhos ou escalas para ajudar você a descrever sua dor. Os dois mais comuns são o Diagrama da Dor e a Escala de Descrição da Dor. O Diagrama da Dor (*ver Figura 1.1, a seguir*) é um contorno impresso da forma humana, de frente e de costas. Pede-se aos pacientes para escurecer as áreas das figuras indicando o local onde eles sentem dor, dormência ou outras sensações estranhas. A Escala de Descrição da Dor (*ver Figura 1.2 na p. 32*) é simplesmente uma linha horizontal, com uma extremidade indicando "1 – menor dor possível" e a outra indicando "10 – pior dor possível". Os pacientes devem apontar nessa escala de 1 a 10 o nível que melhor descreve a sua dor como um todo.

Diagrama da Dor

Por favor, marque o diagrama de acordo com os sintomas que você experiencia atualmente. Indique o local de seus sintomas e sua natureza usando os marcadores a seguir.

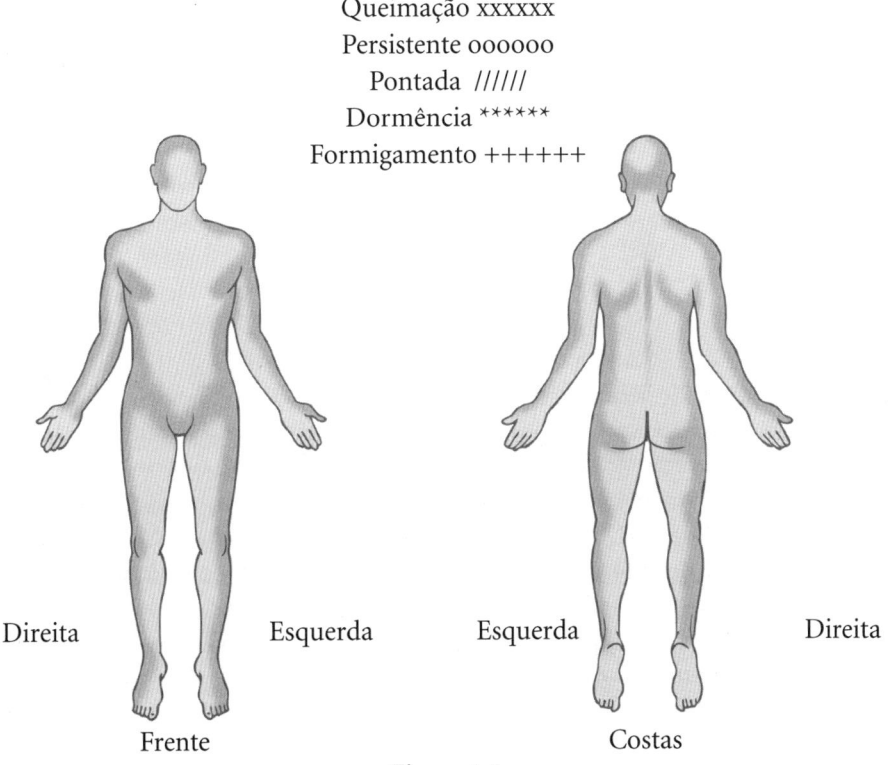

Figura 1.1.

Como você pode ver, essas figuras são apenas substitutos impressos para uma descrição da dor. Elas podem oferecer a um provedor de cuidados de saúde uma imagem visual dos sintomas que você está descrevendo. As figuras ou escalas não podem diagnosticar a sua condição; elas são apenas um passo do processo para determinar por que você ainda sente dor.

Escala de Descrição da Dor

1 Escala da dor. Marque o nível que corresponde ao que você está sentindo.

Menor dor possível _____ Pior dor possível
                              1   10

2. Escala da intensidade. Circule o nível correspondente ao que você está sentindo.

Moderada		Forte
Branda	Apenas perceptível	Lancinante
Forte	Sem dor	Fraca

3. Escala do alívio. Marque o nível que corresponde ao que você está sentindo.

Nenhum alívio _____ Alívio completo
da dor   da dor

4. Escala do humor. Marque o nível que corresponde ao que você está sentindo.

Piora no humor _____ Melhora no humor

Outros testes podem ser realizados para determinar como você se sente com relação à sua condição dolorosa; são testes escritos e em geral de múltipla escolha, cujas respostas recebem "notas" por meio de um procedimento de pontuação determinado profissionalmente, geralmente feito por computador.

Os testes escritos padronizados, como o Inventário Multifásico de Personalidade de Minnesota (IMPM) e o Inventário de Depressão de Beck, podem oferecer ao médico uma melhor percepção do seu estado emocional. Infelizmente, muitas vezes você não chega a ver os resultados desses testes. As respostas são usadas pelos profissionais que se interessam mais pelo seu bem-estar emocional, como psicólogos, psiquiatras e especialistas em dor.

1 – Compreendendo a Síndrome da Dor Pós-Traumática

> **Perda da esperança**
>
> Larry se feriu no trabalho quando uma caixa que estava transportando em uma empilhadeira caiu e atingiu sua cabeça. Sofreu com dores no pescoço e no braço durante mais de um ano. Foi de médico em médico, fazendo um tratamento após o outro, tentando livrar-se da dor. Submeteu-se a uma cirurgia no ombro e obteve mais de uma dúzia de exames diagnósticos do pescoço, que mostraram apenas abaulamento dos discos. Sempre que mudava de médico, era realizada uma série de testes, cujos resultados eram inconclusivos, e o médico lhe dizia: "Não há mais nada que eu possa fazer por você.".
>
> Após um ano, Larry perdeu contato com a maioria de seus amigos e não joga mais na liga de softbol.
>
> Sua esposa, Arlene, o ajuda com seus problemas – a perda do emprego, os sentimentos de inutilidade, a irritabilidade e a depressão. Trata-o como um dos seus filhos, alimentando-o, ajudando-o a tomar banho, comprando os seus remédios e até mesmo encontrando um advogado para processar o fabricante da empilhadeira "defeituosa". Arlene intercede agressivamente em seu nome junto aos médicos e ao advogado de Larry. Na verdade, Larry tornou-se totalmente dependente dela. Ela dedicou a sua vida a ele e à sua doença a ponto de perder o emprego. Agora eles não têm renda, poucos amigos e nenhuma esperança. Arlene chora toda noite depois que os inúmeros comprimidos que ele toma para a dor o fazem adormecer.
>
> Larry se sente fora de forma, inútil e deprimido. Ele precisa de ajuda – mas a ajuda precisa vir de dentro dele. Você se reconhece nessa história?

Rompendo o ciclo de dor

Se você sofre da Síndrome da Dor Pós-Traumática, ela pode afetar a sua família, os seus amigos e os seus colegas. Na verdade, a sua maneira de lidar com a dor persistente afeta por completo a sua vida. O seu casamento pode sofrer. As crianças cujas mães ou pais estão perturbados pela dor podem desenvolver um comportamento anormal. Muitos colegas logo se cansam de substituir um colega incapacitado. Os chefes podem não compreender as queixas persistentes, as limitações e as mudanças de personalidade de um funcionário e demitir um trabalhador ferido que consideram pouco cooperativo. Os amigos podem perder o interesse por sofredores que se queixam de dor persistente e começar a evitá-los, deixando-os ainda mais sozinhos e deprimidos.

Essa espiral descendente de dor, irritabilidade, depressão, falta de condicionamento físico e isolamento só pode ser revertida quando quem dela padece livrar-se da carga de sentir-se impotente e dependente. Qualquer um que sofra de dor persistente deve começar a ter esperança e conseguir motivação para começar a recondicionar o corpo e a mente. Isso pode exigir o estabelecimento de objetivos novos e mais realistas e a aceitação de algumas limitações físicas permanentes. Mas essa reversão pode e deve ser realizada.

Leituras sugeridas

GALER, B. S. *A clinical guide to neuropathic pain.* Minneapolis: McGraw-Hill, 2000.
HOOSHMAN, H. *Chronic pain.* Boca Raton, FL: CRC Press: 1993.
PARSONS, D. Recovery. *Quantifying Trauma.* v. 10, n. 1, p. 8, Spring 1999.

William H. Simon, M.D.

2 – Síndromes da Lesão Oculta de Disco e da Dor Reflexa

Dois resultados incomuns – porém frequentes – do traumatismo podem provocar dor crônica. Essas duas consequências clínicas do traumatismo são chamadas de Síndrome da Lesão Oculta de Disco e Síndrome da Dor Reflexa. Elas podem explicar a sua dor persistente.

Síndrome da Lesão Oculta de Disco

Meses atrás, você sofreu um acidente. Você ainda sente dor. Você tentou descansar, fazer terapia, usar coletes e tomar medicamentos – todos os tipos de medicamentos! Talvez tenha consultado seis diferentes médicos – um clínico geral, um neurologista, um neurocirurgião, um cirurgião ortopédico, um especialista em medicina física e reabilitação e um psicólogo. Você pode ter feito radiografia, tomografia axial computadorizada, imagem por ressonância magnética (IRM), mielograma e mapeamento dos ossos, mas nenhum desses exames sofisticados, caros e, algumas vezes, dolorosos conseguiu determinar por que você sente dor.

Você pode ter ouvido tantas vezes que não há nada errado com você e que a dor "é tudo coisa da sua cabeça" que está começando a acreditar nisso, o que é realmente frustrante. Aquele motorista bêbado que bateu no seu carro o deixou louco? Não perca a esperança! Muitos casos de dor inexplicável têm uma explicação razoável e ela se chama Síndrome da Lesão Oculta de Disco.

Talvez você imagine, "Se a Síndrome da Lesão Oculta de Disco está causando a minha dor, por que o meu médico não sabe disso?". Os médicos são treinados para fazer um diagnóstico, para descobrir a causa antes de tratar um problema. Para fazer um diagnóstico, o médico precisa encontrar alguma coisa errada em você que possa explicar seus sintomas – por exemplo, radiografia ou exame de sangue anormais. Se os exames não mostram nada de anormal, o médico não pode fazer um diagnóstico e, portanto, não pode começar o tratamento. Assim, você pode ser rotulado de queixoso crônico e provavelmente irá procurar outro médico.

O diagnóstico da Síndrome da Lesão Oculta de Disco é demorado. São necessários muitos exames; o médico precisa ouvir cuidadosamente o que você diz; e o que você diz deve ser relevante, convincente e consistente. Além disso, o seu médico precisa conhecer bem anatomia, fisiologia (como o corpo funciona) e neurologia. E, o mais importante, ele precisa sentir empatia: ele ou ela deve estar sintonizado com você no que se refere às suas queixas. Com que frequência ocorre essa combinação de circunstâncias no mundo atual, o dos convênios médicos? Infelizmente, isso não é comum.

Mais perturbador ainda do que o fato de os médicos não terem tempo suficiente para diagnosticar a Síndrome da Lesão Oculta de Disco é o fato de que realmente existem pessoas que não têm nada de errado fisicamente, apesar das suas queixas. E é muito mais simples para o médico colocar você nessa categoria "nada de errado" do que fazer um diagnóstico de Síndrome da Lesão Oculta de Disco – que, a propósito, não é aceita como um diagnóstico por todos os médicos.

Os discos são os amortecedores localizados entre os ossos da coluna vertebral, do pescoço (coluna cervical), do meio das costas (coluna torácica) e da região inferior das costas (coluna lombar). Esses discos são constituídos por 80% de água e cada um tem um centro gelatinoso chamado núcleo, que está cercado por camadas laminadas de tecido fibroso (ver Figura 2.1, a seguir).

Esses discos não têm nervos, mas sim muitas terminações nervosas ao redor da parte externa de cada disco que seguem para outro lugar. Elas formam raízes nervosas que saem da coluna vertebral, do pescoço, do tórax e das costas. Essas raízes nervosas se juntam para formar os nervos que transmitem sensações para o corpo inteiro – cabeça, pescoço, costas, tórax, abdome, braços e pernas. Também fornecem força motora para todos os músculos.

Disco intervertebral

Núcleo (núcleo pulposo)

Ossos vertebrais

Bandas fibrosas (anel fibroso)

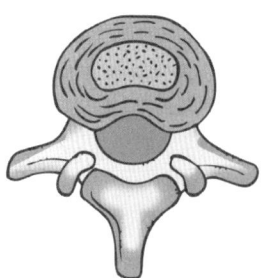
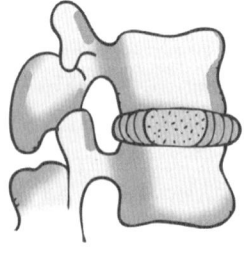

Vista superior

Vista lateral

Figura 2.1

Um disco pode ser traumatizado em um acidente de carro, uma lesão relacionada ao trabalho ou uma queda brusca. Quando a força colocada em um disco no momento da lesão é maior do que a que ele pode absorver, o disco se rompe. Se for um rompimento grave, o núcleo também se rompe, sai da sua posição central e entra no canal espinhal. Isso é chamado de disco rompido ou herniado. Um disco herniado pode provocar dor no pescoço, nos braços, nas costas ou nas pernas.

Uma tomografia axial computadorizada, uma IRM ou um mielograma podem descobrir um disco herniado e o médico pode fazer o diagnóstico para começar a tratá-lo. Entretanto, se um disco se rompe, mas não sai de sua posição, o médico não descobrirá o problema com nenhum desses exames. Então, a lesão se torna a Síndrome da Lesão Oculta de Disco. A lesão está lá e pode causar os mesmos sintomas de um disco herniado, mas não aparece nos habituais exames diagnósticos.

Infelizmente, a situação pode ser ainda mais complicada. Muitos de nós temos determinadas condições da coluna, que serão descritas a seguir, particularmente à medida que envelhecemos. Essas condições são facilmente diagnosticadas e em geral não provocam dor. Contudo, elas podem tornar a pessoa mais vulnerável ao desenvolvimento da Síndrome da Lesão Oculta de Disco. Essas condições incluem a doença articular degenerativa da coluna vertebral (espondilite), doença degenerativa do disco, espondilólise, espondilolistese, estenose espinhal e vértebra lombar sacralizada. Cada uma dessas condições tem uma relação importante com a Síndrome da Lesão Oculta de Disco.

Doença degenerativa das articulações e dos discos
À medida que envelhecemos, o corpo começa a se desgastar e as articulações que permitem o movimento da coluna vertebral perdem aos poucos suas superfícies escorregadias. O corpo tenta reparar esse dano, mas só consegue produzir esporões ósseos que ocupam espaço nos canais nervosos da coluna vertebral e tendem a comprimir as raízes nervosas que partem da coluna vertebral, do pescoço, do meio das costas e da região inferior das costas. Um nervo ou raiz nervosa comprimidos podem causar dor, fraqueza, dormência ou uma sensação estranha que parece água corrente, dependendo do caso de as fibras nervosas comprimidas serem motoras (controlam a ação muscular) ou sensoriais (controlam a sensação). Como o processo da doença avança lentamente, tornando-se progressivamente pior com o passar dos anos, uma pessoa nessas condições pode não notar ou ignorar as mudanças gradativas na força muscular ou na sensibilidade dos braços, das pernas ou do tronco. Muitas pessoas consideram essas mudanças gradativas resultados naturais do envelhecimento quando descobrem que não conseguem correr tão rápido ou se levantar como há 10 ou 20 anos.

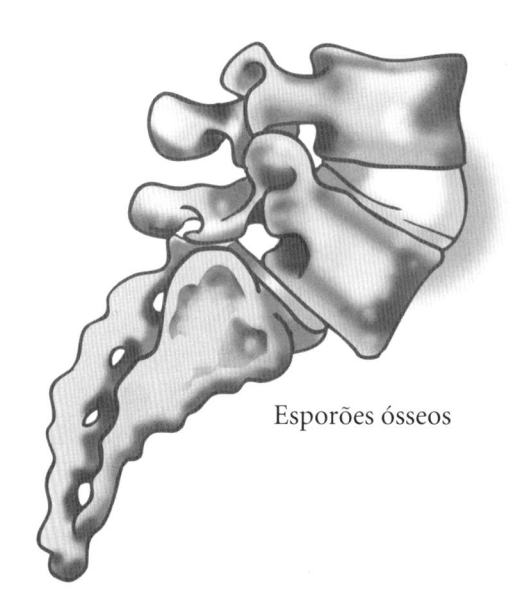

Estreitamento do espaço do disco

Esporões ósseos

Figura 2.2. *Ilustração mostrando características de doença degenerativa.*

Além disso, alguns de nós envelhecemos mais rapidamente ou mais lentamente do que os outros. Essa velocidade de mudança depende principalmente de como fomos geneticamente formados no momento em que o esperma encontrou o óvulo. Alguns de nós herdamos articulações fortes que não se desgastam até os 60 ou 70 anos; outros são geneticamente programados para desenvolver mudanças provocadas pelo desgaste, com o desenvolvimento de esporões ósseos, aos 30 ou 40 anos. A maioria das pessoas acima dos 55 anos de idade tem um pouco de doença articular degenerativa da coluna vertebral que pode ser facilmente observada em radiografias.

Igualmente, uma outra condição chamada doença degenerativa do disco (DDD) também é muito influenciada por fatores genéticos. Quando os discos intervertebrais (os amortecedores entre os ossos da coluna vertebral) se desgastam, diversas coisas acontecem. Primeiro, o amortecedor colapsa e o espaço entre as vértebras diminui. A seguir, o material do disco se projeta ou forma uma protuberância. Pense na câmara de ar de um pneu parcialmente vazia; se você a pressionasse, pulando em cima dela, ela formaria uma protuberância. Algo semelhante acontece com um disco degenerativo que é pressionado pela força muscular ou pelo peso corporal. Novamente, esse processo de desgaste ocorre lentamente, ao longo de muitos anos. E, como no caso da artrite, alguns de nós desenvolvemos discos protuberantes muito cedo e alguns mais tarde. Por volta dos 55 anos de idade, a maior parte das pessoas tem discos protuberantes que podem ser identificados por uma tomografia axial computadorizada ou uma imagem por ressonância magnética.

Qualquer função anormal de um disco intervertebral pode estimular as diversas pequenas terminações nervosas em volta da parte externa do disco. Essas terminações nervosas estão ligadas às raízes nervosas que partem da medula espinhal e formam nervos que vão para os braços e as pernas. Às vezes, a protuberância de um disco ocupa tanto espaço no canal espinhal que as raízes nervosas são comprimidas, o que pode provocar dor ou fraqueza nas costas, no pescoço, nos braços ou nas pernas. A compressão não é nem mesmo necessária para enviar sinais anormais ao longo das raízes nervosas; apenas uma função mecânica anormal de um disco degenerativo é suficiente para estimular essas terminações nervosas e provocar dor.

Surpreendentemente, esses discos degenerativos protuberantes não provocam dor em todas as pessoas. É comum pacientes nessas condições afirmarem sinceramente que não sentiam dores intensas na coluna vertebral antes de se machucarem, embora radiografias e outros exames feitos antes e após o acidente mostrem as mesmas imagens. Com frequência, a explicação para a dor súbita após um traumatismo em pessoas que sofrem de discos degenerativos é uma lesão oculta de disco.

Espondilólise

A espondilólise refere-se a uma fraqueza comum em uma parte da região inferior das costas (*ver Figura 2.3, na p. 40*) que ocorre logo após o nascimento. Cinco por cento das pessoas têm esse defeito em um lado das costas e jamais saberão – até realizarem uma radiografia. Esse defeito não provoca dor, mas representa uma fraqueza na região inferior das costas que pode ser agravada por uma lesão. Em outras palavras, se você tem uma espondilólise, tem maior probabilidade de ter a Síndrome da Lesão Oculta do Disco após um traumatismo do que alguém com a coluna mais saudável.

Espondilolistese

Qualquer um que tenha dois defeitos ósseos espondilolíticos, um de cada lado, pode desenvolver uma condição chamada espondilolistese. Nessa condição, um osso na região inferior das costas (em geral a 5ª vértebra lombar) desloca-se para frente. O deslocamento pode ser pequeno (1º grau) ou, em casos raros, o osso de cima pode se posicionar na frente do osso de baixo (5º grau). Em todos esses casos, considera-se que o paciente tem uma condição instável da região inferior das costas (*ver Figura 2.4 na p. 40*).

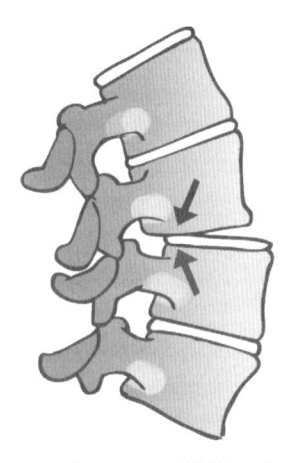

Figura 2.3 *Desenho mostrando a espondilólise. As flechas indicam as partes fracas do osso.*

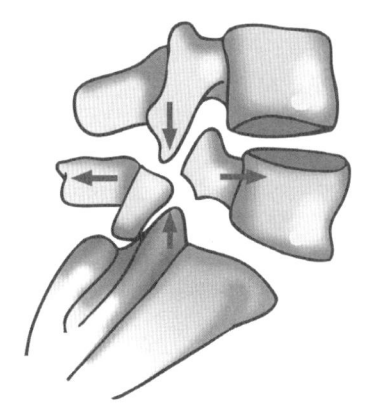

Figura 2.4 *Espondilolistese. As flechas indicam as direções por onde esses ossos vertebrais podem deslizar.*

Surpreendentemente, a maior parte das pessoas com deslocamento de 1º ou 2º graus não sabe de sua existência. Elas têm dores de cabeça como todos nós. No entanto, após uma queda ou um acidente, realizamos um exame radiográfico e lá está! Com frequência, essa condição, que provavelmente estava presente desde a adolescência, é apontada como a causa de toda a dor pós-traumática persistente do paciente. Em muitos casos, isso simplesmente não é verdade. A espondilolistese age como a espondilólise – como um local de menor resistência ou uma fraqueza na região inferior das costas, que permite a ocorrência de uma lesão oculta de disco no nível acima.

Estenose espinhal

Um estreitamento do canal espinhal é chamado de estenose espinhal. Esse estreitamento comprime ou invade as raízes nervosas que controlam o movimento e a sensibilidade nos braços e nas pernas. O canal espinhal tem paredes ósseas que contêm as articulações que desenvolvem doença degenerativa com esporões ósseos. A base do canal está na parte posterior do disco intervertebral, que se abaula na maioria das pessoas com mais de 55 anos de idade. A combinação do espessamento que ocorre gradativamente com a idade nos ligamentos espinhais, esporões ósseos nas articulações e um disco protuberante podem estreitar o canal espinhal até ele ficar comprimido.

Aqueles que nascem com canais espinhais menores do que os outros vivem com a estenose espinhal congênita durante toda a vida. Muitos daqueles que têm essa condição não sabem disso a não ser após um acidente; até então, eles consideram a fraqueza, a dormência ou as sensações estranhas que aos poucos afetam as pernas parte do processo natural de envelhecimento.

A radiografia, a tomografia axial computadorizada ou a imagem por ressonância magnética de alguém com estenose espinhal não indicam boas notícias: literalmente não há espaço para as raízes nervosas saírem da medula espinhal. Na realidade, o resultado desses exames também seria ruim antes do traumatismo. Mas um médico que examina alguém que não tinha dor antes de um acidente pode culpar a estenose espinhal por essa dor, quando na verdade a causa é uma sutil lesão oculta de disco – uma "palha" que literalmente se quebra nas costas do paciente.

Vértebra lombar sacralizada

Uma outra condição que poderia torná-lo vulnerável à Síndrome da Lesão Oculta de Disco é chamada de 5ª vértebra lombar sacralizada. As pessoas com essa condição nasceram com apenas 4 ossos móveis na região inferior das costas (e 4 discos intervertebrais) em vez de 5. Essa condição congênita ocorre em cerca de 2% das pessoas.

Quando existem apenas 4 em vez de 5 amortecedores, o 4º, ou disco inferior, é aquele que sofre mais traumatismo e em geral sofre precocemente de doença degenerativa de disco. Qualquer um com essa condição, e que sofra de uma lesão espinhal, tem maior chance de sofrer de uma lesão oculta de disco do que alguém cuja região inferior das costas é normal.

Adaptando-se às lesões ocultas de disco

Vamos examinar três exemplos clínicos de pacientes que tiveram a Síndrome da Lesão Oculta de Disco e que aprenderam a viver com ela.

Ann é uma advogada de 32 anos de idade. Quando parou o carro no semáforo, outro carro bateu atrás do seu. A partir daí, sofreu de dores no pescoço e na parte superior das costas acompanhada de dormência que irradia para os braços. A radiografia mostrou um pouco de artrite branda. Uma tomografia computadorizada confirmou que tinha artrite branda, mas nenhuma herniação de disco. O exame físico demonstrou apenas dor branda na parte posterior do pescoço. Ela tentou fisioterapia, medicamentos para dor e um colar cervical, mas, por causa da dor, ainda não conseguia realizar o seu trabalho como advogada. E ela realmente queria trabalhar; acabara de ser contratada por uma respeitada firma de advocacia e queria manter a sua posição. Finalmente, após diversos meses de tratamento, precisou ceder. Limitou a leitura e a escrita a períodos de tempo mais curtos e tomou providências para trabalhar apenas meio período, o que diminuiu os seus rendimentos. Com essas limitações na pressão do disco cervical lesionado, porém oculto, ela continua ativa e fazendo o trabalho que tanto adora.

Michael, um motorista de caminhão de cimento de 49 anos, foi derrubado pela canaleta do caminhão enquanto despejava cimento. Ele sofreu de dores na região inferior das costas e na perna esquerda por mais de um ano. Não conseguia ficar em pé ou sentado sem sentir dor. A imagem por ressonância magnética mostrou uma estenose espinhal grave, com doença articular degenerativa na região inferior das costas (apesar de ele ser relativamente jovem). Finalmente, um cirurgião operou a sua coluna vertebral para dar mais espaço às raízes nervosas. Obteve um pouco de alívio da dor, mas os exames físicos continuam indicando que as raízes nervosas lombares foram lesionadas. Em outras palavras, obteve alívio da estenose espinhal, mas a lesão oculta de disco permanece. Ele não será capaz de voltar à antiga ocupação, mas se estiver suficientemente motivado, será capaz de voltar a trabalhar em um emprego no qual não se movimente muito.

Helen é secretária de uma clínica médica de 62 anos de idade que tropeçou e caiu um lance de escada. Durante dois anos sofreu de dor recorrente na parte posterior do pescoço, que irradiava para o ombro direito. A radiografia do pescoço mostrou doença articular degenerativa e doença degenerativa de disco em quatro espaços, entre os discos do pescoço, embora não tenha sido encontrada nenhuma herniação de disco na ressonância magnética. Ela admite ter sentido ocasionais dores no pescoço e no ombro direito antes do acidente, mas nada tão forte como a dor que sentiu após a queda. É capaz de trabalhar, apesar da lesão oculta de disco, mas precisa fazer exercícios, usar um travesseiro especial e tomar medicamentos que não requerem prescrição médica para continuar. Mas ela continua!

Portanto, o que você pode fazer se tiver Síndrome da Lesão Oculta de Disco? Ocasionalmente, a cirurgia é a resposta se a síndrome estiver associada à estenose espinhal ou à espondilolistese. Com maior frequência, você terá de aprender a mudar seu estilo de vida – e a segunda parte deste livro irá ajudá-lo nesse sentido.

Enquanto isso, pelo menos você saberá que há uma causa real para a sua dor. Continue a leitura.

Síndrome da Dor Reflexa

Strana città! Os italianos gritam – "cidade esquisita" ou "muito estranha". Essa expressão descreve a Síndrome da Dor Reflexa. Nessa condição, você sente dor em uma parte do corpo, mas a causa da dor está em outra parte. Por exemplo, após um traumatismo, o seu joelho dói, mas você fraturou o quadril. Ou o seu ombro dói, mas você rompeu um disco no pescoço. Ou o seu pé dói, mas você machucou a região inferior das costas.

Essa condição não é apenas difícil de ser aceita, muitas vezes também é ignorada por médicos muito bem-intencionados. Assim, com muita frequência, o tratamento da área errada continua não proporcionando alívio. Muitas vezes tenta-se a cirurgia, sem resultado, e o paciente continua sentindo dor, tudo porque ninguém percebe que a origem da dor encontra-se em outro local.

Como é possível que o nosso corpo envie sinais tão enganosos? Enquanto o cérebro interpreta os sinais do sistema nervoso central, nem sempre ele distingue entre os sinais da origem do traumatismo e os sinais dos locais associados. Por exemplo, uma distribuição de raízes nervosas partindo da medula espinhal sensibiliza determinadas áreas da pele (*ver Figura 2.5 na p. 44*). Dentro desse padrão, para citar apenas um exemplo, as raízes nervosas que suprem os nervos da pele da coxa (L_5) também suprem os nervos da pele da panturrilha e do pé. Portanto, um traumatismo na parte inferior da coluna pode ser sentido como dores no quadril, no joelho ou no pé.

Como mostra a Figura 2.5, os nervos da coluna cervical atuam na cabeça, na mandíbula, nos ombros, no tórax, nos cotovelos, punhos e dedos, portanto um traumatismo na coluna cervical pode provocar dor em qualquer uma dessas áreas. Os nervos da coluna torácica (meio das costas) atuam no tórax e abdome e os nervos da coluna lombar (região inferior das costas) atuam na virilha, nos quadris, nos joelhos, nas panturrilhas, nos tornozelos e dedos dos pés.

Para tornar o diagnóstico ainda mais difícil, em muitos casos realmente há um traumatismo no local da dor reflexa. Imagine uma tíbia fraturada (parte inferior da perna) e uma lesão na parte inferior da coluna ocorrendo ao mesmo tempo. A dor da fratura na perna focaliza a atenção do paciente nesse membro traumatizado durante todo o processo de cura. Então, meses após a perna estar curada, o paciente incorretamente percebe que a dor da fratura ainda está presente em virtude da dor reflexa da coluna traumatizada. Esse paciente tem Síndrome da Dor Pós-Traumática provocada pela dor reflexa.

A dor reflexa pode afetar qualquer parte do corpo, da cabeça aos dedos dos pés. A dor de cabeça pode ser resultado de um traumatismo na parte superior da coluna cervical. A dor persistente no cotovelo (muitas vezes chamada de cotovelo de tenista, mesmo em pacientes que não jogam tênis) também pode ser o resultado de um traumatismo na coluna cervical. Problemas na mandíbula, especialmente problemas na articulação temporomandibular, podem ocorrer por um traumatismo na raiz nervosa cervical. A dor no punho, que geralmente é chamada de Síndrome Pós-Traumática do Túnel do Carpo, pode na verdade ter sido causada por um traumatismo no disco cervical. Dor nos dedos e dormência, muitas vezes no 4º e 5º dedos, que em geral é considerada decorrente de um dano no nervo ulnar, no cotovelo, pode ser proveniente do pescoço. A dor no tórax, com frequência confundida com os sintomas de um ataque cardíaco, e a dor abdominal, muitas vezes confundida com um sério problema abdominal, podem ser consequência de um disco torácico ou cervical lesionado.

Os nervos espinhais e para onde eles vão dentro do corpo

C = cervical, T = torácica, L = lombar, S = sacral

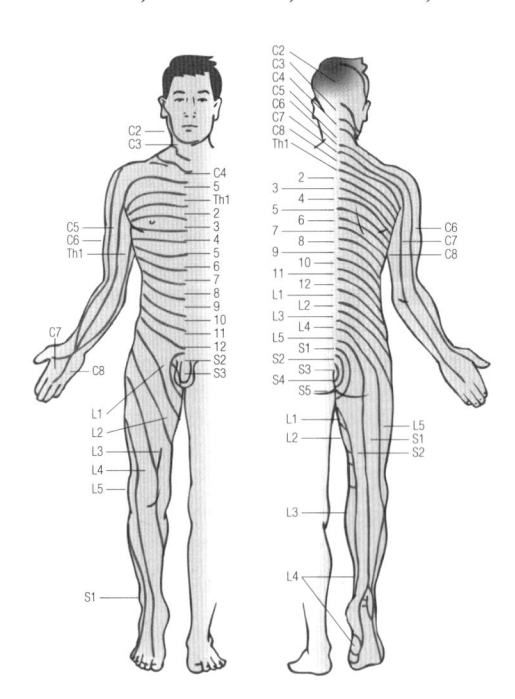

Figura 2.5 *Os nervos espinhais e as correspondentes áreas do corpo que eles afetam.*

A dor na virilha, geralmente confundida com uma hérnia, bem como a dor no quadril, com frequência confundida com a artrite articular, podem ser o resultado de traumatismo na região inferior das costas. A dor na panturrilha, que na verdade é provocada por uma lesão no disco lombar, muitas vezes é confundida com flebite. A dor no tornozelo pode ser causada por traumatismo nas raízes nervosas na região inferior das costas que enfraquece os músculos próximos da articulação e resultando em torções recorrentes. A dor no calcanhar pode ser atribuída a um "esporão calcâneo", mostrado em radiografia e assim uma cirurgia pode ser realizada no pé. Porém, essa dor no calcanhar pode ser resultado de irritação da raiz nervosa S_1.

Muitos pacientes que desenvolvem a Síndrome da Dor Reflexa após traumatismo têm condições espinhais preexistentes sem nenhum sintoma anterior. Essas condições incluem a doença degenerativa de disco, doença articular degenerativa, espondilolistese e estenose espinhal. Todas essas condições predispõem o paciente à irritação subclínica da raiz nervosa – irritação que está presente, embora não seja notada por ele. Após um traumatismo na coluna, essa irritação na raiz nervosa pode tornar-se perceptível e o paciente pode enganar-se sobre sua origem, uma vez que a dor é enviada da coluna para outra área do corpo, como braços ou pernas.

A diabetes melito afeta a circulação para as raízes nervosas e nervos periféricos, assim ela também pode tornar essas estruturas mais vulneráveis aos efeitos de um traumatismo relativamente pequeno – e, naturalmente, ao início da dor reflexa.

Fique atento aos seus sintomas
É importante que você compreenda o conceito de dor reflexa. Se, por exemplo, você focaliza o desconforto no ombro em lugar de uma disfunção menor no pescoço, o médico pode não tratar a área adequada. Ele precisa estar ciente da Síndrome da Dor Reflexa, mas se você continua dizendo "É o meu ombro! É o meu ombro!", pode conseguir atenção para o seu ombro e até mesmo se submeter a uma cirurgia, quando de fato deveria se atentar ao traumatismo no pescoço.

Com frequência, quando o paciente compreende o conceito de Síndrome da Dor Reflexa, ele pode situar a verdadeira área do traumatismo, declarando: "Oh! Sim, doutor, o meu pescoço realmente dói.". Surpreendentemente, depois desse reconhecimento, a dor no local referido – ombro, mão, quadril ou joelho – torna-se menos perceptível. É assim que o cérebro funciona.

A seguir, três exemplos clínicos de Síndrome da Dor Reflexa:
Dolores tinha 37 anos de idade quando se feriu em um acidente de carro. Ela teve dois ossos fraturados no pé direito. Quando o gesso foi retirado, a dor persistiu. Com base na hipótese de que os ossos não haviam curado completamente, o seu pé foi operado, mas a cirurgia não aliviou a dor. Um ano depois, ao ser examinada, o médico encontrou evidências de irritação na raiz nervosa lombar. Um EMG confirmou a irritação na raiz nervosa e uma IRM mostrou uma herniação de disco do lado direito em L_5-S_1. Uma cirurgia na região inferior das costas re-

moveu o disco herniado e após um período de cura e reabilitação, ela retomou as atividades diárias normais sem nenhuma dor.

David, um metalúrgico de 37 anos de idade, desenvolveu dor intensa na mão após golpear um pedaço de aço com um martelo pesado. Foi submetido a duas cirurgias no punho sem nenhum alívio da dor, o que o impediu de continuar trabalhando. Dois anos depois, uma radiografia do pescoço revelou doença degenerativa de disco. Um EMG mostrou irritação na raiz nervosa cervical do lado esquerdo. Depois que a Síndrome da Dor Reflexa do pescoço para a mão lhe foi explicada e de ganhar um programa de manutenção para cuidar do pescoço pelo resto da vida, ele encontrou um trabalho que exigia menos fisicamente e não precisou de nenhum tratamento posterior.

Edith, aos 58 anos de idade, caiu e deslocou o cotovelo direito. O deslocamento foi reduzido, mas ela continuou a se queixar de uma dor tão intensa no punho e no polegar da mão direita que não conseguia carregar nenhum objeto. A radiografia da mão e do punho estavam normais, mas uma radiografia do pescoço revelou doença degenerativa de disco em C_5-C_6. Uma IRM do pescoço mostrou discos protuberantes em C_3-C_4, C_4-C_5 e C_5-C_6. Quando ela foi tratada da maneira convencional, com tração e exercícios para os discos cervicais protuberantes, obteve alívio considerável da dor no punho e no polegar.

Fique atento a cada um de seus sintomas. Se você acha que a sua dor pode ser causada pela Síndrome de Lesão Oculta de Disco ou pela Síndrome da Dor Reflexa, fale com o seu médico – e pegue o trilho certo para a estação conhecida como "alívio".

Leituras sugeridas

CROCK, H. V. Internal disc disruption In: _____ *Practice of spinal surgery*. Wien, NY: Springer-Verlag, 1983. p. 35-55.

FLATMAN, J. G. Hip disease with referred pain to the knee. *Journal of the American Medical Association*. v. 234, n. 9, p. 967-968, Dec. 1975.

HOCKADAY, J. M. et al. Patterns of referred pain in the normal subject. *Brain*. v. 90, n. 3, p. 481-496, Sept. 1967.

HOOSHMAND, H. Referred pain and trigger point. In: _____ *Chronic pain*. Boca Raton: CRC Press, 1993. p. 83-90.

SIMON, W. H.; EHRLICH, G. E. Spinal root pain referred to peripheral areas of skeletal injury. In: _____ *Medicolegal consequences of trauma*. New York: Marcel Dekker, 1993. p. 61-129.

VECCHIET, L. et al. Referred muscle pain. *Current Review of Pain*. v. 3, n. 6, p. 489-498, 1999.

William H. Simon, M.D.

3 – Fibromialgia, dor crônica e fadiga

Quase todas as pessoas sentem dor com frequência, talvez até mesmo diariamente. Algumas dores, como um corte profundo ou uma queimadura grave, são agudas ou intensas, mas, por fim, a dor diminui. Geralmente, a dor é transitória ou passa rapidamente e não é muito ameaçadora – uma pontada no lado, um dedo do pé machucado, uma cãibra no pescoço após uma soneca ou uma dor nas costas após um esforço incomum. A dor, afinal de contas, é uma maneira de a natureza chamar a nossa atenção para algo que não deveríamos estar fazendo. Ela é um mecanismo de defesa valioso que nos impede de provocar sequelas piores nessas atividades. Essas dores não nos intimidam; sabemos o que parece provocá-las.

Outras dores avisam que você exagerou em alguma atividade, talvez se exercitando durante muito tempo (por exemplo, uma competição de atletismo que você relutou em deixar), superestimando sua dificuldade (tentando erguer alguma coisa muito pesada) ou repetindo o mesmo movimento muitas vezes (digitando no computador ou fazendo tricô). Essas atividades também resultam em dor e essa dor não desaparece tão facilmente apesar de também diminuir se você for paciente. Nós damos diversos nomes aos eventos que provocam essas dores – tensões, torções, cãibras etc. – e esperamos nos livrar delas. Os médicos chamam essas dores de "subagudas", isto é, elas não são transitórias, mas desaparecerão após um período de tempo razoável. Quer elas durem horas ou dias (ou, no caso da dor nas costas, até mesmo semanas), a boa notícia é que essas dores não vieram para ficar. E, em geral não são muito intensas. Mas quando a dor persiste, o desconforto o impede de dormir profundamente e você acorda todo dia percebendo que ela ainda está lá, torna-se mais difícil suportá-la. Quando se prolonga por três meses ou mais, é chamada de "dor crônica". A dor é cansativa e, quando persiste, leva à fadiga.

Nós definimos a dor pela intensidade, duração, localização e repetição. Uma dor na articulação poderia sugerir artrite (*art-* refere-se à articulação e *-ite* à inflamação). Mesmo uma leve dor no tórax ou no ombro esquerdo, irradiando para o braço e ocorrendo sem causa conhecida, poderia ser motivo de preocupação, uma vez que pode ser sinal de um ataque cardíaco. Às vezes, pedimos o conselho de um médico porque essas dores são consideradas ameaçadoras: "Artrite? Ataque cardíaco? O que é isso e o que será de mim?". Contudo, algumas dores intensas, como a dor de dente, muitas vezes são ignoradas durante algum tempo porque achamos que não resultarão em nada pior e que talvez os medicamentos que compramos na farmácia bastarão e nos pouparão de uma consulta ao dentista. Portanto, a nossa percepção da dor, a nossa interpretação a seu respeito e a sua duração ajudam a determinar como reagimos a ela.

A disponibilidade de medicamentos para a dor, as pomadas nas prateleiras das farmácias e a abundância de ervas e outros tratamentos alternativos oferecidos por lojas de alimentos naturais e profissionais sem formação em medicina confirmam que a dor é algo comum. Isso também nos tranquiliza, mostrando que outras pessoas compartilham nossos problemas com a dor. Entretanto, nem sempre esse é o caso.

Uma história de dor

No passado remoto, a dor era aceita como parte da condição humana. Pessoas religiosas em muitas culturas acreditavam que Deus colocou os seres humanos na Terra para sofrer e que Ele daria recompensas na vida após a morte. Com frequência, os antigos descreviam a dor: é descrita na Bíblia e é um elemento essencial da *Ilíada* e da *Odisseia*, de Homero; pode ser encontrada nas peças de Sófocles e Eurípides e na antiga escultura grega de Laocoonte, cuja face e o corpo contorcidos expressam o seu sofrimento. Mas, muitas vezes essa dor era considerada um resultado da vontade dos deuses, como uma punição por transgressões ou por desagradar o Deus da Bíblia ou o panteão dos gregos. A dor representada nesses cenários teatrais tendia a ser heroica e intensa e a causa era aparente. Por exemplo, as serpentes do mar fortemente enroladas ao redor do corpo de Laocoonte claramente provocam a sua dor. Nessas dramatizações, a dor aflige os nobres ou os dignifica; a dor crônica, em geral, era ignorada pelos escultores e escribas antigos. Na Europa medieval, suportar a dor era um conceito religioso para o povo e até mesmo pinturas de crucificação retratavam a aceitação passiva da dor.

No início do século XVI, Hieronymous Bosch pintou cenas de almas sendo torturadas no inferno, mas foram os artistas da Renascença que retrataram a dor do terrível castigo da crucificação. Em 1893, Edvard Munch criou o que talvez seja a melhor representação de uma reação à dor crônica em sua famosa pintura de um rosto distorcido em um grito. Assim, a sua dor, aguda ou subaguda, tem precedentes históricos.

Até recentemente, o legado do passado continuou entregando a dor crônica à religião; motivado, talvez, pelo fato de não existir nenhum meio eficaz para controlá-la e, em geral, pelo fato de sua intensidade não ser aguda. Causa e efeito, também, eram compreendidos de modo muito vago; quando alguma coisa antecedia a dor, presumia-se que essa fosse sua causa. A compreensão de que a dor é experienciada pela mente quando infligida ao corpo demorou a ser aceita.

Dando um nome à sua dor

A dor crônica difere da dor aguda e subaguda não apenas na duração; também difere na sua intensidade e naquilo que significa para você.

Se você tem dor crônica, a sua dor se instalou. Todo o seu corpo pode doer; você acorda cansado e a fadiga atormenta os seus dias. Nada parece ajudar; mesmo as distrações de uma comédia na TV ou as férias do trabalho proporcionam apenas um alívio temporário, na melhor das hipóteses. Provavelmente, você se lembra de um traumatismo – isto é, uma lesão – no passado recente. Talvez tenha batido o carro e, apesar de sentir-se bem na ocasião (exceto por ficar zangado com relação ao prejuízo), você acordou na manhã seguinte com o pescoço rígido e outras dores. E elas ainda estão aí! Ou talvez você tenha tropeçado em um buraco na calçada ou escorregado no chão recém-lavado do supermercado, o que o fez cair ou se agarrar desajeitadamente em alguma coisa, entortando temporariamente a sua postura.

Pode ser que uma lesão sofrida há muito tempo tenha deixado de perturbá-lo, mas agora a dor generalizada e a fadiga estão constantemente com você. Você consulta um médico, que dá um nome aos sintomas: "fibromialgia" ou talvez "Síndrome da Fadiga Crônica". Antes, você sentia dor; agora, tem um nome para ela. Hoje você pode encontrar grupos ativistas, também conhecidos como grupos de apoio para pessoas com esses diagnósticos, e até mesmo advogados que lhe oferecerão ajuda para conseguir uma indenização por seu sofrimento.

Será que ajuda dar um nome à sua dor e à sua fadiga? Um poema de Anthony Trollope aconselha:

Nem traga...
Um médico, cheio de palavras e de fama,
Para sacudir a sua sábia cabeça e dar
Um nome à doença que ele não pode curar.

Fibromialgia é um nome muito recente dado à dor crônica generalizada que com frequência é acompanhada de fraqueza, fadiga, perda de memória e constipação intestinal ou "bexiga irritável". Nenhum desses sintomas pode ser verificado por um médico. Quando você relata a sua ocorrência, o médico pode decidir se acredita em você, mas não há exames para confirmar os seus sintomas, a não ser verificar a sensibilidade excessiva em 18 pontos do corpo identificados como excessivamente sensíveis nos casos de fibromialgia. Na realidade, esses 18 pontos são sensíveis em todas as pessoas, quer elas estejam ou não sentindo dor, mas quando eles são tocados por um médico que está procurando a fibromialgia e demonstram estar sensíveis, é confirmado o diagnóstico. Esse é um exemplo de raciocínio circular.

Agora você precisa compreender uma coisa com relação aos termos médicos: eles são uma forma de abreviação que permite aos profissionais conversarem uns com os outros sem precisar detalhar todos os sintomas (o que você relata) e sinais (o que o exame revela) a toda hora. A fibromialgia – que literalmente significa "dor dos tecidos fibrosos que unem o corpo" – é apenas um desses termos. Ela descreve os sintomas, mas não a causa. Esse conceito muitas vezes é mal compreendido, até mesmo pelos médicos e, com frequência, pelos grupos de apoio.

Dor crônica com outros nomes

Ao longo do tempo, a dor crônica e a fadiga foram conhecidas por muitos nomes. Esses nomes incluem fibrosite, que significa "inflamação dos tecidos fibrosos" (essa condição não existe); neurastenia, que significa "fraqueza nervosa"; ou uma uma série de outros termos descritivos, porém praticamente sem sentido. Outros desses nomes para a dor crônica incluem:

- apendicite crônica (que não existe, mas, mesmo assim, antes diagnosticada de modo frequente, conduzindo a apendectomias em que não puderam ser demonstradas anormalidades do apêndice).
- anormalidades espinhais, um diagnóstico comum na virada do século XIX, que induzia a tratamentos de manipulação por quiropráticos e até mesmo osteopráticos.
- neuralgia peculiar de mulheres, um diagnóstico popular no início do século XX.
- histeria, considerada um resultado de doença uterina (a palavra "histeria" baseia-se na sílaba grega para útero, *hister*), um diagnóstico que resultou em muitas histerectomias desnecessárias.
- anormalidades reflexas, exaustão nervosa e outros termos, que tornaram costumeiro o encaminhamento de pacientes para neurologistas e psiquiatras.

Todos esses conceitos errados foram desacreditados há muito tempo, eram sucessores das teorias de possessão demoníaca e bruxaria que prevaleciam há algumas centenas de anos.

Deveria ser óbvio que a mente interpreta a dor e participa da sua percepção, mas o conceito da ligação existente entre corpo e mente encontrou repetidas resistências.

O conceito de participação psicológica na dor é considerado inaceitável por muitas pessoas. Por esse motivo, os sintomas psicológicos observados nos soldados durante a Primeira Guerra Mundial foram rotulados de *shell shock* (choque causado pela explosão de materiais bélicos) e como esse termo indica um distúrbio orgânico – um impacto físico no cérebro – tornou-se aceitável. Na Segunda Guerra Mundial, o termo foi algumas vezes substituído por "neurose de guerra" e, apesar de definir com mais precisão os sintomas e as suas causas, tornou-se inaceitável para muitos, porque parecia sugerir uma causa que não era totalmente física (mesmo sendo difícil compreender como alguém confrontado com a possibilidade de ser mutilado ou morto deveria reagir apenas fisicamente). Essa recusa em reconhecer a dor psicologicamente induzida é a mentalidade que levou o general George Patton a confrontar um soldado traumatizado que fora mandado do *front* para um hospital militar e esbofeteá-lo por considerá-lo um fraco, merecedor de repugnância. Mas a dor resultante de um distúrbio psiquiátrico não é inválida, pois é real e provoca sofrimento real.

Buscando uma causa

Durante o século XX, a busca de causas infecciosas da dor crônica e da fadiga tornou-se popular nos círculos médicos, na esperança de que as pesquisas pudessem revelar uma doença tratável. Uma das candidatas era a brucelose, uma doença provocada por micróbios que parasitam em carneiros e podem ser transmitidos para os pastores. A brucelose é relativamente incomum nos seres humanos e ocorre predominantemente na Islândia e em outras áreas do norte da Europa, no entanto, nunca foi epidêmica. Como a fibromialgia é diagnosticada com muito mais frequência em caucasianos do que em qualquer outra etnia, a correlação de pacientes que tiveram dor crônica com pacientes originários do norte da Europa parecia fazer sentido e, como resultado, a brucelose foi popular e incorretamente superdiagnosticada há aproximadamente cinquenta ou sessenta anos.

Quando a brucelose foi refutada como uma causa da fibromialgia, o lúpus eritematoso sistêmico tomou o seu lugar durante um tempo como causa potencial para o mesmo conjunto de sintomas. Essa doença realmente existe e pode ser diagnosticada e confirmada por dados laboratoriais. Em geral, é acompanhada de dor crônica e nos anos 1960 e 1970 tornou-se um diagnóstico popular, como todas aquelas relacionadas anteriormente, para muitas pessoas que claramente não manifestavam o lúpus. Mais recentemente, a doença de Lyme, também infecciosa, foi superdiagnosticada e tratada.

Em cada caso, mesmo um diagnóstico incorreto e um tratamento excessivo foram aceitos por aqueles que prefeririam encontrar alguma causa externa para os seus males. A vida segue uma sequência, o presente sucedendo o passado, e o futuro encontra-se à frente. Isso significa que muitos eventos sucedem um ao outro no tempo. Muitas vezes, pensamos que pelo fato de um evento preceder o outro, eles devem estar de algum modo relacionados, um causando o outro. Esse conceito está incorporado no ditado em latim, *post hoc, ergo propter hoc*: "Depois disso, portanto, por causa disso". Mas a única relação entre dois eventos pode ser a sua posição na sequência, um precedendo e o outro sucedendo. Pode parecer lógico concluir que o primeiro evento provocou o segundo, mas uma análise pode mostrar que não há nenhuma conexão, a não ser a posição no tempo.

Muitos conceitos errôneos podem surgir quando um indivíduo se convence de que determinado evento provoca outro posterior. Os implantes de silicone nos seios são um exemplo disso. Quando milhões de mulheres decidiram submeter-se a esse procedimento, seria de esperar que elas experienciariam a variedade normal de eventos que ocorrem em qualquer grupo tão amplo – algumas desenvolveriam dores generalizadas, algumas desenvolveriam artrite e outras experienciariam outros distúrbios. Se essas mulheres não tivessem compartilhado um evento comum, como o implante, a ocorrência dos distúrbios após esse procedimento não provocaria comentários, uma vez que essa ocorrência seguia o padrão presente em qualquer população desse tamanho. Mas como essas mulheres compartilharam a experiência comum de um implante nos seios, muitas delas se convenceram de que os implantes provocaram os distúrbios posteriores. Não foi possível dissuadi-las a respeito dessa relação e muitas apareceram em programas de entrevistas ou foram citadas na mídia, afirmando: "Eu sou a evidência.". Estudos conduzidos de modo cauteloso desaprovam totalmente esse relacionamento causal, mas não conseguem persuadir muitas mulheres que ainda acreditam que o primeiro evento deve ser responsável pelo que veio depois.

Do mesmo modo, até hoje a mídia convenceu muitas pessoas de que o vírus Epstein-Barr provoca fibromialgia, embora esse vírus seja generalizado e a maioria das pessoas mostrará ter sido exposta a ele se fizer um exame de sangue. No entanto, esse vírus não é o agente que provoca as dores.

As dores crônicas sem nenhuma causa aparente precisam de nomes, os quais foram dados, progredindo de uma aparente compreensão da causa até o atual reconhecimento de causa incerta. Os rótulos contemporâneos para a dor crônica e a fadiga se originam dessas opiniões conflitantes. Quando a dor predomina, nós a chamamos de fibromialgia; quando a fadiga ou a fraqueza é o principal sintoma, nós a chamamos de Síndrome da Fadiga Crônica, usando a palavra "síndrome" para descrever a soma total de sintomas semelhantes relatados pelos pacientes.

Esses termos causam má impressão e abrangem sintomas que diminuem a qualidade de vida; o trabalho e o lazer tornam-se difíceis e, algumas vezes, obstáculos intransponíveis. Concentrar-se nesses sintomas interfere na maioria dos prazeres, inclusive o sexo. Quando um exame médico completo e muitos exames caros e, com frequência, desagradáveis não revelam uma causa, é frustrante. Quando o médico não consegue encontrar nada, você pode procurar outro e passar por tudo isso novamente ou encontrar um grupo de apoio para se unir a outras pessoas igualmente frustradas.

Muitas vezes, as pessoas com sintomas como fadiga e dor crônica, em virtude da frustração, tornam-se hostis com seus médicos; isso só faz os médicos responderem na mesma moeda, o que não ajuda nada. Os médicos também podem ficar frustrados; admitem que você tem dor, mas não sabem como ajudá-lo. Eles não querem sugerir que seja tudo coisa da sua cabeça – e não é – ou que alguns fatores ambientais, sociais ou psicológicos possam ter alguma relação com isso. Para muitos pacientes, uma explicação psicológica, mesmo sendo apenas parte da causa, é recebida como crítica; é como se a medicina não acreditasse que você está sofrendo.

Buscando uma cura

Talvez você tenha descoberto que a medicação prescrita não ajudou, nem os remédios sugeridos pelo seu vizinho. Você ainda pode estar dormindo mal e acordando cansado e fraco. Pode parecer que o seu mundo não tem cor. E então você descobre um artigo em um jornal ou revista ou alguém lhe indica um livro que descreve o nome que o médico deu às suas dores e fadiga: fibromialgia e Síndrome da Fadiga Crônica. Em geral esses artigos se dirigem às mulheres e, na verdade, a maior parte das pessoas que se queixa desses sintomas são mulheres. Organizações norte-americanas, como a Arthritis Foundation, publicam informativos sobre fibromialgia e Síndrome da Fadiga Crônica e programas de entrevistas vespertinos apresentam convidados que contam a mesma história. Portanto, isso não invalida qualquer sugestão de que esses sintomas têm alguma base psicológica? Não.

A sua dor é real, bem como sua fadiga. Ninguém pode negar o seu sofrimento e ninguém mais pode sentir a sua dor, a não ser simbolicamente. Como já foi ressaltado, partes específicas de seu corpo provocam a dor, mas a sua mente a reconhece, a interpreta e, algumas vezes, até mesmo a provoca.

Embora a maior parte das dores cesse espontaneamente, a dor crônica se desenvolve quando substâncias liberadas pelo corpo no local original da dor aguda alteram receptores na medula espinhal e no cérebro, tornando-os mais sensíveis à dor. Entre essas substâncias estão as prostaglandinas, as mesmas moléculas que as drogas anti-inflamatórias visam suprimir. As prostaglandinas provocam o inchaço inicial de tecidos danificados e sensibilizam as terminações nervosas. Normalmente, tornam-se inativas quando terminam seu trabalho, mas algumas vezes as mudanças que elas provocaram persistem. São esses sintomas persistentes que chamamos de dor crônica e, infelizmente, nomes injustificáveis foram relacionados a eles.

Rejeitar o termo "fibromialgia" não é minimizar a sua dor ou sugerir que você está fingindo ou inventando. Mas o termo deveria ser rejeitado porque não leva a lugar nenhum e não o ajudará a encontrar uma solução. Sim, o seu acidente ou outro traumatismo podem ter iniciado o problema, mas enfatizar a sua raiva e a sua dor agravam-no e a aparente indiferença dos outros (talvez uma pessoa próxima ou seu médico) aumenta não somente a sua frustração mas, também, a gravidade dos seus sintomas.

Deixar a dor controlar a sua vida – concentrar-se nela e deixá-la assumir o controle, excluir os entes queridos, os colegas e os vizinhos ou permitir que ela se torne tão importante a ponto de não deixá-lo pensar e falar em mais nada – só pioram as coisas. Estudos confirmaram que, no fim das contas, tal comportamento leva ao isolamento e à exclusão social, provocando todas as consequências que esperamos evitar. A compaixão dos outros pode transformar-se em evitação e a dor pode tornar-se uma profecia autorrealizável: "Por que estou sozinho? Por que ninguém pode me ajudar?".

Um processo judicial prolonga o desconforto, forçando-o a provar que você sente dor, que você não pode viver normalmente. Você será encaminhado a médicos que o rotularão como uma fraude ou um oportunista financeiro. Uma série de exames e audiências pode fazê-lo receber um seguro por invalidez, mas, talvez, à custa do respeito próprio. E aquela recompensa financeira esperada talvez não o ajude a ficar bem se você ficar preso ao que o sábio reumatologista Nortin Hadler chamou de "vórtice de incapacidade".

Portanto, não há esperança? Muito pelo contrário.

Esperança

Há muito tempo, dizia-se que não é suficiente acrescentar anos à vida sem acrescentar vida aos anos. O Capítulo 8 descreverá o que funciona e o que não funciona para ajudá-lo a melhorar. Enquanto isso, é importante não ficar preocupado com o diagnóstico. Certamente, quando uma infecção causa pneumonia, podemos identificar a causa; quando um coágulo sanguíneo ou um estreitamento em uma artéria resultam em ataque cardíaco, compreendemos o processo. Mas quando se trata de dores sem nenhuma causa aparente, compartilhamos com os outros o constrangimento que a dor provoca.

Anteriormente, observamos que todos sentem dor em algum momento. Durante a vida, provavelmente todas as pessoas também têm alguma dor crônica. O que fazemos com essa dor, como lidamos com ela e o que ela significa para nós torna-se importante para compreendê-la e tratá-la.

A percepção da dor e a resposta a ela variam de pessoa para pessoa e de cultura para cultura. Em muitas comunidades rurais e em muitas culturas, é inaceitável queixar-se de dor. Aqueles que sentem dor continuam com a sua vida, pois queixar-se não faria nenhum bem. Em sociedades urbanizadas, especialmente na América do Norte e na Europa, os avançados sistemas de tratamento médico reconhecem e tentam tratar a dor; além disso, as políticas de seguro e o governo chegam a oferecer compensação para quem padece de dor. O anonimato das grandes cidades, a relativa dificuldade para definir o nosso lugar dentro dessas sociedades e a mudança de valores básicos colaboram para transformar pequenas dores em grandes dores. Você já viu comerciais ou leu os rótulos: "Para pequenas dores [de artrite ou qualquer outra coisa] tome X". Para quem sofre, não existem pequenas dores. Se você sente dor suficiente para desejar fazer algo coisa a respeito, ela não é pequena para você.

Por favor, reconheça que você compartilha a sua dor com toda a humanidade e que o evento que pode parecer tê-la provocado (ou que os outros afirmam tê-la provocado) pode apenas ter chamado a sua atenção para ela. Esqueça os nomes fibromialgia e Síndrome da Fadiga Crônica. Eles são inexpressivos, mesmo que os seus sintomas não sejam.

Os seus sintomas são tratáveis. A vida pode tornar-se novamente agradável e a perspectiva pessimista pode ser dissipada. Você não está condenado a um purgatório terrestre e não é diferente dos seus vizinhos. Os seus sintomas podem ser mais graves na escala que inclui todas as pessoas, mas você pode superá-los.

A suposição de pacientes e médicos de que um traumatismo ou uma doença orgânica é a única causa legítima de sintomas levou ao atual excesso de investigação destes e também fez os pacientes assumirem o "papel de doente" que lhes foi empurrado por médicos solidários, como afirma o reumatologista Anthony Russell.

Esse conceito também estimulou uma verdadeira fonte de pesquisas em busca de fatores orgânicos, internos e externos, que precipitam os sintomas e indicam o traumatismo como causa.

Quase toda "descoberta" proclamada pela mídia para explicar as manifestações da dor crônica e da fadiga foi invalidada ou demonstrou ser comum a ponto de ser compartilhada pela maioria da população. Por exemplo, embora algumas pessoas tenham relacionado irregularidades no sono e mudanças na temperatura aos sintomas de fadiga e dor, essas experiências também são compartilhadas por aqueles que não têm os sintomas e podem revelar-se não específicas. Como isso é possível? Uma explicação é o conceito chamado pelos estatísticos de tendência, o que prejudica os resultados de estudos que incluem apenas aqueles que se queixam de distúrbios, excluindo aqueles que não se queixam.

Portanto, esqueça os nomes designados aos seus sintomas e continue a viver sua vida. Lembre-se: as únicas diferenças entre dor crônica e os termos fibromialgia e Síndrome da Fadiga Crônica são os nomes que damos ao nosso sofrimento, à nossa percepção dele e à nossa reação a ele. Sem esses termos, sem os supostos sistemas de apoio e sem a medicalização das dores – isto é, a concordância entre médicos, advogados, grupos de apoio e alguns sistemas de compensação por invalidez sobre o fato de que o nome "fibromialgia" de algum modo define uma entidade diferente e que, portanto, essa entidade é mais prejudicial –, aos poucos, você se sentiria melhor e capaz de retomar mais cedo as atividades normais. Quando você aceita esses rótulos, dificulta-se a melhora: muitos interesses velados querem mantê-lo incapacitado e infeliz para seu proveito próprio (algumas vezes até bem-intencionados).

Desse modo, como a fibromialgia e a Síndrome da Fadiga Crônica diferem da dor crônica em geral? Elas recebem nomes e seus nomes inspiram o medo – se espalham como doenças infecciosas, por meio das palavras e das literaturas médica e popular. Como esses nomes aumentam e divulgam os sintomas, eles acabam ligados à "sabedoria convencional" (*conventional wisdom*). Os sintomas físicos são então aumentados por um estado mental que ajuda a estimular – como uma consequência, não como uma causa – substâncias moleculares que propiciam o prolongamento da dor.

A fibromialgia e a Síndrome da Fadiga Crônica não são diferentes de outra dor crônica; apenas parecem ser diferentes. Depois de aceitar isso, você verá que não tem um distúrbio crônico, incapacitante. E quando perceber isso, poderá começar a recuperar a sua saúde.

Leituras sugeridas

Arthritis Today
Revista publicada bimensalmente pela Arthritis Foundation, que também está disponível on-line em http://www.arthritis.org/resources/. (Uma advertência: os seus artigos, escritos por jornalistas especializados em ciência, tendem a apoiar o diagnóstico sem considerar o fato de que os sintomas são compartilhados por quem sofre e por quem não sofre deles.)

SHOWALTER, E. *Hystories*: hysterical epidemics and modern media. New York: Columbia University Press, 1997.
Esse texto de fácil leitura, disponível em edição em brochura, explica como o termo "síndrome da fadiga crônica" e, por dedução, o termo estreitamente relacionado "fibromialgia", obtiveram aceitação e podem enganar.

George E. Ehrlich, M.D.

4 – Concussões não detectadas

A cada ano, milhões de pessoas sofrem traumatismos na cabeça que desencadeiam sintomas físicos e emocionais, que incluem dor, distúrbios do sono, fadiga, perda de concentração e depressão. Um traumatismo na cabeça pode provocar mais de 36 outros sintomas e, em geral, os médicos descrevem qualquer grupo desses sintomas como Síndrome Pós-Concussão (SPC).

A concussão cerebral ocorre quando um choque ou uma pancada força o cérebro a colidir contra o revestimento duro que protege o crânio. Um impacto súbito, forte, pode provocar uma concussão mesmo que você não bata a cabeça contra outro objeto e mesmo que permaneça consciente.

Uma concussão é como um "terremoto cerebral" e, em geral, provoca um estado de consciência momentaneamente alterado, um episódio de *disconsciência*, descrito como "ouvir um sino tocando" ou levar um "tapão", especialmente por atletas de esportes de contato. Muitas vezes, eles dizem ver estrelas ou um *flash* de luz no momento do impacto. Alguns se recuperam rapidamente e outros experienciam sintomas prolongados.

A maior parte das concussões é causada por acidentes de carro, quedas ou lesões durante a prática de esportes. Recentemente, presta-se mais atenção aos atletas amadores e profissionais que sofrem choques durante um jogo. O exame de atletas feridos está se tornando mais rigoroso; no passado, permitia-se aos atletas retornar ao jogo cedo demais, tornando-os mais suscetíveis ao subsequente traumatismo na cabeça. Eric Lindros, o legendário astro do hóquei, e Troy Aikman, o vitorioso *quarterback* de futebol americano, sofreram concussões amplamente divulgadas, lembrando a todos nós o perigo inerente aos esportes de contato. Esses repetidos traumatismos cranianos acabam cobrando seu preço; Muhammad Ali, que pode ter sofrido mais concussões do que qualquer outra pessoa, desenvolveu a doença de Parkinson pós-traumática.

Embora seja fácil reconhecer a seriedade de traumatismos graves que ocorrem durante a prática de esportes, algumas concussões são mais sutis. Sacudir violentamente uma criança ou um bebê pode causar dano permanente no cérebro ou até mesmo a morte, a partir de um conjunto de traumatismos conhecidos como "Síndrome do Bebê Sacudido". Normalmente, ao brincar, uma criança pode sofrer uma concussão leve sem percebê-la e desenvolver sintomas temporários. Um adulto que sem saber sofre uma concussão pode desenvolver problemas permanentes. O cérebro de uma criança é mais resiliente e, portanto, pode recuperar-se mais rápida e completamente.

Uma causa de muitos problemas

Este capítulo descreve concussões não detectadas, quer elas não tenham sido diagnosticadas ou tenham sido mal diagnosticadas, e explica por que muitos problemas físicos e emocionais dolorosos ocorrem e persistem.

É possível ter uma concussão cerebral sem percebê-la. Como isso pode acontecer? Qualquer evento que sacuda muito a sua cabeça e faça o tecido cerebral gelatinoso se chocar com o crânio pode romper fibras microscópicas e danificar de forma significativa alguns dos bilhões de células nervosas e fibras utilizadas em atividade mental.

Por exemplo, e se você sofresse um acidente de carro, fosse sacudido, mas não batesse a cabeça? Você poderia sentar-se imóvel, segurando o volante, sem perceber a passagem do tempo. Poderia ficar atordoado por um instante ou durante muito tempo. Posteriormente, poderia desenvolver qualquer um dos mais de quarenta sintomas resultantes do traumatismo sem conhecer a causa. Poderia ter dor persistente, bem como poderiam ocorrer mudanças na personalidade e na capacidade de raciocínio. Você poderia ficar tão esquecido a ponto de acreditar que está desenvolvendo precocemente a doença de Alzheimer.

Um bom exemplo: um passo em falso

Uma mulher de 50 anos de idade fraturou o tornozelo quando saiu do carro e pisou em uma plataforma instável de uma obra. Ela foi tratada, mas continuou a sentir dor mesmo muito tempo depois de curar a fratura e ficou deprimida. Apesar do tratamento, durante anos a dor e a depressão persistiram. A psicoterapia não ajudou muito a superar seus problemas emocionais e ela culpava a dor contínua no tornozelo, que a obrigava a usar uma bengala, de causar sua depressão. Ela e a sua ortopedista se perguntavam por que ela não estava melhorando e, por fim, ficou tão deprimida que tentou suicidar-se três vezes.

Onze anos após o acidente, a psiquiatra a encaminhou a uma neuro-psiquiatra especialista na Síndrome Pós-Concussão. Ao contar a sua história, percebeu que tivera uma perda de consciência de mais ou menos 5 segundos na hora do acidente. Ela se lembrava de ter saído do carro, mas não tinha nenhuma lembrança da queda ou da torção no tornozelo. Ela se lembrava de ter levantado e notado que o tornozelo estava dolorido e inchado. Depois, ela se lembrou de ter sentido uma dor que ia do tornozelo para a perna, então para as costas e, finalmente, para a cabeça.

> A neuropsiquiatra descobriu que ela tinha quase todos os sintomas de Síndrome Pós-Concussão, inclusive alucinações e ataques. Ela tomou os medicamentos adequados e logo experienciou um alívio considerável dos sintomas. Mais tarde, após utilizar a cura pela fé, não precisou mais usar a bengala. Este é um exemplo incomum no qual uma psiquiatra suspeitou de um diagnóstico errado, e que a suspeita foi confirmada por uma neuropsiquiatra, cujo diagnóstico correto levou a uma melhora significativa da paciente.

Se paciente e médico não perceberem que ocorreu uma concussão, muitos problemas físicos e neuropsiquiátricos podem ser mal diagnosticados: o cansaço constante pode ser rotulado de Síndrome da Fadiga Crônica; a depressão pode ser erroneamente diagnosticada como distúrbio maníaco-depressivo; aqueles que se queixam de "ouvir coisas" ou "ver coisas" podem ser chamados de psicóticos. As pessoas que parecem excessivamente preocupadas com a sua saúde podem ser dispensadas como hipocondríacas. Ataques e enxaquecas podem não ser reconhecidos como parte da Síndrome Pós-Concussão. Com frequência as vítimas da Síndrome Pós-Concussão são chamadas de histéricas ou fingidas, especialmente se houver uma ação judicial em andamento; contudo, observamos que, na maioria dessas situações, os sintomas continuam, mesmo depois da conclusão dos processos legais.

Nem todos os que sofreram um traumatismo craniano desenvolvem a Síndrome Pós-Concussão, mas deve-se suspeitar de SPC em qualquer um que tenha experienciado uma súbita alteração do estado mental após lesão traumática. Uma criança que tenha sofrido uma concussão pode ter uma inexplicável mudança de personalidade ou expressar o desejo de ficar em casa por causa das dores de cabeça ou do mau humor. O pediatra da criança deve ser informado sobre quaisquer traumatismos provocados por quedas, a criança foi atingida por uma bola ou sobre qualquer outro impacto que tenha ocorrido durante a prática de esportes de contato ou acidentes de bicicleta anteriores ao início dos novos problemas.

Se você sofrer um acidente de carro que o obrigue a ir ao pronto-socorro, em geral, os médicos concentrarão a atenção em danos visíveis como ossos quebrados, cortes e escoriações. Talvez você não perceba que houve uma perda de consciência e a equipe do pronto-socorro não costuma questionar muito os pacientes para descobrir se ocorreu um episódio de disconsciência.

Um questionário útil para a pessoa que sofreu um traumatismo craniano inclui as seguintes perguntas, mas não deve limitar-se a elas:

• Após um traumatismo, você se sentiu confuso, desnorteado ou desorientado?

• Você se sente zonzo?

- Você se sente fisicamente desequilibrado? Você cambaleia?
- Parece que o tempo está passando mais devagar, mais rápido ou parou? Você sente que "perdeu" algum momento?
- A sua visão mudou de alguma maneira? Você está sofrendo uma perda de visão parcial ou total? A sua visão está embaçada? Você vê *flashes* de luz, manchas ou estrelas?
- Você tem visão dupla?
- A sua audição mudou? Você ouve sinos ou um zumbido? Os sons parecem mais altos, abafados, distantes ou estranhos?
- Você sente dor?
- Alguma parte do seu corpo está dormente?
- Você esqueceu o que aconteceu logo antes ou logo depois do traumatismo? Você tem dificuldade para lembrar de quaisquer eventos, recentes ou antigos?
- Você se sente ansioso, deprimido, em pânico, paranoico ou zangado?

Se atribuirmos o valor de um ponto a cada sintoma, quanto maior o escore, maior a probabilidade de Síndrome Pós-Concussão. Usar esse sistema e guardar a informação poderia ser muito útil para o prognóstico e o tratamento de sintomas futuros.

Qualquer concussão torna a vítima mais vulnerável a uma concussão subsequente. Algumas concussões não detectadas ocorrem em pacientes que já sofrem da Síndrome Pós-Concussão. Os pacientes e seus médicos devem saber que qualquer aumento inexplicável de dores de cabeça durante a época de recuperação gradativa de um traumatismo pode ser causado por pequenos traumatismos na cabeça ignorados pelo paciente e não relatados ao médico.

Se você teve uma concussão, pode calcular mal as distâncias. Por exemplo, você pode bater a cabeça na porta do carro ao entrar e sair dele e não atentar a isso. Algo semelhante pode acontecer em casa e o incidente pode ser ignorado. Entretanto, se você já sofreu um leve traumatismo craniano, um segundo leve traumatismo craniano pode provocar sintomas persistentes, tornando demorada a recuperação do primeiro traumatismo. Se você sofreu um traumatismo recentemente, não deixe de relatar qualquer novo traumatismo ao médico, especialmente um traumatismo craniano.

Muitos de nós que não sofremos nenhum traumatismo craniano batemos acidentalmente a cabeça em objetos dentro de casa, como um armário saliente ou a moldura de uma janela. Entretanto, uma concussão pode prejudicar o seu julgamento e sua percepção, fazendo-o esquecer do perigo potencial de objetos salientes que, normalmente, você evitaria. Em geral, o cérebro nos avisa do potencial perigo. Mas, após uma concussão, essa percepção pode ficar prejudicada e, como resultado, podem ocorrer múltiplas concussões. Isso pode explicar não somente por que você ainda sente dor, mas, também, por que ainda continua se machucando.

Reconhecendo a SPC

A Síndrome Pós-Concussão (SPC) pode não ser reconhecida até que um paciente seja tratado por um médico ou um enfermeiro que faça as perguntas certas. Converse com o seu clínico geral se você sentir qualquer um desses sintomas após um traumatismo:

1. Dores de cabeça.
2. Náusea e vômito.
3. Visão embaçada.
4. Visão dupla.
5. Sensibilidade a luzes brilhantes.
6. Dificuldade para ouvir.
7. Sensibilidade a ruídos altos.
8. Zumbido nos ouvidos.
9. Vertigem.
10. Sensação de cabeça leve ou perda de consciência.
11. Ataques.
12. Desorientação.
13. Problemas de equilíbrio.
14. Andar desajeitado ou oscilante.
15. Erros na percepção de profundidade.
16. Mudanças na caligrafia.
17. Mudanças na percepção das cores.
18. Mudanças no paladar ou no olfato.
19. Perda do apetite.
20. Aumento do apetite.
21. Desejo por alimentos calóricos e pouco nutritivos.
22. Ganho ou perda de peso.
23. Distúrbios do sono.
24. Pesadelos.
25. *Flashbacks* diurnos.
26. Cansaço.
27. Irritabilidade.
28. Dificuldade para se concentrar.
29. Dificuldade para se lembrar de eventos recentes.
30. Dificuldade para encontrar palavras e expressar pensamentos.
31. Dificuldade para seguir uma sequência de instruções.
32. Dificuldade para executar múltiplas tarefas.
33. Dificuldade para compreender uma conversa.
34. Ansiedade ou medo, especialmente dentro de um automóvel.
35. Alucinações.
36. Depressão.
37. Mudanças menstruais.
38. Perda de ambição.
39. Perda de libido.
40. Perda da autoestima.

> Muitos desses sintomas isolados podem ser atribuídos a outros problemas, como o transtorno do estresse pós-traumático e de ajustamento. Mas quando diversos desses sintomas ocorrem ao mesmo tempo após um traumatismo craniano, eles formam um quadro de Síndrome Pós-Concussão. A seguir, esses sintomas serão descritos mais detalhadamente e você encontrará sugestões para tratamento no Capítulo 9.

Compreendendo os seus sintomas

Os sintomas comuns da Síndrome Pós-Concussão incluem algumas ou todas as condições apresentadas nas seções a seguir.

Dores de cabeça
As dores de cabeça podem ser imediatas ou começar somente horas ou mesmo dias após o impacto. Noventa e cinco por cento dos pacientes que sofreram uma concussão queixam-se de dor de cabeça. A dor varia de local, frequência, intensidade e tipo. Nas primeiras semanas, ela pode ser constante e difusa, latejante ou estável, lancinante ou leve. Algumas vezes ela é mais intensa na área do impacto.

Alguns médicos fazem distinção entre dor de cabeça e dor na cabeça. A dor na cabeça pode ser mais localizada se o traumatismo foi provocado por um golpe ou laceração. Nos casos de entorse ou lesão cervical (traumatismo em chicotada), a dor pode começar no pescoço e irradiar para a parte posterior da cabeça. Se a parte posterior da cabeça foi traumatizada pode desenvolver-se uma condição chamada "neuropatia occipital". Nesse caso, um ou ambos os lados da parte posterior da cabeça podem estar muito sensíveis ao toque e exigirão tratamento especial, que será discutido no Capítulo 9.

Algumas vezes, o traumatismo direto na mandíbula ou o cerramento de dentes na hora do impacto provocarão danos nas articulações da mandíbula. Com frequência, as articulações traumatizadas são sensíveis ao toque e a dor pode ser mais intensa ao morder ou mastigar. A dor pode espalhar-se por toda a cabeça.

Após uma concussão podem surgir enxaquecas. Em geral, isso acontece porque um antigo problema de enxaqueca é reativado ou agravado por esse traumatismo. As enxaquecas podem vir acompanhadas por mudanças na visão, incluindo efeitos cintilantes, *flashes* de luz em ziguezague ou semelhantes a relâmpagos, dormência, fraqueza ou outras sensações estranhas, em geral precedendo a dor de cabeça, mas algumas vezes ocorrendo depois ou simultaneamente. A dor muitas vezes ocorre em um dos lados da cabeça e, geralmente, provoca náusea e vômito.

Provavelmente você desejará deitar-se em um quarto escuro e tranquilo para dormir e se livrar da enxaqueca.

Talvez você não perceba que sofreu uma concussão até que, de repente, comece a ter dores de cabeça muito fortes. Ao fazer a relação entre o seu traumatismo, as dores de cabeça e outros sintomas da Síndrome Pós-Concussão, você pode discuti-la com o seu médico para que possam ser realizados exames adequados e iniciar o tratamento apropriado. Manter um registro das suas dores de cabeça em um gráfico irá ajudar você e seu médico a observar a frequência das dores de cabeça, a sua resposta aos diversos medicamentos e a sua melhora gradativa.

Se você for levado a um pronto-socorro após um acidente e houver suspeita de concussão, em geral é recomendada uma tomografia axial computadorizada (TAC), especialmente se você se queixar de dor de cabeça ou se outras descobertas neurológicas sugerirem um possível coágulo sanguíneo no cérebro. A equipe do pronto-socorro em geral fornece aos pacientes um "formulário da cabeça" com instruções a serem seguidas por uma pessoa responsável pelo paciente após a liberação do hospital. Seria bom se o pessoal do pronto-socorro também desse informações sobre os sintomas da Síndrome Pós-Concussão. Isso informaria aos pacientes o que esperar e poderia levar ao tratamento precoce e a uma recuperação mais rápida com menos reações psicológicas.

Náusea e vômito
Em geral, náusea e vômito ocorrem nos primeiros dias após uma concussão, embora a náusea possa persistir por um período mais longo, diminuindo aos poucos. A náusea e o vômito ocorridos no local de um acidente são motivos para chamar a atenção médica imediata e intensivamente para buscar as causas neurológicas do inchaço no cérebro.

Visão embaçada
É comum a ocorrência de visão embaçada logo após uma concussão. Em geral, ela desaparece sem tratamento; entretanto, a Síndrome Pós-Concussão pode acelerar a necessidade de óculos para leitura antes da idade que você normalmente esperaria ter que usá-los.

Visão dupla
A visão dupla é menos comum do que a visão embaçada, porém é mais grave. Se ela não desaparecer em algumas semanas ou se permanecer desde o início, é bastante recomendado que você consulte um oftalmologista com treinamento neurológico, porque ela pode representar uma lesão grave.

Sensibilidade a luzes brilhantes
A sensibilidade a luzes brilhantes pode tornar-se um problema pela primeira vez ou incomodar mais do que já incomodava antes do traumatismo. Talvez você

precise usar óculos escuros fora de casa com maior frequência e queira desligar as luzes quando estiver dentro de casa. Ao dirigir a noite, você pode ficar mais sensível aos faróis dos carros que se aproximam.

Audição deficiente
A audição deficiente pode ser o resultado do traumatismo no ouvido, mas ela deve ser diferenciada da dificuldade para interpretar o que se ouve. A incapacidade de compreender uma conversa é uma queixa mais frequente do que a perda real de audição.

Sensibilidade a ruídos altos
Ruídos altos podem tornar-se mais perturbadores após o traumatismo. Você pode querer sair do cinema antes do fim do filme porque o sistema de som é muito potente. Muitas pessoas falando ao mesmo tempo podem ser irritantes e você pode até mesmo sentir menos prazer ao ouvir música.

Zumbido nos ouvidos (Tinnitus)
O *tinnitus*, ou zumbido nos ouvidos, pode ser intermitente ou constante. Se for intermitente, em geral, melhora. Contudo, o zumbido constante em geral é permanente e difícil de ser tratado. Os pacientes também podem queixar-se de outros sons estranhos (água corrente, cricrilar de grilos).

Vertigem
A vertigem, ou a sensação de estar girando, é um problema comum que pode ser causado por um dano ao mecanismo de equilíbrio no ouvido (o labirinto), especialmente se tiver ocorrido uma pancada no ouvido ou próximo a ele. Algumas vezes a vertigem é acompanhada de dores de cabeça, náusea e vômito.

Se a frequência dos episódios de vertigem não diminuir em algumas semanas, consulte um otorrinolaringologista.

Sensação de cabeça leve
A sensação de cabeça leve é um sintoma comum e em geral um dos primeiros a diminuir, mas ela pode persistir por meses. Essa sensação, semelhante à de um desmaio, difere da vertigem porque não há sensação de estar girando. Como a vertigem, pode ser desencadeada por uma súbita mudança no movimento, especialmente se você levantar muito rapidamente da posição sentada ou deitada. A sensação de cabeça leve pode ser suficientemente grave para provocar perda de consciência. Contudo, a perda de consciência não é necessariamente o mesmo que uma convulsão (ver "ataques", a seguir).

Ataques

Em geral os ataques são transes não convulsivos, como um olhar fixo no espaço ou "ausência". Eles ocorrem mais frequentemente após uma concussão do que os textos de medicina mais antigos nos levam a crer. Em nossa experiência com 6 mil casos, pelo menos 5% dos pacientes tiveram ataques brandos intermitentemente.

A maior parte dos ataques é constituída de breves períodos de olhar fixo no espaço com uma lacuna na consciência. Os transes de ausência, que provocam queda, são menos frequentes. As convulsões epilépticas são raras.

Desorientação

Episódios de desorientação podem ocorrer em qualquer lugar, até na sua própria casa, no carro ou no escritório. Eles podem ser pouco frequentes ou acontecer todos os dias. Eles podem durar alguns segundos, alguns minutos, ou mais tempo: de repente, você não sabe onde está. Essa confusão cria ansiedade. Ao sair desse estado, você pode descobrir que está dentro do seu carro em alguma rua nada familiar. Algumas vezes as pessoas encostam o carro e esperam até a sensação diminuir. Esses episódios foram comparados a ataques secundários, mas ainda não demonstraram provocar quaisquer mudanças em um eletroencefalograma (EEG).

Problemas de equilíbrio

Problemas para manter o equilíbrio em geral são temporários, a não ser que o ouvido interno tenha sofrido um traumatismo significativo.

Andar desajeitado ou oscilante

O andar desajeitado ou oscilante pode, naturalmente, ser consequência de problemas de equilíbrio. Após um traumatismo craniano evite subir escadas, tome muito cuidado com os batentes das portas e não manipule porcelana cara.

Erros na percepção de profundidade

A incapacidade para perceber distâncias com precisão pode resultar em uma perda parcial da percepção do ambiente ao seu redor. Você pode ficar surpreso ao descobrir que bateu a cabeça em uma porta ou em uma passagem conhecidas quando tinha certeza de que não estava perto delas.

Mudanças na caligrafia

As mudanças na caligrafia podem ser tão visíveis após um traumatismo craniano que talvez você precise pedir ao banco para verificar a sua nova assinatura. Entretanto, você pode conseguir manter a sua letra concentrando-se e escrevendo devagar. Algumas vezes esse sintoma melhora.

Mudanças na percepção das cores

As mudanças na percepção das cores podem ser sutis, como não ser capaz de perceber a diferença entre azul-marinho e preto. Isso não é o mesmo que o daltonismo (a incapacidade para reconhecer determinadas cores desde o nascimento).

Mudanças no paladar ou no olfato

As mudanças no paladar ou no olfato são irritantes e podem ser perigosas caso você perca a capacidade de sentir cheiro de fumaça. Com frequência esse problema não é diagnosticado porque os médicos rotineiramente não perguntam sobre isso nem fazem exames.

Perda do apetite

A perda do apetite pode ser provocada pela depressão como um resultado do traumatismo craniano. Se você perceber que perdeu o apetite, pode precisar de um estímulo consciente para comer.

Aumento do apetite

O aumento do apetite é um problema comum um pouco mais difícil de ser controlado do que a perda do apetite. Saber que esse pode ser um sintoma da Síndrome Pós-Concussão deve encorajá-lo a buscar a orientação de um nutricionista ou do seu médico.

Desejo por alimentos calóricos e pouco nutritivos

O desejo por alimentos calóricos e pouco nutritivos em geral concentra-se em doces ou até mesmo em combinações bizarras de alimentos como aqueles algumas vezes desejados pelas mulheres grávidas. As pessoas com Síndrome Pós-Concussão muitas vezes anseiam por chocolates e ingerem enormes quantidades deles, mesmo que os detestassem antes do traumatismo craniano.

Ganho ou perda de peso

O ganho ou perda de peso podem resultar da própria concussão ou dos medicamentos utilizados para diminuir a ansiedade ou a depressão associada à Síndrome Pós-Concussão. Algumas pessoas comem demais quando estão ansiosas; outras comem menos quando estão deprimidas.

Distúrbios do sono

Os distúrbios do sono incluem dificuldade para adormecer, continuar dormindo, ou acordar muito cedo pela manhã. Quer sejam causados pela depressão, pela ansiedade ou pelas mudanças físicas ocorridas após um traumatismo craniano, esses problemas podem ser tratados conforme descrito no Capítulo 9.

Pesadelos

Após um traumatismo craniano podem ocorrer pesadelos, especialmente se a pessoa também sofre de estresse pós-traumático. Esse é um problema emocional causado pela experiência assustadora de um acidente. Entretanto, os pesadelos também podem fazer parte da Síndrome Pós-Concussão. Em geral os pesadelos são sobre acidentes ou alguma tragédia iminente. Eles podem ser tratados com terapia. Os pesadelos são discutidos no Capítulo 9.

Flashbacks *diurnos*

Como os pesadelos, os *flashbacks* diurnos são reações emocionais a um acidente e com frequência desencadeados diante da violência na televisão ou ao se testemunhar um outro acidente. Ouvir o ranger de pneus pode ser o suficiente para criar a recordação do seu acidente.

Dizem que se estivemos inconscientes, não é possível ter um *flashback* de alguma coisa que não lembramos. Na realidade, pode haver uma memória residual, embora esteja reprimida na memória consciente.

Fadiga crônica

A fadiga crônica após um traumatismo é o resultado do dano ao cérebro, de padrões insatisfatórios de sono e da energia mental extra necessária para tentar atuar normalmente. Há mais energia pela manhã e alguns dias são melhores do que outros. Você deve descobrir o mais rapidamente possível o período em que tem mais energia mental para saber quando lidar com coisas importantes.

Irritabilidade

A irritabilidade pode interferir muito nas relações familiares e no trabalho. As reações de raiva não são incomuns e, em alguns casos, têm como resultado a perda de um emprego e a destruição de um casamento. Como as reações de raiva podem ser uma forma de ataque, um neurologista deve ser consultado.

Dificuldade para se concentrar

A dificuldade para se concentrar, um dos sintomas mais comuns da Síndrome Pós-Concussão, são causadas pela concentração prejudicada. Você pode perceber esse sintoma enquanto está assistindo à televisão ou especialmente quando está tentando ler um livro ou um jornal. Muitos pacientes pós-concussão desistem temporariamente da leitura. Aqueles que foram capazes de continuar trabalhando descobriram que precisam reler as coisas para captar o seu significado.

Você pode achar difícil fazer duas coisas simples ao mesmo tempo, como preparar o café da manhã enquanto alguém fala com você. Pode ser necessário muito esforço para se concentrar em fritar um ovo. Esse problema também pode levá-lo a cometer erros de matemática quando estiver verificando o seu saldo no talão de cheques.

Problemas de memória de curto prazo
Os problemas de memória de curto prazo podem ser uma parte significativa da Síndrome Pós-Concussão. Você pode sair da sala para pegar alguma coisa e esquecer o que queria. Você pode esquecer compromissos, datas de aniversário ou números de telefone. Você pode perder objetos e dinheiro ou ficar trancado fora de casa ou do carro. Você pode esquecer o que disse aos outros e o que os outros lhe disseram.

Problemas de verbalização
A dificuldade para encontrar palavras e expressar pensamentos (afasia) pode ser irritante e constrangedora. Após um traumatismo craniano, você pode ter dificuldade para lembrar o nome de alguém ou para encontrar uma palavra que deseja usar na conversa; algumas vezes pode dizer a palavra errada apesar de conhecê-la. Você poderia citar incorretamente o que está lendo ou ter problemas para ler em voz alta. Você pode começar a gaguejar pela primeira vez ou, se a disfemia foi um problema há alguns anos, ela pode aparecer novamente.

Dificuldade para seguir uma sequência de instruções
Não ser capaz de seguir instruções pode ser muito frustrante. Na cozinha, você pode ter problemas para seguir uma receita. No trabalho, pode ter problemas semelhantes para seguir instruções técnicas. No carro, você pode não ser capaz de seguir um mapa tão facilmente quanto seguia antes do acidente.

Dificuldade para executar múltiplas tarefas
Ser incapaz de fazer mais do que uma coisa ao mesmo tempo pode tornar o seu trabalho mais difícil. Fazer mais do que uma coisa ao mesmo tempo pode criar tanta perturbação que a sua eficiência diminui consideravelmente. A dificuldade para se concentrar e bloquear distrações externas exige muita energia e você pode cansar-se mais rapidamente do que antes do traumatismo craniano.

Dificuldade para compreender uma conversa
A dificuldade para compreender uma conversa está relacionada à dificuldade de concentração. Isso pode ser particularmente perturbador quando você está em uma festa onde ocorre mais do que uma conversa ao mesmo tempo. Se o volume das vozes for muito alto, ele pode anular a sua habilidade para compreender o que está sendo dito.

Ansiedade
Você pode sentir ansiedade ou medo em um automóvel mesmo que o traumatismo craniano não tenha sido provocado por um acidente de carro. O seu cérebro pode parecer estar mais consciente da possibilidade de outra concussão. Essa

apreensão de um risco potencial algumas vezes atinge um nível de paranoia, um medo incomum da vulnerabilidade e uma sensação de que os outros estão lá fora para machucá-lo. Talvez você não confie em ninguém que está dirigindo e pode perder a confiança na própria capacidade.

Alucinações

As alucinações que ocorrem após uma concussão muitas vezes são tão constrangedoras que as pessoas não as mencionam a não ser que sejam especificamente questionadas. Em geral as alucinações não são nada além do que ouvir o seu nome sendo chamado quando não há ninguém por perto ou o telefone tocar e não haver ninguém na linha. Não é incomum ver "moscas" em sua visão periférica ou até mesmo coisas se movendo nas sombras. Se isso estiver acontecendo, fale com o seu médico e relaxe, porque isso não significa que você está ficando louco.

Depressão

A depressão que faz parte da Síndrome Pós-Concussão tem duas causas principais. A primeira é o dano físico nas áreas do cérebro que lidam com as emoções. A segunda é uma reação emocional às perdas intelectuais: você pode sentir que perdeu parte de si mesmo e talvez entre em um luto parcial. Um distúrbio maníaco-depressivo preexistente pode surgir novamente ou agravar-se por um traumatismo craniano.

Mudanças menstruais

As mudanças no ciclo menstrual podem ocorrer em qualquer mulher que tenha passado recentemente por uma experiência emocionalmente perturbadora, como um acidente. Entretanto, os centros do cérebro que regulam os hormônios podem ter sofrido um dano microscópico no acidente. Em geral essas mudanças se corrigem sozinhas.

Perda de ambição

Uma perda de ambição pode resultar da diminuição da energia mental e física. Você pode descobrir que não consegue pensar com tanta eficiência quanto antes e que se sente menos criativo. Alguns pacientes podem envolver-se em atividades que não conseguem mais executar e, em um esforço para proteger o orgulho próprio, desistem de tentar.

Perda de libido

A perda de libido é um problema comum nas pessoas com Síndrome Pós-Concussão. A maioria desses pacientes perde pelo menos 50% do impulso sexual e outros perdem todo o impulso sexual. Determinados medicamentos, incluindo alguns antidepressivos, também podem interferir na resposta sexual. Talvez demore muito para você se sentir como você mesmo novamente e é preciso muita compreensão por parte do seu parceiro sexual para manter o relacionamento.

Perda da autoestima

Uma perda da autoestima pode resultar de qualquer um dos sintomas da Síndrome Pós-Concussão: cada um deles interfere à sua maneira na sua eficiência, atenção e interações com os outros. Isso pode fazê-lo sentir-se menos do que você já foi.

A Síndrome Pós-Concussão pode mudar a sua vida tão completamente que você pode sentir e agir como uma pessoa diferente. Infelizmente, você e as pessoas queridas podem não estar totalmente conscientes do motivo pelo qual você não é mais o mesmo. Sem tratamento adequado, casamentos, amizades e carreiras correm o risco de ser destruídos. Os tratamentos, tanto tradicionais quanto alternativos, para cada um desses sintomas são discutidos no Capítulo 9.

Arnold Sadwin, M.D.

5 – Síndrome da Dor Regional Complexa ou Distrofia Simpático--Reflexa

Mais de 6 milhões de pessoas nos Estados Unidos sofrem de uma condição dolorosa chamada Síndrome da Dor Regional Complexa (SDRC), também conhecida como Distrofia Simpático-Reflexa (DSR). Essa síndrome pode tornar-se uma doença devastadora e incapacitante. Com frequência é feito um diagnóstico errado ou ele é aplicado incorretamente a outras condições. É muito importante que seja feito um diagnóstico preciso o mais precocemente possível e que a síndrome seja adequadamente tratada. Infelizmente, na maioria das vezes a SDRC é diagnosticada em um estágio avançado, tornando o tratamento muito difícil em virtude do dano significativo a ossos, vasos sanguíneos e pele.

Essa condição foi inicialmente descrita em 1864 por cirurgiões que atuaram na Guerra Civil norte-americana: Mitchell, Morehouse e Kane; eles observaram uma série de mudanças típicas nas mãos e nos pés dos soldados feridos. Os soldados afetados enchiam as botas com água e envolviam os membros feridos em trapos para eliminar a dor "que queimava como fogo". A síndrome foi originalmente chamada de *causalgia* (em grego, *causos* significa "calor" e *algos* significa "dor") e as pessoas com SDRC em geral descrevem um tipo de dor "com queimação". Essa dor pode aumentar bastante por conta de sensações que normalmente não são dolorosas, como uma leve pressão dos lençóis ou das roupas ou mesmo do ar tocando a pele.

Durante muitos anos, os médicos ignoraram esse fenômeno ou insistiram em afirmar que a dor estava apenas na mente dos pacientes. Os poucos médicos que estudaram essa síndrome deram-lhe muitos nomes diferentes no decorrer dos anos, incluindo causalgia, edema traumático crônico e Síndrome do Ombro e da Mão. Só em 1993 a Classificação Internacional de Doenças (CID) reconheceu a DSR como um distúrbio. No ano seguinte, a Associação Internacional para o Estudo da Dor atribuiu a essa mesma doença o nome de Síndrome da Dor Regional Complexa (SDRC). Simplificando, a SDRC é a persistência da dor após qualquer tipo de dano (ou algumas vezes mesmo sem dano). O nome Síndrome da Dor Regional Complexa reflete a nossa compreensão incompleta desse distúrbio complexo. Em geral, a SDRC está localizada em uma região específica do corpo; entretanto, é sabido que se não for tratada ela se espalha para outras partes do corpo. É um mito perigoso afirmar que ignorar a dor e outros sintomas de algum modo os fará desaparecer. Na verdade, a demora no início do tratamento causará muitos outros danos.

A SDRC é classificada em dois tipos. O tipo I é conhecido como DSR e o tipo II como causalgia. Os sintomas são semelhantes ou até mesmo idênticos na DSR e na causalgia (*ver o gráfico na p. 64*); mas, a causalgia é diagnosticada quando há uma lesão nervosa identificável.

A SDRC afeta três vezes mais as mulheres do que os homens. Ocorre principalmente nos membros, afetando com maior frequência os membros superiores do que os inferiores. Embora geralmente esse distúrbio afete apenas um dos lados do corpo, ocasionalmente ocorre em ambos os lados. Ele também pode ocorrer em outras partes do corpo, como o pescoço, embora isso seja menos comum.

A causa mais comum da SDRC é uma fratura na mão ou na perna; entretanto, também pode resultar de qualquer dano nos nervos ou no tecido mole. Além de fraturas, a aplicação de gesso excessivamente apertado, manipulações vigorosas ou procedimentos cirúrgicos podem provocar a SDRC. Algumas outras causas comuns incluem torções, deslocamentos, pequenos cortes, lacerações, contusões, lesões por esmagamento, amputações ou ferimentos por armas de fogo. Como a Síndrome do Túnel do Carpo, a SDRC pode ser causada por movimentos repetitivos como os que ocorrem durante a digitação ou a operação de máquinas. É importante notar novamente que ela pode acontecer após qualquer traumatismo, grande ou pequeno, ou mesmo sem nenhum traumatismo identificável. Aproximadamente 33% dos casos de SDRC não têm uma causa conhecida.

Critérios diagnósticos para a SDRC tipo I (DSR) e para a SDRC tipo II (causalgia)

SDRC tipo I ou DSR	SDRC tipo II ou causalgia
1) Continuação da dor, com hipersensibilidade a estímulos frios e estímulos não dolorosos evocando uma resposta à dor.	1) Continuação da dor, com hipersensibilidade a estímulos frios e estímulos não dolorosos evocando uma resposta à dor após uma lesão nervosa, mas não necessariamente acompanhando a distribuição nervosa.
2) Evidência de inchaço e mudanças na pele com diminuição no fluxo sanguíneo na área afetada.	2) Evidência de inchaço e mudanças na pele com diminuição do fluxo sanguíneo na área afetada.

3) Ausência de uma condição que normalmente explique os sintomas anteriores.

3) Ausência de uma condição que que normalmente explique os sintomas anteriores.

4) Um evento ou causa estimulante pode estar ou não presente.

4) Todos os três critérios anteriores devem estar presentes para esse diagnóstico.

O típico paciente da SDRC tem um membro significativamente dolorido, azulado, quente e úmido. Com frequência as pessoas descrevem a dor como "queimação" ou "perfurante". A dor e a aparência da pele em geral são piores quando o membro está sem apoio. Se uma pessoa apresenta sintomas como mudanças localizadas na cor da pele e uma resposta de dor excessiva a estímulos frios ou toque leve, provavelmente ela está sofrendo da SDRC. A angústia emocional, a falta de sono e a depressão também podem aumentar a dor, assim como ruídos altos ou determinados movimentos. Em geral a dor também piora à noite.

Estágios da SDRC

Em geral há três estágios da SDRC. É importante observar que os diferentes estágios podem não seguir a mesma ordem cronológica em diferentes indivíduos e a apresentação de sintomas específicos pode variar. No 1º estágio da SDRC, chamado de estágio de disfunção, podem estar presentes inchaço, vermelhidão e dor. Geralmente esse estágio dura aproximadamente de 3 a 6 meses. Se tratada nesse estágio, a SDRC pode ser completamente reversível.

Se não for tratada, a SDRC progredirá para o 2º estágio, conhecido como estágio de distrofia. Uma pessoa nessa fase apresenta pele fria e azulada com sudorese em uma área específica, além de dor intensa. A dor pode tornar-se constante nesse estágio e pode haver sinais indicando uma perda do fluxo sanguíneo normal. As unhas podem ficar quebradiças e os ossos podem começar a mostrar sinais de osteoporose ou degeneração detectáveis por radiografia. Esse 2º estágio dura aproximadamente 6 meses e a SDRC ainda é reversível se for tratada durante esse período.

O 3º e último estágio é a atrofia (adelgaçamento ou enfraquecimento do tecido). Nesse estágio, pode haver uma atrofia significativa do membro, resultante do enfraquecimento muscular e ósseo. Finalmente o membro fica muito dolorido e excessivamente atrófico. As contraturas articulares também podem estar presentes. Nesse último estágio, a dor pode começar a diminuir, contudo isso não significa que a SDRC está melhorando. Na verdade, a diminuição da dor nesse ponto resulta do avançado dano tissular e, na realidade, é um sinal ameaçador. A recuperação é muito difícil se a doença progrediu para esse estágio.

Por que a SDRC ocorre?

A SDRC surgiu como um mecanismo evolucionário protetor que pode mostrar-se, de forma paradoxal, prejudicial em nossa sociedade moderna. No passado distante, antes de existirem médicos e hospitais, se uma pessoa machucava um membro, a primeira resposta do corpo era enviar sangue a essa área para iniciar o processo de cura. Se o ferimento não curasse após 2 ou 3 semanas, a resposta do corpo era bloquear o fornecimento de sangue para o membro, que provavelmente não era mais útil. O membro ficava frio e azulado pela perda do fluxo sanguíneo. A maior parte desse processo, que provoca os sintomas de SDRC, provavelmente é mediada pelo sistema nervoso simpático. Esse sistema de "lutar ou fugir" é responsável pela constrição dos vasos sanguíneos bem como de outras funções corporais. Entretanto, muitos especialistas acreditam que o sistema nervoso simpático pode ser apenas parcialmente responsável pelos sintomas da SDRC ou, em alguns casos, pode não estar envolvido. Como você verá mais tarde, um aspecto importante no tratamento da SDRC é informar o cérebro de que o membro afetado ainda é útil para ele não ativar o sistema simpático e diminuir o fluxo sanguíneo.

Diagnosticando a SDRC

O diagnóstico da SDRC em geral baseia-se em exames físicos, mas existem alguns testes, como o mapeamento dos ossos, que podem ser realizados para confirmar o diagnóstico. A avaliação dos ossos mostrará mudanças semelhantes às da osteoporose, porque os ossos se degeneram pela ausência de fluxo sanguíneo. Contudo, os resultados do mapeamento dos ossos variam muito dependendo do estágio e da progressão da doença; mesmo se o mapeamento não confirmar o diagnóstico, a SDRC ainda pode estar presente. Outros testes, como o da pseudofunção motora e a termografia, também podem ser utilizados. O Teste Sensorial Quantitativo (TSQ) é outro teste útil para o diagnóstico uma vez que pode detectar a SDRC nos estágios iniciais.

O que fazer se você acha que tem a SDRC

Se você acha que tem a SDRC, a coisa mais importante a fazer é consultar imediatamente o seu médico. Se ele acredita que você pode ter a SDRC, deve iniciar o tratamento ou encaminhá-lo a um especialista em dor. Com frequência, o diagnóstico inicial é incorreto e a doença progride porque a pessoa não consulta um especialista em tempo hábil para o tratamento.

Tratamento da SDRC

O tratamento precoce da SDRC é fundamental. As chances de recuperação aumentam bastante com a detecção e o tratamento precoces. Os bloqueios do sistema nervoso simpático são utilizados para o diagnóstico e o tratamento da SDRC. O sistema nervoso simpático é o sistema que controla o fechamento e a abertura dos vasos sanguíneos. Um médico especialista no tratamento da SDRC pode bloquear esse sistema com uma injeção, o que pode aumentar o fluxo sanguíneo para a área. Isso é realizado com a utilização de um anestésico local, como a lidocaína, injetada ao redor dos nervos para abrir os vasos sanguíneos para o membro. As injeções são aplicadas nas costas ou no pescoço, dependendo do membro afetado. Um cateter também pode ser inserido para proporcionar uma infusão contínua desse medicamento. Algumas vezes é necessário destruir os nervos simpáticos por meio de métodos cirúrgicos ou químicos para melhorar o fluxo sanguíneo na área afetada.

Há muitos outros métodos de tratamento que deveriam ser utilizados ao mesmo tempo para obter melhores resultados. O tratamento mais importante e fundamental é certificar-se de que você ainda usa o membro afetado de alguma maneira. Conforme mencionado anteriormente, é muito importante deixar o cérebro saber que o membro ainda é útil. Isso pode ser feito com técnicas simples como massagem, cera parafínica, ultrassom e reabilitação física. O seu médico pode fornecer medicamentos para a dor para você continuar usando o membro ou você pode fazer fisioterapia para aumentar o fluxo sanguíneo. Alguns medicamentos comuns utilizados para tratar a SDRC e ajudar a controlar a dor são analgésicos narcóticos e não narcóticos, anticonvulsivos, vasodilatadores, antidepressivos e antiarrítmicos. Os medicamentos anti-inflamatórios conhecidos como inibidores da COX_{-2} como Vioxx e Celebrex podem ser muito úteis para controlar a doença com menos efeitos colaterais. A dor em queimação da SDRC algumas vezes responde muito bem ao uso de um novo adesivo transdérmico chamado "adesivo Lidoderm". O adesivo usa lidocaína, anestésico local para bloquear as fibras de dor na pele. Para a dor intratável, medicamentos mais fortes como o fentanil podem ser administrados como adesivo transdérmico (adesivo Duragesic) ou oralmente (Actiq). Se houver espasmo muscular transdérmico significativo, pode ser usado um relaxante muscular como Baclofen ou a droga Zanaflex.

A implantação de um estimulador da medula espinhal é uma técnica utilizada algumas vezes no controle da SDRC. Pequenos eletrodos são colocados na coluna vertebral por meio de um pequeno procedimento cirúrgico; a estimulação elétrica age para mascarar a sensação de dor e melhorar o fluxo sanguíneo. Com um princípio semelhante, um dispositivo de eletrodo externo pode ser colocado sobre a pele para estimular as fibras musculares e a pele, mascarando a dor. Dois exemplos desses dispositivos são uma unidade TENS (Neuroestimulação Elétrica Transcutânea) e um estimulador muscular sequencial (este é uma versão avançada da unidade TENS com úteis características adicionais). Se a dor não for controlada com esses métodos, um cateter (chamado bomba intratecal) pode ser colocado cirurgicamente na coluna vertebral para liberar medicamentos para dor diretamente no fluido espinhal.

A dor, especialmente na forma de complexas síndromes dolorosas como a SDRC, provoca muitos distúrbios psicológicos. Por essa razão, uma consulta comportamental ou psiquiátrica geralmente é útil para ajudá-lo a lidar mais efetivamente com estresse, transtorno emocional ou problemas de sono que a dor pode causar.

É muito importante ter expectativas realistas com relação ao processo de tratamento. A duração comum do tratamento é de 6 meses a 1 ano, mas pode levar de 2 a 3 anos ou mais se a doença só for diagnosticada nos estágios avançados. Seja paciente e continue empenhando-se durante todo o tratamento.

Um dos programas que achamos muito útil no tratamento da SDRC é o nosso programa mente/corpo. Nesse programa, combinamos diversas terapias alternativas com os tratamentos tradicionais para o controle da SDRC. Usamos diversas técnicas, incluindo *biofeedback*, acupuntura, hipnose, massagem, aromaterapia, meditação, reflexologia e ioga, para adquirir mais controle sobre a dor da SDRC.

Conforme enfatizado anteriormente, se a SDRC continuar sem tratamento, é possível haver o desenvolvimento de uma dor progressiva e até mesmo a perda de membros. Eis um exemplo de uma paciente que tratamos com sucesso, para enfatizar que a SDRC pode ser bem controlada se diagnosticada e tratada precocemente. A nossa paciente é uma jovem com mais de 20 anos que fraturou um pequeno osso no pé. Ela ficou engessada durante algumas semanas e quando retirou o gesso notou que o pé estava azulado, frio e dolorido. Ela consultou o seu médico e ele disse que na verdade ela não tinha nenhum problema significativo e que devia esperar e observar a melhora. Sabiamente, ela buscou uma segunda opinião e então foi encaminhada para nós no Einstein Pain Center para o tratamento. Nós diagnosticamos a SDRC e começamos o tratamento imediatamente. Ela foi submetida a um bloqueio simpático, bem como a uma infusão de anestésico local para bloquear os nervos simpáticos e periféricos no pé. No decorrer de 3 a 6 meses, a sua condição melhorou significativamente.

A Síndrome da Dor Regional Complexa (SDRC) pode ser uma condição dolorosa e devastadora que pode levar à perda do membro afetado se não for diagnosticada precocemente e tratada de forma adequada. É fundamental consultar um especialista em SDRC e começar logo um tratamento de múltiplas modalidades. Com a intervenção precoce, as chances de recuperação são boas.

Sanjay Gupta, M.D.

6 — Mente/corpo, corpo/mente, mente/cérebro e Transtorno do Estresse Pós-Traumático

"O que veio primeiro – o ovo ou a galinha?" Desde o acidente, Sharon está em um estado de ansiedade. Antes do acidente, ela se sentia no controle da sua vida. Aos 35 anos de idade, cuidava dos três filhos e trabalhava meio período como corretora de imóveis. Ela e o marido haviam comprado recentemente a casa dos seus sonhos. Estava perto de atingir o seu objetivo de voltar à escola. Agora ela se sente arrasada pela dor no pescoço, nas costas e pernas. Fica imaginando como tudo isso foi acontecer. "O que está causando essa dor?", ela se pergunta. Com certeza o traumatismo na pele, nos músculos e em outros tecidos moles seria a fonte dessa dor excruciante. Mas o acidente ocorrera há alguns meses e o inchaço e as contusões tinham diminuído. Por que ela ainda sente dor? Quando a dor surge no início da manhã ela culpa a sua inatividade durante o sono como causa da dor. Ela tenta exercitar-se vigorosamente para vencer a rigidez matinal. Mas, apesar disso ela está exausta demais para terminar os exercícios. Quando a dor começa mais tarde, atribui ao estresse, especialmente por causa das muitas necessidades dos filhos. Se sente culpada quando pensa: "Se eu não tivesse o estresse de tantas responsabilidades...". Então, ela pensa: "Eu não estou sendo uma boa mãe quando desejo não ter a responsabilidade de cuidar dos meus filhos. Talvez eu mereça ser castigada com essa dor". A vida de Sharon encolheu e só ela focaliza a sua dor. Nos piores dias, perde a calma com os filhos ou com o marido. No final do dia, senta-se sozinha, e chora no escuro. No início de cada novo dia, ela tenta atacar o problema perguntando-se: "O que vem primeiro? A minha dor causa a tristeza e a raiva? A minha tristeza e a minha raiva causam a dor? A minha ansiedade e preocupação desencadeiam a dor? Não posso agir com essa dor, mas se eu não trabalhar não teremos dinheiro suficiente e perderemos a casa. Por que eu? Se soubesse por onde começar, eu poderia...".

A dor pós-traumática pode causar um círculo vicioso do qual achamos que não podemos escapar. A dor é uma experiência humana complexa. Nós dividimos para conquistar. Nós separamos as partes para compreender. Assim, a solução para o problema desconcertante da dor pós-traumática é dissecar a dor em suas partes. A esperança para Sharon e para outros como ela, que estão perdidos no dilema da dor, é olhar as "árvores" para ter o conhecimento essencial da "floresta", necessário para vencer a dor.

A anatomia (estrutura) relacionada à dor está dividida em sistemas periféricos e centrais. O sistema periférico consiste de receptores (nociceptores) na pele, músculos, órgãos internos e outros tecidos que percebem estímulos nocivos ou fisicamente prejudiciais, e "arames" (nervos periféricos) que conectam esses receptores ao "principal cabo de transmissão" (a medula espinhal). A medula espinhal está ligada ao cérebro pelo tronco cerebral. A medula espinhal e o cérebro formam o sistema central (o sistema nervoso central). Entretanto, essa rápida descrição da "conexão" não explica os componentes da experiência da dor. Em outras palavras, como funciona essa estrutura?

Um modelo simples da experiência da dor seria o de que um estímulo nocivo ativa sensores da dor específicos, o que resulta na transmissão unidirecional de um sinal do sensor para um "centro da dor" no cérebro. Por exemplo, com relação à dor pós-traumática, o estímulo poderia ser uma pancada no corpo. Nessa visão da dor, o cérebro funciona simplesmente como um órgão passivo que registra a sensação de dor. A intensidade da dor é proporcional à intensidade do estímulo – quanto maior a pancada, maior a dor. Esse modelo de dor, chamado de *teoria da especificidade* é um legado do filósofo René Descartes que apresentou a sua explicação sobre a dor por volta de 1633. Ironicamente, o homem cuja filosofia era "Penso, logo existo" não acreditava que houvesse qualquer papel para o "pensamento" na experiência da dor. Como os médicos apoiaram essa compreensão insensível da dor por três séculos, não havia reconhecimento algum de um papel ativo da emoção e do pensamento na experiência da dor. Os cientistas consideravam a emoção relacionada à dor apenas uma reação secundária de quem a sofria.

Essa visão limitada da dor começou a mudar em 1965 quando Patrick D. Wall e Ronald Melzack propuseram a *teoria do portão para o controle da dor*. Eles postularam que: 1) os sinais são transmitidos em duas direções – os impulsos nervosos viajam dos receptores para o cérebro e impulsos nervosos reguladores viajam do cérebro na direção oposta; e 2) os mecanismos dos "portões" neurais na medula espinhal abrem e fecham para permitir ou impedir a viagem dos impulsos nervosos. Essa teoria nitidamente enfatiza o papel fundamental do sistema nervoso central. Subsequentemente, Melzack aprimorou a função do cérebro ao formular três componentes da experiência da dor – o *sensorial-discriminativo*, o *cognitivo-avaliativo* e o *emocional-motivacional*. Embora a teoria do portão para o controle da dor não seja compatível com todos os dados científicos coletados a respeito da dor, ela foi muito útil para esclarecer o papel da mente/cérebro na experiência da dor, especialmente quando a dor é crônica. Em poucas palavras, apresentarei os aspectos da interação mente/corpo e da integração mente/cérebro e de como eles se relacionam à experiência e ao controle da dor pós-traumática.

Além desses aspectos gerais da mente/cérebro que podem ser aplicados na compreensão da dor pós-traumática, há um distúrbio mental específico – o

Transtorno do Estresse Pós-Traumático (TEPT) – que se desenvolve depois de um indivíduo ter sido exposto a um evento traumático e que pode complicar a experiência da dor pós-traumática. Enquanto a dor pós-traumática se origina de um traumatismo direto, o TEPT é um distúrbio psicologicamente mediado com componentes biológicos. Em outras palavras, a visão, a audição e a percepção de um evento traumático, junto a respostas emocionais e cognitivas ao traumatismo, podem causar reações biológicas no cérebro. Essas reações biológicas podem persistir e se transformar no TEPT. A intensidade do evento e a predisposição individual desempenham um papel no desenvolvimento desse distúrbio. Assim, o TEPT é uma condição na qual a mente produz mudanças (as psicológicas) no cérebro e essas mudanças (as biológicas) no cérebro afetam a mente. Embora o TEPT e a dor pós-traumática sejam entidades separadas, é bom considerá-las juntas porque quando ambas resultam do mesmo traumatismo podem ter um impacto adverso uma sobre a outra. Portanto, após examinar os aspectos gerais da mente/cérebro/corpo com relação à dor, focalizarei o TEPT como um distúrbio que geralmente pode acompanhar a dor pós-traumática e como um modelo que ilustra os aspectos gerais do papel da mente/cérebro na experiência da dor.

Mente/corpo

"**Não há conquista sem dor.**" Os cirurgiões e enfermeiros da unidade de queimados estavam frustrados e muito preocupados. Juan, de 16 anos de idade, recusava-se a participar da fisioterapia que era fundamental para a sua reabilitação. A equipe tem certeza de que ele está deprimido ou tem algum distúrbio de personalidade. De que outra maneira explicar o seu comportamento que estava anulando todas as operações às quais ele se submetera por causa de queimaduras de segundo e terceiro graus? A parte mais difícil do tratamento fora completada, mas sem a participação ativa de Juan na recuperação, ele ficaria com deformidades na pele e atrofia muscular. Juan nunca mais andaria. Quando eu o visitei para uma consulta psiquiátrica, ele confessou que estava muito envergonhado para se explicar aos outros médicos, especialmente porque eles estavam tentando encorajá-lo com o lema "Não há conquista sem dor". Em sua vizinhança ele tinha a reputação de ser um garoto durão, mas agora tinha de admitir que chorava frequentemente porque não conseguia suportar a dor. Ele decidira que a coisa "corajosa" a ser feita era aceitar a invalidez. Felizmente, Juan era hipnotizável. Assim, conseguiu aprender a auto-hipnose e a utilizá-la para controlar a dor. A equipe considerou um milagre quando Juan começou a andar sem nenhuma dor e com um sorriso orgulhoso. Com a hipnose, Juan conseguiu uma enorme conquista sem nenhuma dor.

O que é esse processo que chamamos de hipnose e que produziu tantos mitos? *Não* é estar sob o feitiço de outra pessoa que lhe diz para cacarejar como uma galinha. *Não* é estar em um estado de sono, contrário ao significado grego da palavra – (*hypnos*, significando "sono" e *osis*, significando "condição"). *Não* é um caminho certo para a verdade. *Não* é nem mesmo poderoso. O que é esse poder da mente? Como a hipnose nos ajuda a controlar a dor?

A atenção é a atividade mental que é o poder da mente. Existem alguns exemplos bem conhecidos de como a atenção, ou o seu oposto – a distração – podem nos fazer esquecer a dor. A "analgesia do campo de batalha", observada durante a Segunda Guerra Mundial, ocorre quando um soldado, apesar de seriamente ferido, não sente nenhuma dor enquanto ainda está no campo de batalha, concentrado no perigo à sua volta. Quando ele é levado em segurança para o hospital, sente dor intensa porque não está mais distraído pelos morteiros e balas que ameaçavam a sua vida. Um exemplo civil desse tipo de "matador da dor" é o do atleta que está contundido, mas continua jogando sem nenhuma sensação de dor porque está concentrado em vencer o jogo. Façanhas de força sobre-humana – como uma mãe que salva a vida do filho erguendo pesados escombros que o estão prendendo – também demonstram esse poder da mente.

O estado hipnótico tem dois elementos: 1) atenção concentrada pela consciência alterada; e 2) sugestibilidade aumentada. A hipnose aumenta a capacidade humana para focar a atenção por meio da consciência alterada. A *dissociação* é um mecanismo da mente que separa funções da mente geralmente integradas. Pensamentos, lembranças, percepções e emoções são separados da percepção consciente ou uns dos outros pelo processo de dissociação. Algumas pessoas podem entrar em transe e não estar conscientes do ambiente. Por exemplo, enquanto estou no computador, posso estar tão concentrado na escrita desse parágrafo que esqueço a passagem do tempo e não ouço alguém me chamando. As pessoas têm um grau maior ou menor dessa capacidade para dissociar e entrar em um estado de consciência alterada. O hipnotizador facilita a entrada da pessoa no transe, isto é, um estado dissociativo. Assim, paradoxalmente, a hipnose alcança um estado de consciência elevado ao limitar a consciência. Portanto, a hipnose nos permite utilizar o poder da atenção de maneira bastante aumentada, excluindo todos os outros estímulos. No estado hipnótico, somos muito sugestionáveis. Durante o transe, a percepção da dor pode ser bloqueada. Além disso, as pessoas muito hipnotizáveis experienciam a amnésia pós-transe; isto é, elas não lembram de terem sido hipnotizadas e são influenciadas pela sugestão pós-hipnótica. Por exemplo, quando essas pessoas estão em um estado hipnótico e lhes dizem que não sentirão nenhuma dor depois de saírem do transe, elas não sentem nenhuma dor mesmo quando não estão mais no estado hipnótico. Portanto, a hipnose pode ser usada como uma ferramenta para controlar a dor tanto no estado de transe quanto no estado pós-hipnótico. Infelizmente, embora o fenômeno da hipnose tenha sido utilizado na área da medicina desde o século XVIII, ainda é pouco utilizado para o controle da dor, especialmente em procedimentos dentários e cirúrgicos, a não ser pelo método Lamaze no parto. Essa pouca utilização baseia-se amplamente na percepção da hipnose como uma espécie de truque de mágica sem mérito científico. Todavia, existem dados sobre a biologia da hipnose. Por exemplo, as tomografias por emissão de pósitrons (PETs), uma técnica de imagens que mostra a atividade do fluxo sanguíneo, do cérebro humano durante estímulos de dor demonstram atividade em uma área chamada córtex anterior cingulado. Essa área do cérebro também é fundamental para a função da atenção. Curiosamente, em outro estudo, quando uma pessoa recebe a sugestão hipnótica para diminuir o desconforto de um estímulo de dor nocivo, a atividade no córtex anterior cingulado diminui.

De que outra forma poderíamos usar esse poder da nossa mente? O senso comum, como a letra da canção de Johnny Mercer, nos diz que "Você precisa a-cen-tu-ar o positivo / e-li-mi-nar o negativo / e se agarrar no afirmativo...". Embora devêssemos usar o poder da mente para pensar positivamente, infelizmente nós, seres humanos, somos campeões na focalização do negativo. Queixas, reclamações e críticas são abundantes. É fácil ser um zagueiro na segunda-feira de manhã. Nós tendemos a registrar melhor as ofensas, lembrar dos momentos ruins e enfatizar as observações perturbadoras. Talvez, do ponto de vista da autoproteção individual, esse seja um comportamento adaptativo. Talvez o ato de acentuar o negativo esteja "conectado" em nosso cérebro porque nos ofereceu uma vantagem na luta evolucionária pela sobrevivência. Por exemplo, talvez os membros mais jovens da tribo tenham aprendido sobre os perigos da savana porque Og repetidamente contava a sua "história de guerra" para os seus companheiros homens da caverna, sentados em volta da fogueira, falando da caça terrível, trágica, quando um tigre-dentes-de--sabre devorou Lug.

O negativo é automático; nós precisamos nos esforçar na direção do positivo. As corporações, os centros de saúde e as organizações de assistência nos sobrecarregam com "pesquisas de satisfação". As queixas sempre virão sem serem convidadas; o elogio precisa ser cultivado. A minha reclamação não solicitada é que eu estou farto de me pedirem para preencher tantas pesquisas de satisfação! Entretanto, o próspero negócio de pesquisas de J. D. Power é um sinal que esses questionários são concluídos e de que há uma necessidade de avaliação dos aspectos positiva e negativa. *O poder do pensamento positivo*, de Norman Vincent Peale, o avô dos livros de autoajuda, foi um *best-seller* internacional porque a sua mensagem inspiradora ajudou a preencher o vazio do pensamento positivo insuficiente. Igualmente, os atuais livros de autoajuda e orientação como esse preenchem a necessidade que temos de sermos ensinados ou lembrados e instruídos a respeito do pensamento positivo. Portanto, deveríamos usar o poder da nossa mente – a atenção – para escolher os pensamentos positivos. A mente pode concentrar-se conscientemente em apenas um pensamento de cada vez. Por um lado, ao dizermos a nós mesmos para não pensar negativamente, estamos nos concentrando no negativo. Por outro lado, se treinarmos a nossa mente em um pensamento positivo, essa ação bloqueia os pensamentos negativos. Os pensamentos positivos podem ser estruturados na forma de uma afirmação – por exemplo, "Eu estou no controle". Como a hipnose é atenção e sugestão focalizadas, uma afirmação é reforçada quando declarada ou ouvida em transe hipnótico. Assim, a hipnose pode ajudar o pensamento positivo.

Como o parecer especialista a respeito de tantas coisas, há pelo menos duas escolas de opiniões opostas com relação à capacidade de ser hipnotizado. A opinião de Milton Erickson, de que qualquer pessoa pode ser hipnotizada, está em desacordo com a posição de Herbert Spiegel, de que nem todas as pessoas podem ser hipnotizadas. De acordo com Spiegel, a "hipnotizabilidade", isto é, a habilidade para ser hipnotizado, é inata. Algumas pessoas não têm essa capacidade. Aquelas que têm a capacidade a possuem em diversos graus. Em um dos extremos estão as pessoas com baixa hipnotizabilidade e no outro aquelas com hipnotizabilidade elevada.

Fui treinado pelo dr. Spiegel e os dados em minha prática clínica com relação à hipnotizabilidade apoiam a sua opinião. Essas podem ser notícias decepcionantes para você, especialmente se, como leu neste livro, estiver pensando que, como Juan, poderia ser milagrosamente "curado". Não desista da esperança. Primeiro, você pode ser altamente hipnotizável (ver o teste do girar dos olhos do dr. Herbert Spiegel, *Figura 6.1 na p. 85*). Segundo, a motivação é um aspecto importante para a utilização da hipnose. Vi pessoas lutando para não entrar em transe apesar de terem a capacidade inata para ser hipnotizadas. Mas também vi pessoas tão motivadas que, ao praticar a auto-hipnose, obtiveram benefícios, mesmo tendo uma hipnotizabilidade baixa. Terceiro, existem outros métodos que podemos usar para focalizar a sua atenção no controle da dor pós-traumática. Esses métodos são o relaxamento, o *biofeedback* e as imagens mentais.

"Relaxe" geralmente é um conselho frustrante para o paciente de dor pós-traumática. A pessoa que sente dor responde: "Se eu pudesse relaxar tão facilmente, já teria feito isso". Ou "Essa dor _____ não me deixa relaxar" (você preenche o espaço em branco). Depois de saber que a mente influencia o corpo, relaxar é na verdade uma ideia excelente. Mas uma pessoa, especialmente se está com dor, não consegue "relaxar". Ela precisa aprender uma técnica de relaxamento, praticá-la e tornar-se habilidosa na sua execução.

Teste do girar dos olhos do dr. Herbert Spiegel

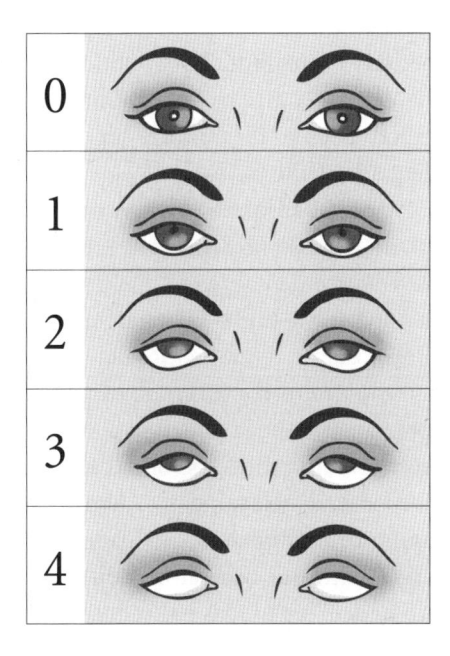

Figura 6.1

0 = não hipnotizável
1 = baixa hipnotizabilidade
2-3 = hipnotizabilidade média
4 = hipnotizabilidade elevada

1   Peça a alguém para observar os seus olhos enquanto você
2   executa os passos abaixo. Ele deve classificar numa escala de 0 a 4 o quanto da
3   parte branca dos seus olhos aparece durante o passo 3, comparando
4   os seus olhos aos do quadro à esquerda.

Passo 1. *Mantendo a cabeça imóvel.* Mantenha a cabeça ereta e olhe para frente.
Passo 2. *Olhar para cima.* Enquanto mantém a cabeça nessa posição, olhe para cima, na direção do topo da cabeça.
Passo 3. *Girar dos olhos.* Enquanto continua olhando para cima, lentamente feche os olhos.
Passo 4. *Retornar ao foco habitual.* Abra os olhos e deixe que eles retornem ao foco.

Este é um método rápido de classificação desenvolvido e estudado por Herbert Spiegel para testar a hipnotizabilidade; 73,9% das pessoas classificadas como hipnotizáveis nesse teste do girar dos olhos são capazes de entrar em estado hipnótico quando submetidas a uma indução hipnótica total. Se você tem um bom girar dos olhos e gostaria de usar a hipnose para controlar a dor e/ou relaxar, por favor, informe o seu médico. Você só deve usar a hipnose sob a orientação de um profissional da saúde adequadamente treinado.

A partir de 1968, Herbert Benson, M.D., um cardiologista preocupado com a hipertensão e os efeitos do estresse no sistema cardiovascular, estudou os efeitos fisiológicos da Meditação Transcendental (MT). Ele e seus colegas descobriram que a meditação induz a uma capacidade humana inata que combate o estresse. Ele chamou essa capacidade de resposta de relaxamento. Diferente da resposta de estresse, a resposta de relaxamento diminui o consumo de oxigênio, o ritmo respiratório, a frequência cardíaca e a pressão sanguínea. Quando a atividade elétrica do cérebro é avaliada por um eletroencefalograma (EEG), as ondas alfa aumentam de frequência e de intensidade durante a resposta de relaxamento. Além disso, diminuem os níveis de lactato, uma substância química resultante da atividade muscular. Estudos laboratoriais demonstraram repetidamente que o lactato produz ataques de pânico. Portanto, as técnicas de relaxamento podem ser usadas para controlar ataques de pânico.

Fascinado com os resultados das suas experiências, Benson estudou em seguida as orações e a meditação, como são praticadas por diferentes religiões. Desses métodos de oração e meditação, ele extraiu quatro elementos universais: 1) ambiente tranquilo; 2) um artifício mental (concentrar-se em um som, uma palavra ou frase ou olhar fixamente para um objeto); 3) uma atitude passiva; 4) uma posição confortável, que se combinam para produzir a resposta de relaxamento. Assim, esse trabalho científico reafirmou aquilo em que se acreditou durante milhares de anos na religião, isto é, que a oração e a meditação produzem paz e harmonia na mente e no corpo.

O *biofeedback* é um método de treinamento para alcançar a resposta de relaxamento por meio de um aparelho que mede seus determinados parâmetros biológicos – ondas cerebrais, pressão sanguínea, frequência cardíaca, tensão muscular e temperatura da pele – da resposta de relaxamento. O paciente, ligado a um aparelho de medição, aprende a controlar essas funções, em geral involuntárias, relaxando, enquanto a máquina o informa – isto é, fornece informações sobre esses parâmetros – de que ele está conseguindo o controlá-los.

Criar imagens mentais é focalizar imagens na mente. Desse modo, podemos pensar em imagens agradáveis, como estar em um lugar tranquilo. Os atletas utilizam as imagens mentais em seu treinamento para melhorar o desempenho. Por exemplo, quando os corredores visualizam-se em movimento, os músculos são realmente ativados conforme medido por um aparelho chamado eletromiógrafo. Assim, eles desenvolvem uma "memória muscular" para a ação de correr. Um estudo de laboratório que utilizou o teste de pressão por frio (o membro da pessoa é colocado em água muito fria) demonstrou que o treinamento de imagens mentais aumentou o limiar da dor. As imagens mentais também podem ser combinadas com técnicas de relaxamento ou hipnose.

Há um risco ao colocarmos todas as nossas expectativas para o domínio da dor no poder da mente e no ponto de vista "mente acima do corpo". Quando uma pessoa não se beneficia o suficiente com esses métodos mentais – hipnose, pensamento positivo, relaxamento, *biofeedback* e imagens mentais – ela pode culpar a si mesma. "Se eu tivesse executado o método corretamente teria funcionado. Teria aliviado a minha dor" é um refrão comum, mas não necessariamente correto. O fato de que esse é um pensamento negativo "mostrando a sua cara feia" não é ignorado pelo paciente, que continua: "Lá vou eu de novo, insistindo no negativo. Eu sou tão autodestrutivo.". Essa acusação pode não ser justificada. Primeiro, nenhum método é 100% eficaz em 100% do tempo. Portanto, o método pode ter falhado com você; talvez você não tenha falhado ao usar o método. Segundo, como expliquei neste capítulo, a dor, principalmente a dor crônica pós-traumática, é um fenômeno muito complexo com múltiplos componentes. Portanto, o método da mente acima do corpo é apenas uma ferramenta de uma abordagem de múltiplas modalidades para lidar com a dor pós-traumática. Terceiro, o pensamento negativo e a dor são fenômenos poderosos que não conseguimos simplesmente eliminar. A persistência e os esforços apoiados por profissionais da saúde, familiares e amigos – e para muitos pacientes, por grupos de autoajuda – são fundamentais para controlar a dor.

Corpo/mente

"**Eu nunca mais serei a mesma pessoa.**" Foi um terrível acidente industrial. A mão de Ann foi esmagada. Embora os cirurgiões tentassem salvá-la, foi necessária uma amputação. Não era apenas a dor fantasma (a sensação de que a mão dolorida ainda estava presente) que a estava preocupando. Ela não conseguia aceitar a perda da mão. Sentia-se diferente. Sentia-se uma monstruosidade. Diversos familiares e amigos bem-intencionados tentaram animá-la e ajudá-la a superar esse problema. Mesmo assim, sua tristeza aumentava cada vez que ouvia um chavão como "é apenas a sua mão esquerda e você é destra"; "poderia ter sido pior"; "você não devia sentir nenhuma dor; a sua mão não está aí"; "pense nisso, há pessoas sem as duas pernas"; "você deveria estar feliz porque ainda tem a mão direita e pode trabalhar". Enquanto os dias passavam, sua tristeza piorava e ela chorava todos os dias, perdeu o apetite, desenvolveu insônia, perdeu o interesse pelos seus *hobbies*, afastou-se das pessoas, era incapaz de se concentrar e começou a planejar o suicídio. Ela se sentia inútil sem a mão e culpada por não ser "suficientemente forte" para suportar a dor física.

Ann é um exemplo de uma pessoa que desenvolve um distúrbio psiquiátrico após sofrer uma lesão traumática. A nossa mente reage àquilo que ocorre em nosso corpo. Pensamos, sentimos e nos comportamos em resposta à experiência da dor. Entretanto, não há ligação biológica direta entre a dor física de Ann e a reação do seu cérebro no desenvolvimento do distúrbio psiquiátrico. Como seres humanos, reagimos psicologicamente à dor e à perda. Não choramos apenas por uma pessoa querida que morreu mas também sentimos tristeza por pessoas estranhas quando ficamos sabendo de que elas morreram. Como uma nação, nós, norte-americanos, sofremos por aqueles que morreram nos ataques terroristas de 11 de setembro de 2001. Lamentamos o doloroso sofrimento dos outros. Portanto, a ligação é psicossocial e não biológica. Embora a perda de Ann não seja a morte de outra pessoa, mas a perda de parte do seu corpo, sua tristeza está psicologicamente ligada a sua perda. Igualmente, outros sobreviventes de traumatismos podem reagir emocionalmente à perda causada pela dor crônica pós-traumática – como a perda de atividade e da qualidade de vida. Quando distúrbios psiquiátricos são desencadeados dessa maneira, nós os chamamos de "reativos" ou "secundários".

Algumas pessoas talvez não tenham ficado surpresas com o fato de Ann ter ficado deprimida após essa terrível perda. Entretanto, elas poderiam considerá-lo uma reação normal a um traumatismo terrível e, dessa forma, não compreender que ela estava com uma depressão clínica que requer tratamento. Vivenciar um fator de estresse como uma dor pós-traumática pode, por um lado, gerar uma ansiedade e uma tristeza consideradas normais; por outro lado, pode criar ansiedade e distúrbios depressivos. É importante reconhecer e buscar tratamento para esses distúrbios porque eles intensificam a dor e estão associados aos riscos de 1) abuso de álcool e drogas, e 2) suicídio.

De modo diferente dos distúrbios "reativos" ou "secundários", há fenômenos que ocorrem no corpo e que têm uma influência biológica direta em nossos pensamentos, emoções e bem-estar. Nós realmente podemos "fortalecer" o cérebro – ter um impacto biológico em nossos humores e experiência da dor – pela atividade do corpo. Em comparação com a atividade mental da hipnose e da meditação, o relaxamento neuromuscular é uma técnica que focaliza o corpo. As experiências de E. Gellhorn demonstraram que o *feedback* dos músculos esqueléticos afetam o hipotálamo, uma parte do cérebro fundamental para controlar a resposta de estresse e de relaxamento. Assim, quando um paciente progressivamente tensiona (contrai) e relaxa determinados músculos, sob a orientação de um terapeuta, ocorre uma resposta de relaxamento e a ansiedade do paciente diminui. Igualmente, o exercício vigoroso tem impacto na química do cérebro. O exercício estimula a produção de endorfinas – os analgésicos naturais do cérebro. O exercício regular é um componente essencial para a recuperação da dor pós-traumática. A atividade física tem um efeito saudável na mente que, por sua vez, cura o corpo. Assim, essa interação restaura uma "mente saudável em um corpo saudável".

Existem ditos populares a respeito da emoção e que estão metaforicamente relacionados ao "aparelho digestivo", isto é, o estômago e os intestinos – ansiedade ("Eu estou sentindo frio no estômago"), mágoa ("Aquela observação me atingiu direto no estômago") e medo ("Eu estava borrando as calças"). Por que usamos metáforas do sistema digestivo para expressar as nossas emoções? É uma conexão corpo/mente? É um outro exemplo de como os mecanismos biológicos em nosso corpo afetam as emoções da nossa mente? Há um mecanismo de *feedback* do "aparelho digestivo" para o cérebro? Em seu livro *The second brain* [O segundo cérebro], Michael Gershon explica que a "intuição" pode estar relacionada com a serotonina (um neurotransmissor) produzida no aparelho digestivo. Essa serotonina entérica é igual à serotonina secretada no cérebro e está envolvida em muitos mecanismos psicobiológicos, inclusive aqueles da ansiedade, depressão e dor. Portanto, pelo fato de a serotonina ser produzida no aparelho digestivo, o intestino pode ter uma influência direta em nossas emoções, nosso comportamento e nossa experiência da dor. Embora medicamentos que poderiam agir especificamente no sistema da serotonina no aparelho digestivo estejam sendo pesquisados, é muito cedo para saber se uma outra maneira para controlar a dor poderia ser pelo estômago.

Uma série de substâncias químicas – incluindo bradicinina, leucotrienos, fator do crescimento dos nervos, prostaglandinas, serotonina e substância P – torna-se ativa em resposta ao traumatismo físico e é parte do processo de inflamação imediato. Embora essas substâncias químicas formem uma "equipe" de resposta rápida que protege o nosso corpo, também intensificam a percepção da dor. Essa poderia ser uma outra maneira de o corpo afetar a mente/cérebro. O traumatismo grave poderia iniciar um *imprint* ou "memória" de dor no sistema nervoso central, que sob determinadas condições persiste após a diminuição da dor aguda e da inflamação. O alívio rápido e total da dor é fundamental para lidar com a dor aguda. Presume-se que ao aliviar a intensidade e a duração da dor, a probabilidade da formação de um *imprint* é menor. Os medicamentos são intervenções primordiais no tratamento da dor aguda. As drogas anti-inflamatórias não esteroides (Aines, sigla em inglês) – por exemplo, aspirina e ibuprofeno – interferem na produção da prostaglandina. Os opioides – por exemplo, codeína, morfina e oxicodona – reduzem a liberação de neurotransmissores (substâncias químicas dos nervos) ou a sensibilidade nervosa.

Mente/cérebro

"**Quando chove, eu sinto dor.**" Margaret, uma viúva de 63 anos de idade, conta com facilidade a história daquele dia fatídico. Enquanto dirigia o carro, estava fazendo uma curva, como já fizera diversas vezes antes. Dessa vez, o carro derrapou nas folhas molhadas do outono espalhadas na estrada. Ela se lembra do policial cobrindo sua cabeça e seus ombros com um cobertor para protegê-la da chuva. Embora o carro tenha caído em um barranco, ela se sentiu com sorte por não ter nenhum ferimento na cabeça nem ossos quebrados. O seu único sofrimento era "essa maldita dor irritante no pescoço e nas costas" que estava arruinando a sua vida. Em alguns dias mal era perceptível; em outros, tornava-se terrivelmente intensa. Era tudo muito desconcertante, até que uma amiga perguntou: "Você já reparou se a sua dor só aparece nos dias chuvosos?". E Margaret respondeu: "Eu nunca reparei nisso. Mas você está certa. Quando chove, eu sinto dor.". Após o comentário da amiga, Margaret também admitiu que não saía mais de casa porque a dor ficava mais intensa quando saía. Ela começou a ficar em casa apenas nos dias chuvosos. Por fim, nunca mais saiu de casa.

Apesar de Margaret ter descrito os seus dolorosos dias chuvosos como "dias ruins pra cachorro", ela não sabia que as experiências de Pavlov com cães explicavam a conexão entre a sua dor e a chuva. A resposta natural de um cão é salivar quando lhe oferecem comida. Esse famoso fisiologista descobriu que ao tocar uma campainha quando oferecia alimento a um cão, o cão "aprendia" a salivar com o mero toque da campainha. O condicionamento ou aprendizagem clássica consiste de um estímulo incondicional (por exemplo, a comida ou o acidente de Margaret) ligado a um estímulo condicional (a campainha ou a chuva). Inicialmente, apenas o estímulo incondicional produz uma resposta (a salivação do cão ou a dor de Margaret). Mais tarde, o estímulo condicional sozinho produz essa mesma resposta.

Margaret também não sabia que o seu comportamento de evitação (trancar-se em casa) realmente piorava a dor. Como era possível? O seu bom-senso lhe dizia exatamente o oposto, isto é, a dor diminuía quando ela evitava sair de casa e aumentava quando saía de casa. Mas, nós sabemos pela pesquisa originalmente feita por Edward L. Thorndike sobre aprendizagem por tentativa e erro, e depois pela pesquisa de B. F. Skinner, que o comportamento recompensado é reforçado. Inicialmente, Margaret saía quando chovia e a dor aumentava (estímulo aversivo). Mas, quando ela se isolava dentro de casa (uma resposta ao estímulo aversivo), a dor diminuía (um reforço ou recompensa pelo seu comportamento). Assim, ela aprendeu a fugir da dor (aprendizagem de fuga). Esse é o começo da espiral descendente experienciada pelas pessoas com dor crônica.

A seguir, Margaret previa que se saísse sentiria dor intensa (estímulo aversivo). Ela tinha medo de sentir dor. Assim, evitava sair (resposta antecipada) e não experienciava o estímulo aversivo (aprendizagem de evitação). O fato de a dor não se intensificar é um reforço para ela não sair de casa e também reforça o medo de sentir dor, conduzindo à diminuição constante das atividades. Ao ficar isolada em casa, executa menos atividade física e restringe sua vida social. Ela não se distrai mais ao se envolver em atividades fora de casa com as amigas. Sem suficiente atividade física, a dor piora. Sem envolvimento social, se sente sozinha e triste. Sem distrações, os pensamentos estão totalmente focalizados na sua dor. Enquanto a dor piora, a ansiedade também piora. A atenção à dor, à ansiedade e à depressão agrava a dor. Sua agonia piora. Sua qualidade de vida entra cada vez mais em uma espiral descendente.

Um exemplo mais comum e menos drástico dessa aprendizagem de evitação em pacientes com dor pós-traumática ocorre quando eles não se envolvem na fisioterapia. Apesar de não experienciarem uma piora da dor durante e depois da fisioterapia, sem a fisioterapia o corpo enrijece e a dor torna-se progressivamente pior.

A solução psicoterápica para a dor de Margaret foi muni-la com esse conhecimento sobre o aspecto condicionado da sua dor e fazê-la deliberadamente sair, mesmo nos dias chuvosos. Esse comportamento progressivamente dessensibilizou o seu cérebro, isto é, rompeu a ligação inconsciente entre a dor e a chuva. Portanto, os dias chuvosos não provocavam mais a dor. Além disso, ela usou o condicionamento para mudar seu comportamento, recompensando a si mesma – ir a um local favorito, jantar com uma amiga especial ou comprar um presente para si mesma – sempre que se forçava a sair de casa. Com o esforço deliberado que planejamos juntos, ela conseguiu moldar seu comportamento e controlar a dor em vez de inconsciente e automaticamente reagir aos gatilhos da sua dor.

Você pode estar pensando que isso deu certo com Margaret, que tinha um único gatilho para a dor. Além disso, você também pode estar pensando: "Não importa o que eu faça, sofro com a dor. Se eu saio, sinto dor. Se fico em casa, sinto dor. Se eu sento, sinto dor. Se fico em pé, eu... etc. Não importa o que eu faça, sinto-me completamente impotente. Não tenho controle sobre coisa nenhuma.". Se isso o descreve, então você está preso em um estado de impotência aprendida. Para ajudar a si mesmo, deve considerar o trabalho de Martin Seligman, que desenvolveu o modelo da impotência aprendida baseado em estudos do "choque inevitável" feito com animais. Primeiro, ele e seus colegas colocavam o animal em uma rede que o impedia de escapar de um estímulo aversivo, porém fisicamente inofensivo, que lhe era aplicado. Segundo, colocavam esse animal em uma caixa da qual ele poderia escapar facilmente de um choque ao se dirigir para outro compartimento da caixa. Quando um estímulo aversivo era aplicado, o animal realmente reagia a ele, mas então se tornava muito passivo e não se dirigia para o outro compartimento para escapar do choque. Terceiro, quando colocavam outro animal na caixa, que nunca recebera choques inevitáveis em uma rede, e aplicavam o estímulo aversivo, esse animal se movimentava e escapava do choque. Portanto, eles ensinaram um animal a ser impotente. A dor ensina a quem a experiencia a ser impotente. A impotência é um estado psicológico em que os eventos são percebidos como incontroláveis. Faça o que fizer, não importa. Sua ação não muda nada. Não há saída, ou é isso o que você pensa.

O pensamento faz isso. As pessoas não são realmente impotentes, a não ser que acreditem sê-lo. Se você se acha impotente, não estará motivado e não iniciará nenhuma ação para assumir o controle e mudar a situação. Os indivíduos em um estudo de laboratório que acreditavam estar controlando a duração de um estímulo doloroso sentiam menos dor e suportavam níveis mais elevados de dor em comparação aos indivíduos que acreditavam não ter nenhum controle sobre o período em que o estímulo doloroso era aplicado. A pessoa com dor crônica desenvolve um repertório de comportamentos autodestrutivos que fazem parte da impotência aprendida. É difícil mudar esse pensamento negativo porque a impotência aprendida interfere na aprendizagem. Diante da dor aparentemente incontrolável, a pessoa tem dificuldade para reconhecer que as suas tentativas para melhorar a dor foram bem-sucedidas. A pessoa com dor pós-traumática deveria comportar-se como a mãe que responde "Você experimentou?" ao filho que diz "Eu não gosto desta comida". Em vez de descartar uma ideia (seja lá de quem for) que poderia beneficiá-la, com a desculpa "Isso nunca vai dar certo", a pessoa com dor pós-traumática deveria perguntar-se: "Eu tentei isso?". E, tentar uma metodologia uma vez provavelmente não é suficiente. Em geral, ela deve ser feita repetidamente para ser bem-sucedida. Seligman tirava os seus animais do estado de impotência aprendida, segurando-os e colocando-os no outro compartimento da caixa, longe do choque. Ele realmente precisou pegar os animais porque a impotência aprendida interfere na motivação para iniciar respostas voluntárias e controlar os eventos. Portanto, quando a pessoa com dor se sente impotente, ela deve tentar alguma coisa de qualquer maneira ou permitir que alguém, simbolicamente, a pegue pelo "cangote" e a coloque em um ambiente diferente. Encorajar com firmeza o paciente com impotência aprendida a participar de atividades é um papel importante da família e dos amigos. Além disso, ao participar nas atividades com a pessoa que sente dor, a família e os amigos oferecem apoio e recompensa porque a pessoa não está envolvendo-se no seu comportamento de dor.

Avaliação cognitiva é o processo mental de interpretar o mundo da maneira como ele se apresenta diante de uma pessoa. Nós atribuímos significado ao que acontece à nossa volta e conosco. Portanto, o que acontece está nos "olhos de quem contempla". A dor de uma pessoa é o desafio de outra. Assim, o significado que atribuímos à dor influencia a experiência da dor crônica. Os significados negativos, como o pensamento de Sharon de que a sua dor é uma punição pela sua culpa, podem intensificá-la, enquanto um significado positivo como "a dor me fortalecerá", pode torná-la mais suportável. A maneira como apreciamos as coisas no presente baseia-se nas percepções cognitivas ou crenças que desenvolvemos no passado, principalmente na infância.

Outra atividade mental é a *atribuição* – o processo pelo qual atribuímos um motivo para o nosso comportamento ou o de outra pessoa. As respostas para "Por que eu?" podem ser atribuições. Por exemplo, uma pessoa pode culpar-se por causar o acidente que a feriu. A autoculpabilidade não é necessariamente algo ruim. Assumir a responsabilidade por nossos atos proporciona um senso de controle e pode levar a uma mudança no comportamento, produzindo um resultado melhor. Por exemplo, uma pessoa pensa: "Desta vez, eu cometi um erro. Da próxima vez vou saber como me proteger". Isso é autoculpabilidade comportamental. Uma pessoa que pensa "Eu nunca faço nada direito" está envolvendo-se na autoculpabilidade caracterológica. Isso é muito autodestrutivo. Se você tem essa atitude de ineficiência, ela apenas o coloca à mercê da sua dor e aumenta seu sofrimento. A autoeficiência – a crença em nossa eficiência – é importante para lidar com a dor.

Aquilo que pensamos afeta a maneira como nos sentimos e nos comportamos. Essa ideia é fundamental à teoria cognitiva desenvolvida por Aaron Beck em 1969. Assim, nossas avaliações cognitivas e atribuições influenciam nossas emoções. Você poderia pensar automaticamente: "As pessoas vão rir de mim se eu andar com uma bengala". Você poderia pensar automaticamente: "Se eu me aventurar a sair, serei prejudicado novamente". Esses "pensamentos automáticos" ou "distorções cognitivas" o impedirão de ser ativo. Os pensamentos automáticos são o resultado de suposições subjacentes não adaptadas, isto é, padrões de pensamento. Os "erros cognitivos" resultam dessas suposições. Por exemplo, o erro cognitivo chamado "catastrofização" resulta da suposição de que "o pior sempre acontecerá comigo". Estudos demonstraram que a catastrofização está relacionada à maior intensidade da dor, mais deficiência e/ou pior resultado do tratamento. Além disso, as pessoas com dor têm uma consciência aumentada dos estímulos relacionados à dor (viés atencional). A esperança para pessoas que demonstram erros cognitivos e viés atencional é a terapia cognitiva que pode ser usada para mudar a maneira como pensamos. Pelo processo da terapia cognitiva, uma pessoa pode aprender a reconhecer seus pensamentos automáticos, identificar as suposições subjacentes não adaptadas e corrigir o pensamento que conduziu à ansiedade, depressão e/ou piora da dor e do sofrimento.

Qual é o papel das emoções na experiência da dor? Embora seja discutível se as emoções provocam dor, elas certamente podem agravá-la. A ansiedade, com a sua preocupação e tensão muscular, torna a dor mais intensa. A raiva, reprimida ou liberada, aumenta o estresse em nossos sistemas e intensifica a dor. É curioso notar que o verbo em latim *dolere* significa "sentir dor" e "sofrer". Os antigos romanos aparentemente acreditavam que há uma associação entre a dor física e a dor emocional do luto. Vi muitos pacientes de luto que descrevem a sua angústia em termos corporais. Recentemente, tratei um homem cuja irmã morrera no ataque terrorista ao World Trade Center. Ele lembrou que ao ouvir as notícias, ele gritou e sentiu uma intensa onda de dor física da cabeça aos pés. Parte do controle da dor pós-traumática é trabalhar os sentimentos, especialmente a respeito do evento traumático e de suas consequências.

Durante muitos anos, a ciência médica baseou-se na suposição de que o cérebro não muda, com exceção da perda de células e função no decorrer da nossa vida.

Agora nós acreditamos na plasticidade do cérebro, isto é, a habilidade do cérebro para ser flexível e mudar em resposta a estímulos. Como o cérebro é composto de substâncias químicas, a ideia de que agentes químicos podem mudá-lo é aceita como realidade. A medicação antidepressiva alivia a depressão. A L-Dopa reduz os sintomas da doença de Parkinson. O álcool, a nicotina e outras drogas afetam o cérebro. Mas o ambiente é capaz de mudar o nosso cérebro? Os nossos comportamentos mudam o nosso cérebro? A psicoterapia altera a biologia do cérebro? A resposta a todas essas perguntas é "sim". O trabalho seminal do psiquiatra e ganhador do Prêmio Nobel Eric Kandel demonstrou a plasticidade do neurônio da *Aplysia*, uma lesma do mar, com relação às funções de aprendizagem e memória. Além disso, um estudo do cérebro por imagens demonstrou que os motoristas de táxi de Londres têm um volume significativamente maior na área do cérebro essencial para a memória factual, chamada hipocampo. Assim, a exigência ambiental da necessidade de aprender e lembrar as ruas de Londres produziu uma mudança no cérebro deles. Um estudo do cérebro por imagens de 1992, realizado em pacientes com Transtorno Obsessivo-Compulsivo (TOC) demonstrou que a terapia comportamental, como o tratamento por medicamentos, produziu mudanças no fluxo sanguíneo na mesma área do cérebro. Existem "mapas" ou representações do corpo no cérebro. Imagens do cérebro demonstraram que os violinistas destros têm um mapa maior da mão esquerda, que executa todos os intrincados movimentos das cordas do violino, em comparação com a mão direita, que simplesmente movimenta o arco para trás e para frente. Em um estudo, uma pessoa que perdeu ambas as mãos em um acidente tinha um mapa diminuído com relação às mãos ausentes. Depois que a pessoa foi submetida a uma cirurgia de transplante de mãos, a representação da mão no cérebro aumentou para reconhecer as mãos transplantadas.

Esses estudos demonstram que o cérebro muda por meio de processos psicológicos enquanto interagimos com o ambiente. Portanto, sustentam a ideia de que a mente e o cérebro não estão separados, mas integrados. Por um lado, a maneira como nos comportamos tem um impacto na biologia do cérebro. Por outro, existem processos biológicos necessários para os pensamentos, sentimentos e comportamentos. Os neurotransmissores (substâncias químicas que transmitem impulsos entre os nervos) e os hormônios (substâncias químicas que estimulam ou inibem a atividade de órgãos-alvo) são partes fundamentais desses processos biológicos. Essas substâncias químicas desempenham uma função na experiência da dor. O neurotransmissor serotonina transmite e modula diretamente as sensações dolorosas, além disso, desempenha um papel na ansiedade e no humor. O neurotransmissor norepinefrina está envolvido na ansiedade, excitação, memória e humor, também é o principal neurotransmissor do sistema nervoso simpático.

O sistema nervoso simpático transmite impulsos nervosos incluindo aqueles envolvidos na dor. O fato de que esses neurotransmissores fazem parte do mecanismo para a dor e do mecanismo para as emoções poderia significar que há uma relação biológica direta entre a dor de uma pessoa e a sua ansiedade e depressão. Diferente de Ann, que ficou deprimida em "reação" à dor e à perda da mão, outras pessoas poderiam desenvolver a depressão porque a sua dor muda diretamente as substâncias químicas necessárias para manter um humor alegre. Além disso, o cérebro produz os próprios "matadores da dor" (analgésicos) chamados endorfinas. Além disso, os hormônios que são produzidos no cérebro ativam os sistemas de resposta de estresse, incluindo a liberação de cortisol das glândulas suprarrenais no abdome. O estresse e a dor interagem mutuamente. A dor é um fator de estresse; o estresse exacerba a dor.

Embora a nossa crescente compreensão da química do sistema nervoso vá resultar em melhor controle da dor, atualmente existem medicamentos que não viciam e que são eficazes para a dor crônica, mas nós não sabemos como eles funcionam. Nós usamos antidepressivos (realmente um nome inadequado porque eles tratam mais do que depressão) que afetam a serotonina e a norepinefrina para tratar a dor. A gabapentina, um medicamento para convulsão, é útil para a dor neuropática, isto é, a dor resultante de lesão nervosa, em comparação com a dor nociceptiva, ou dano tissular.

Obviamente, nós precisamos aprender mais a respeito da química do cérebro. Particularmente, compreender o efeito placebo é essencial para revelar o quebra-cabeça da dor. O placebo (raiz latina *placere* – eu agradarei) é inativo mas ainda causa um efeito. Isso é espantoso. Eis outro exemplo do poder da mente e da sua integração com o cérebro. Apenas ingerir uma substância que acreditamos que vá aliviar a nossa dor pode causar o seu alívio. Portanto, é o poder da expectativa. Alguns dados explicaram o efeito placebo como o resultado da ativação das endorfinas do cérebro. Outros estudos não confirmaram isso. Assim, nós ainda não conhecemos a biologia do efeito placebo. Por sua segurança e habilidade para aliviar a dor, pode ser proveitoso usar um placebo para o tratamento da dor. Embora os placebos sejam importantes para estudos experimentais, aconselho não utilizar um placebo para tratar a dor pós-traumática. Primeiro, a utilização de um placebo exige que o médico engane o paciente. Segundo, ele não diferencia entre dor psicogênica e dor relacionada à lesão tissular.

A *sensação fantasma* é outro fenômeno fascinante que confirma o papel essencial do cérebro na experiência da dor. Muitas pessoas submetidas a amputações ainda sentem a presença da parte do corpo ausente. Além disso, se um membro foi amputado, o movimento do membro ausente ainda pode ser experienciado. A sensação fantasma não é uma doença. Só é necessário ter informações sobre esse fenômeno. Contudo, uma porcentagem menor de amputados realmente sente dor na parte ausente do corpo. Esse é um distúrbio devastador. Como pode ser? Em geral falamos da dor com relação a um local em nosso corpo. A dor no membro fantasma indica que nós só precisamos de um cérebro para gerar dor? O dr. Melzack pensa assim. Apesar de não substituir a sua teoria do portão para o controle da dor, recentemente ele propôs a *teoria da neuromatriz*. Essa teoria explica como a dor se origina no cérebro. Isso é o oposto da teoria da especificidade, que considerava a lesão corporal como a causa da dor.

Ao colocar ênfase no comportamento aprendido, no pensamento, na emoção, no efeito placebo e na dor fantasma, parece que estou dizendo que a dor é "coisa da sua cabeça". Em geral, essa frase significa que a dor é apenas imaginada, isto é, uma fantasia. Mas a dor pode ser real e ainda ser "coisa da sua cabeça". Na introdução deste livro, o dr. Simon observa: "Sem o cérebro para interpretar determinados sinais do nosso corpo (e do próprio cérebro), não haveria dor". Neste capítulo, demonstro como a mente e o cérebro são fundamentais para a experiência da dor. Isso não invalida o seu sofrimento como paciente com dor pós-traumática, mas ajuda a compreender o que causa e mantém o seu sofrimento. Pelo conhecimento adquirimos o controle.

A dor é real. O "dolorímetro" mais válido, ou método de medição da intensidade da dor, é perguntar à pessoa quão intensa é a dor que ela está sentindo. Embora tenhamos a tecnologia da radiografia, TAC, IRM e PET, a pessoa com dor é o único "instrumento" verdadeiramente capaz de medir a sua intensidade, frequência e características. Mas nós, médicos, algumas vezes podemos duvidar das queixas de dor dos nossos pacientes. Quando um médico diz ao paciente "Eu tenho todos os resultados dos exames e não há nada errado", o paciente pensa "O meu médico não acredita em mim. A minha dor significa que há alguma coisa errada. Se não há 'nada errado', o meu médico está dizendo que eu não deveria sentir nenhuma dor.". Essa afirmação invalida a experiência de dor do paciente.

Duvidar da dor de um paciente não gera nenhum tratamento; subestimar a intensidade da dor produz tratamento inadequado. Fiéis ao princípio de Hipócrates – "Primeiro, não cause danos" –, os médicos estão preocupados com a possibilidade de os pacientes se tornarem dependentes de medicamentos analgésicos narcóticos. Portanto, alguns médicos podem subestimar a intensidade da dor do paciente. A subestimação da dor e a preocupação com a potencial dependência resultam em dosagens insuficientes de medicamento, especialmente com relação à dor traumática aguda.

A afirmação "Nenhum dos exames encontrou uma razão para a sua dor" não é muito melhor. Essa afirmação valida a dor do paciente mas lhe dá algo com que se preocupar. Isso apenas aumenta a ansiedade do paciente. O paciente fica preocupado e imagina: "A dor não é um sinal de perigo para uma doença que pode me prejudicar ou me matar? Como eu estou sentindo dor e o meu médico não consegue encontrar a causa, eu ainda estou em perigo?". Para lidar com essa preocupação, precisamos diferenciar a dor aguda da dor crônica. A dor aguda realmente "faz soar um alarme"; a dor crônica, como a persistente dor pós-traumática, é o "alarme" que fica descontrolado. Na dor aguda, um diagnóstico da causa conduz a um tratamento rápido que em geral elimina o perigo. Por exemplo, o cirurgião extirpa um apêndice inflamado que poderia ter rompido sem a cirurgia. Com relação à dor pós-traumática, o médico sutura a ferida para estancar o sangramento e estimular a cura. Além disso, ele prescreve antibióticos para evitar infecções e analgésicos opioides para desligar o "alarme" da dor. Na dor aguda, os analgésicos opioides são benéficos porque aliviam a dor que, do contrário, inibiria a mobilidade do paciente e portanto, interferiria na cura e favoreceria o desenvolvimento de incapacidade. Na dor crônica, o "alarme" continua soando, constante ou intermitentemente, embora não exista perigo ou ameaça.

A melhor abordagem é aquela em que o médico não ignora, duvida ou subestima a dor do paciente e diz: "Sinto muito que você esteja sofrendo com dor. Vamos trabalhar juntos para que você possa controlar, dominar e obter alívio para essa dor.". Essa intervenção é reconfortante e colaborativa, e também enfatiza o "controle", um fator fundamental para dominar a dor.

Nada na vida é 100% certo, a não ser, como diz o ditado "a morte e os impostos". Igualmente, nenhum exame médico é 100% preciso. Os resultados falso-positivos ocorrem quando o exame indica que existe alguma coisa que na verdade não existe. É um falso-positivo quando alguém recebe o diagnóstico de um distúrbio – por exemplo, dor pós-traumática – quando essa pessoa não está afetada. Portanto, uma pessoa poderia informar que está sentindo uma dor quando na verdade não está. Sim, até mesmo o "dolorímetro" mais válido – o paciente – pode dar um resultado falso-positivo.

Embora raramente, as pessoas podem fingir que estão sentindo dor. Há duas formas de fingir ou falsamente relatar uma dor – por simulação de doença e transtorno factício (Síndrome de Münchausen). Como essas condições são exceções, a melhor abordagem é aceitar a dor como sendo real. Mas, existem certas situações em que simulação de doença e o transtorno factício precisam ser considerados.

Algumas vezes a *simulação de uma doença* é confundido com a dor psicogênica (ver "Diagnóstico" na p. 100). Tanto na simulação quanto na dor psicogênica não há descobertas objetivas para confirmar o grau da dor relatada. Por exemplo, não há lesão tissular. Diferente do paciente com dor psicogênica que sente dor real, o simulador falsamente relata a dor que não existe. O simulador também poderia exagerar a deficiência do seu funcionamento devido a um dano real, infligir um dano em si mesmo ou fingir uma lesão. O único propósito do simulador é obter um *ganho secundário*, por exemplo, um benefício financeiro, ou evitar responsabilidades. O ganho secundário – ser cuidado, ser dependente – também pode ser um reforço (condicionamento operante) para a dor pós-traumática. A dor psicogênica é semelhante ao *transtorno conversivo*. O transtorno conversivo é uma disfunção do movimento voluntário (por exemplo, paralisia de um braço) ou dos sentidos (por exemplo, cegueira temporária) que pode ser considerada sem explicação neurológica ou ser produto de uma solução conciliatória para um conflito psicológico interno. A conversão era um aspecto comum do *shell shock* (o nome usado para o distúrbio que agora chamamos de TEPT) na Primeira Guerra Mundial entre os soldados americanos, ingleses, franceses e alemães. Um transtorno conversivo clássico observado em soldados era a paralisia das pernas desenvolvida no calor e no horror da batalha. Esse sintoma resolvia um conflito psicológico inconsciente, isto é, a necessidade de ser corajoso e lutar *versus* o medo de ser morto. Na verdade, foi o medo que o impediu de resgatar o companheiro para ele não ser morto pelo inimigo. A paralisia lhe permitia acreditar conscientemente que ele realmente era corajoso, mas que fora incapaz de salvar o companheiro porque não podia andar. O benefício que obtemos ao não mais ter a angústia do conflito psicológico inconsciente é chamado de *ganho principal*. A dor real sem nenhuma lesão também pode proporcionar o ganho principal. Assim, algumas pessoas que sentem dor têm a raiz da sua dor no inconsciente.

Em geral nós não vemos distúrbios psicogênicos ou transtornos conversivos puros nos dias atuais nos Estados Unidos. Hoje em dia, a dor conversiva e a dor psicogênica são observadas com maior probabilidade entre pessoas de países em desenvolvimento.

Diagnóstico

Distúrbio da dor

Características
Associada a fatores psicológicos.
Associada a fatores psicológicos e estado clínico geral.
Associada ao estado clínico geral.

Nome alternativo
Distúrbio da dor psicogênica.
Nenhum.
Nenhum.

Tipo de sintoma
Dor em qualquer parte do corpo.

Razão psicológica dos sintomas
Solucionar conflito psicológico interno.
Tanto estados clínicos gerais e psicológicos estão relacionados ao princípio, à intensidade, exacerbação ou manutenção da dor.
Nenhuma.

Consciente do motivo
Não, um processo inconsciente.
Pode ou não ter *insight* sobre os fatores psicológicos.
Não aplicável.

Realidade da dor
Real.
Real.
Real.

Produção de sintoma
Não intencional.
Produzido por lesão ou estado clínico geral.

Tecido corporal alterado
Não.
Sim.
Sim.

Diagnóstico

Distúrbio psicológico

Transtorno conversivo
Simulação de doença
Transtorno factício

Nenhum.
Nenhum.
Síndrome de Münchausen.

Sistema motor voluntário (por exemplo, paralisia) ou sensorial (por exemplo, cegueira, perda de sensação).
Qualquer sintoma.
Qualquer sintoma.

Solucionar conflito psicológico interno.
Um incentivo externo (por exemplo, ganho financeiro ou evitação de responsabilidade).

Precisa desempenhar o papel de doente.

Não, um processo inconsciente.
Sim.
Não.

Real.
Simulada (a não ser que seja o exagero de um sintoma real ou que um sintoma seja autoinfligido).
Simulada (a não ser que o sintoma seja autoinfligido).

Não intencional.
Intencional.
Intencional.

Não.
Não, a não ser que seja autoinfligido.
Não, a não ser que seja autoinfligido.

Por exemplo, uma mulher de um país africano, que estava de luto pela morte da filha até então com 6 meses de vida, sonhou que o seu rosto estava sendo espancado por pessoas que raivosamente a culpavam pela morte da criança. Quando acordou, sentiu uma dor intensa em todo o rosto que não sentia antes do sonho.

Algumas pessoas com lesão tissular podem sentir a persistência da sua dor devido ao significado inconsciente que elas lhe atribuem, o que pode ter se originado na infância. Em seu clássico artigo, "Psychogenic pain and the pain prone patient", George Engel, psiquiatra e clínico geral, observou que determinadas pessoas tendem a usar a dor para um ajuste psicológico porque, quando crianças, "a agressão, o sofrimento e a dor desempenharam um importante papel nos relacionamentos familiares", incluindo o abuso físico ou verbal. Esses adultos aprenderam muito cedo na vida que a dor era uma punição para a culpa. Um estudo feito com uma grande quantidade de pacientes confirmou essa associação entre abuso na infância e posterior dor psicogênica. Um outro estudo demonstrou que 64% das mulheres com dor pélvica crônica foram abusadas sexualmente quando crianças. Essa porcentagem de abuso sexual na infância foi significativamente maior comparada à porcentagem em grupos de pacientes que não sentiam dor pélvica. As pessoas que passaram por trauma psicológico na infância têm maior probabilidade de serem vulneráveis ao traumatismo quando adultas. Assim, uma avaliação abrangente da dor realizada por um médico deve incluir perguntas sobre experiências traumáticas do passado. Para algumas pessoas com dor pós-traumática, o caminho para a recuperação incluirá a exploração e a superação do trauma conhecido do passado.

Transtorno do estresse pós-traumático

"Oh, não! Eu vou morrer!" Aos 26 anos de idade, Bob tinha tudo para ser feliz. Ele ia se casar. Ele e a noiva estavam fazendo planos para o futuro – onde morariam, quantos filhos teriam, como cada um progrediria em sua carreira. Então, de repente, inesperadamente, um caminhão não parou no semáforo, atingiu o seu carro e atirou os destroços do carro para fora da estrada. Ele lembrou de ter gritado "Oh, não! Eu vou morrer!" ao perceber o caminhão vindo na sua direção em alta velocidade logo antes do impacto.

Bob estava vivo, mas, enquanto o resgate o tirava do carro esmagado, ele se sentiu muito assustado e impotente. Embora ele fosse tratado em um hospital local por causa da fratura no braço esquerdo e dos múltiplos cortes causados pelos estilhaços, ninguém tratou de suas feridas emocionais. Como consequência do acidente, ele não somente sentia dor nos braços, no pescoço e nas costas como também tinha pesadelos recorrentes e pensamentos angustiantes intrusivos sobre o acidente. Sempre que ouvia a sirene de uma ambulância se alarmava, ficava ansioso e sentia o coração acelerar. Ele evitava falar sobre o acidente e se sentia entorpecido. Quando foi forçado a relatar o que acontecera, sentiu dificuldade para lembrar os detalhes. A maior parte do tempo se sentia distante e não nutria mais sentimentos pela noiva. Às vezes, ele ficava irritado e gritava com ela devido a sua raiva. Inicialmente, se recusava a entrar em um carro. Quando finalmente viajou como passageiro em um carro, olhava nervosamente para todas as direções e sentia medo só de ver um caminhão por perto. Ele oscilava entre estar emocionalmente entorpecido sem sentir nenhuma dor e estar intensamente ansioso com uma dor torturante. As noites intermináveis por ter dificuldade para adormecer resultaram na piora progressiva da fadiga que aumentava a sua incapacidade de concentração. A falta de desejo e a dor restringiam as suas atividades. Sua vida estava destruída, e ele não tinha mais perspectivas para o futuro.

Bob sofria de Transtorno do Estresse Pós-Traumático (TEPT) e de dor pós-traumática. Embora o TEPT e a dor pós-traumática sejam distúrbios separados, não é surpresa encontrá-los ocorrendo simultaneamente após um traumatismo. Como a dor pós-traumática, o TEPT pode desenvolver-se depois que uma pessoa é fisicamente ferida. Em um estudo, 80% dos veteranos combatentes no Vietnã com TEPT relatavam sentir dor crônica. Embora uma clínica de dor para veteranos tenha identificado 10% de TEPT entre seus pacientes, outros estudos mostraram que 50 a 100% dos pacientes do centro especializado em dor também podem sofrer de

TEPT. Um estudo avaliou que 15% dos pacientes sofriam de dor facial de origem desconhecida também sofriam de TEPT. Por um lado, 21% dos pacientes de TEPT também sofriam de fibromialgia (ver Capítulo 3) de acordo com um estudo. Por outro lado, em outro estudo, 56% dos pacientes sofrendo de fibromialgia também tinham sintomas semelhantes ao do TEPT. Esse último estudo também demonstrou que os pacientes de fibromialgia com sintomas semelhantes ao do TEPT tinham níveis significativamente mais elevados de dor, angústia emocional, interferência na vida cotidiana e incapacidade. Em outro estudo, 34,7% de trabalhadores feridos relataram sintomas consistentes com o diagnóstico de TEPT. Com base em diversos estudos, a porcentagem média de TEPT entre sobreviventes de acidentes de carro que receberam cuidados médicos para os ferimentos físicos é de 29,5%.

O que é TEPT? Quando você faz essa pergunta, geralmente recebe muitas respostas imprecisas como "não é um distúrbio recente observado em veteranos do Vietnã?"; "é um diagnóstico válido"; "são os sintomas que as pessoas inventam para ficar no papel de vítimas"; "uma doença de guerra"; "as pessoas o utilizam para abrir um processo". A verdade é que há muito tempo, em épocas passadas, houve descrições literárias daquilo que nós agora chamamos de TEPT. Apesar de algumas pessoas duvidarem da sua validade, o TEPT é um distúrbio real descrito na literatura científica nos Estados Unidos desde 1871. Além disso, há muitos dados e pesquisas científicas documentando o quadro clínico, a epidemiologia, a psicobiologia e o tratamento do TEPT. Embora o termo TEPT tenha sido criado em 1980 para a 3ª edição do *American Psychiatric Association Diagnostic and Statistical Manual of Mental Disorders* (DSM-III), o seu precursor, a "reação maciça ao estresse", surgiu no primeiro DSM em 1952. Embora muitos associassem o TEPT apenas à guerra, um tipo civil de TEPT foi oficialmente reconhecido no DSM inicial.

Durante cada uma das guerras com participação dos Estados Unidos, começando com a Primeira Guerra Mundial, os médicos reconheceram que os horrores da guerra provocavam terríveis feridas psicológicas. Apesar de aprender essa lição no decorrer de cada guerra, a área médica esquecia o que havia aprendido sempre que a paz era declarada. Portanto, era necessário reaprender sobre o trauma psicológico durante a próxima guerra. Finalmente o ativismo político que floresceu durante e após a época da Guerra do Vietnã foi uma força que estimulou a nação estado-unidense a aceitar o TEPT de combate de uma vez por todas. Uma luta prolongada e difícil resultou na aprovação pelo Congresso dos Estados Unidos da lei que financiava programas para tratar veteranos que sofrem de TEPT.

O TEPT é um distúrbio mental que se desenvolve após uma pessoa ser exposta a um evento que coloca sua vida em risco, a ameaça de lesões físicas ou resulta em lesão física real. Os sintomas característicos do TEPT, que se desenvolve após um evento traumático, estão separados em três grupos: 1) experienciar novamente o traumatismo; 2) evitação de pistas do traumatismo e entorpecimento dos sentimentos; 3) hiperexcitação (ver a "Lista de sintomas do TEPT" na p. 106).

Apesar do progresso em direção ao reconhecimento do TEPT de combate, eu vejo muitos pacientes não veteranos com TEPT que são novamente vitimizados pelos céticos que duvidam da validade desse distúrbio, discutem a relação entre esse distúrbio e um evento traumático e desprezam seu sofrimento. Essa batalha contra a aceitação do TEPT como um distúrbio biológico data do século XIX na Inglaterra, quando as viagens de trem eram populares e foram decretadas as leis da compensação. Durante cerca de trinta anos, os médicos discutiram se os indivíduos que afirmavam ter se ferido em acidentes na ferrovia estavam fingindo-se de doentes ("espinha ferroviária") ou sofrendo de um distúrbio psicológico causado pela experiência do acidente traumático ("choque nervoso"). Apesar de todo o nosso conhecimento científico, essa batalha ainda continua. A mentalidade de muitas companhias de seguro, advogados e juízes tende a acreditar que uma pessoa está agindo de modo fraudulento sempre que afirma ter TEPT. Mesmo alguns parentes e amigos de quem sofre de TEPT esperam que a pessoa apenas "se liberte" porque não acreditam que seja um distúrbio real.

Eu prevejo que a tragédia dos ataques terroristas de 11 de setembro de 2001 mudará essa atitude negativa com relação ao TEPT. Quase todos nós experienciamos algum grau de "sintomas" como ansiedade, medo, insônia, pesadelos e pensamentos angustiantes intrusivos em resposta a esses ataques terroristas, mesmo se testemunhamos esses eventos apenas pela televisão. Portanto, essa experiência pode criar empatia por aqueles que sofrem de TEPT. Se uma pessoa é incapaz de dormir ou tem pesadelos apenas como o resultado de ter visto esse desastre pela televisão, ela é mais capaz de imaginar como deve ter sido para aqueles que estavam no local e sobreviveram. Se apenas o fato de ler sobre a angústia dos esforços de resgate desperta um sentimento de horror, somos mais capazes de imaginar como foi para a equipe de resgate.

Mas, o estresse traumático – uma reação humana, natural, de curta duração em resposta a um evento catastrófico – é o que a maior parte das pessoas experiencia em resposta aos traumáticos eventos de 11 de setembro. Nos Estados Unidos, cerca de 61% dos homens e 51% das mulheres serão expostos a pelo menos um evento traumático durante a vida. Infelizmente, acidentes de carro, acidentes industriais, ataques violentos e outros eventos traumáticos acontecem. A boa notícia é que a maior parte daqueles que são expostos a eventos traumáticos não desenvolvem o TEPT. Embora muitos possam experienciar o estresse traumático, apenas uma média de cerca de 8% dos homens e 20% das mulheres que experienciam um evento traumático desenvolvem TEPT. A porcentagem de pessoas que desenvolvem TEPT depende do tipo de evento traumático. Por exemplo, 34% dos sobreviventes que estavam no Murrah Federal Building na cidade de Oklahoma ou próximo a ele no momento da explosão da bomba desenvolveram TEPT. A má notícia é que se o TEPT se desenvolve e não é tratado, pode persistir cronicamente para 40% daqueles que têm o distúrbio. As pessoas que sofrem de TEPT têm seis vezes mais probabilidade de tentar suicídio do que as pessoas que não têm TEPT. Portanto, a descoberta precoce e o tratamento do TEPT são muito importantes para evitar sua permanência, a incapacidade e o suicídio.

Lista de sintomas do TEPT

Se qualquer um dos seguintes sintomas ocorreu e persistiu após o evento traumático que está relacionado à sua dor, informe o seu médico.
- Eu estou alerta porque alguma coisa ameaçadora pode acontecer.
- Eu sou incapaz de me lembrar de algumas partes importantes do evento.
- Eu me assusto facilmente.
- Eu tenho lembranças angustiantes recorrentes e intrusivas do evento.
- Eu me sinto alienado ou afastado dos outros.
- Eu sinto uma angústia emocional intensa quando sou lembrado do evento.
- Eu me sinto nervoso e/ou tenho acessos de raiva.
- Eu me surpreendo agindo ou sentindo como se o evento estivesse acontecendo novamente.
- Eu tenho dificuldade para me concentrar.
- Eu tenho dificuldade para dormir e/ou continuar dormindo.
- Eu tenho reações físicas como batimentos cardíacos rápidos, sudorese e/ou tremores quando sou lembrado do evento.
- Eu tenho sonhos angustiantes recorrentes sobre o evento.
- Eu me esforço para evitar ou realmente evito atividades, lugares e/ou pessoas que despertam lembranças do evento.
- Eu me esforço para evitar ou realmente evito pensar, sentir e/ou falar sobre o evento.
- Eu penso que, de algum modo, o meu futuro será interrompido.
- O meu interesse ou participação em atividades das quais eu gostava diminuiu bastante.
- Os meus sentimentos amorosos pelos outros são restritos.

Qual é a nossa atual explicação para o desenvolvimento do TEPT? Ao sermos expostos a um evento que ameaça a vida, nós, como os outros animais, respondemos com uma reação "lutar-fugir-congelar". Ou nós nos mobilizamos para enfrentar a ameaça, fugimos para a segurança ou congelamos em um estado de medo. O sistema nervoso simpático desempenha um papel fundamental nessa reação. Esse é um mecanismo de sobrevivência bastante adaptável. Contudo, se você é uma pessoa que desenvolve TEPT, essa experiência provoca um medo condicionado pelo processo do condicionamento clássico. Alguns fatores, como um trauma anterior ou distúrbios de ansiedade ou depressão na família, podem colocá-lo em risco de desenvolver essa resposta perturbada. O seu sistema hormonal da resposta de estresse é ativado, mas pode desligar prematuramente e, assim, não limitar outros mecanismos biológicos. Embora o medo condicionado seja um processo rápido, inconsciente, envolvendo a amígdala (uma estrutura em forma de amêndoa no sistema límbico, isto é, a parte primitiva do cérebro), o pensamento consciente também parece desempenhar uma função no desenvolvimento do TEPT. Durante a reação "lutar-fugir-congelar", o excesso de adrenalina (epinefrina) no cérebro provoca uma consolidação mais forte da lembrança das imagens do evento traumático. O resultado da sua avaliação cognitiva pode ser considerar o evento um desafio ou uma ameaça extrema sem possibilidade de fuga. O último significado faz você sentir um medo intenso, impotência e/ou terror.

Quando você não está mais em perigo, o medo condicionado o faz comportar-se automaticamente como se o perigo ainda estivesse presente. Como os cães de Pavlov que salivavam ao ouvir a campainha, você reage a pistas e lembranças do evento traumático que não existe mais. Além disso, você desenvolve um viés atencional – uma sensibilidade com relação a estímulos semelhantes ao traumatismo – que resulta em reatividade fisiológica e psicológica quando você é exposto a esses estímulos e a sua mente é incapaz de processar as lembranças do evento traumático. Assim, você experiencia uma torrente de pensamentos perturbadores, repetitivos, intrusivos. Algumas vezes você pode até mesmo se sentir como se estivesse revivendo a experiência traumática enquanto tem um *flashback* dos sons, odores, visões intensos e/ou reações corporais. Mesmo sonhar, que é uma maneira de processar os nossos pensamentos e conflitos, não lhe proporciona nenhum alívio. Ao contrário, você tem pesadelos. Essa repetição do traumatismo sem nenhuma solução poderia ser responsável por causar um *imprint* indelével e emocionalmente carregado no seu cérebro, levando-o a desenvolver o TEPT crônico.

A evitação se opõe a esses pensamentos, emoções e reatividade fisiológica intensos. Consciente e intencionalmente você evita aquilo que teme, por exemplo, deliberadamente não entrando em um carro mesmo semanas após ter se ferido em um acidente de carros. Quando você evita pessoas, lugares e coisas que o lembram do traumatismo, você se sente melhor ou, pelo menos, não se sente pior. Assim, seu comportamento de evitação é reforçado pelo processo de condicionamento operante (aprendizagem de evitação). Além disso, sua mente, inconsciente e automaticamente, evita pelo processo de dissociação. Lembranças, pensamentos e emoções são separados uns dos outros. Isso resulta em entorpecimento emocional, desligamento e afastamento. Você tem dificuldade para lembrar de aspectos do seu traumatismo que momentos antes pareciam tão vívidos em sua mente. As suas lembranças sobre o que realmente aconteceu tornam-se fragmentadas. O seu TEPT torna-se um balanço entre experienciar novamente o traumatismo e ficar entorpecido. Há serotonina insuficiente nas sinapses do seu cérebro para suprimir os sintomas. A possibilidade de você sentir a culpa do sobrevivente e culpar a si mesmo (conhecido como atribuição) só aumenta a sua angústia.

Os processos psicobiológicos do TEPT são abrandados pelo apoio social na época do traumatismo e durante a recuperação. Assim, a natureza das intervenções profissionais imediatas e o apoio da família e dos amigos poderiam ser variáveis no desenvolvimento e na manutenção do seu TEPT. A seguir, outro exemplo de como o ambiente influencia o cérebro.

"Eu sempre sinto dores de cabeça e medo." Desde o furacão, durante o qual escombros carregados pelo vento atingiram Sally, de 25 anos de idade, na cabeça e provocaram uma perda temporária da consciência, ela sente dores de cabeça frequentes e o medo de que surja outro furacão. Ela é hipervigilante e constantemente ouve a estação de rádio sobre o tempo. Além disso, manifestou comportamento de evitação, diminuição do interesse, afastamento dos outros, reação exagerada de susto, incapacidade para suportar ruídos ou luzes brilhantes, lembranças intrusivas perturbadoras do furacão, irritabilidade, lapsos de memória, pesadelos, sentimentos entorpecidos e má concentração. Sempre que há rajadas de vento, fica muito ansiosa e começa a suar.

Quando o traumatismo de uma pessoa envolve um golpe direto no crânio ou um movimento violento da cabeça, o psiquiatra avalia se a pessoa sofre de TEPT ou de traumatismo craniano (ver Capítulo 4, "Concussões não detectadas") ou de ambos os distúrbios. O traumatismo craniano pode abranger da Síndrome Pós-Concussão e sutis deficiências cognitivas, à demência grave.

O traumatismo, o medo e a dor têm muito em comum. O condicionamento clássico, o condicionamento operante, a impotência aprendida, a avaliação cognitiva, a atribuição, a catastrofização, o viés atencional e os mesmos neuroquímicos estão envolvidos no TEPT e na dor. Outra ligação entre o TEPT e a dor pode envolver a *endorfina*, o analgésico semelhante ao opiato do cérebro. Um estudo avaliou um aumento na secreção de endorfina em pacientes com TEPT que foram expostos a lembranças dos seus traumas. Com base nesses dados e no fenômeno do choque inevitável (impotência aprendida), Bessel van der Kolk, Roger Pitman e seus colegas postularam uma explicação biológica para a oscilação entre o experienciar novamente e o entorpecimento que ocorrem no TEPT. De acordo com essa teoria, o TEPT é como um vício no qual o entorpecimento é causado por um aumento no nível de endorfina do cérebro juntamente com uma depleção temporária de determinados neurotransmissores, e o experienciar novamente é um "recuo", isto é, uma diminuição no nível de endorfina no cérebro e uma hipersensibilidade dos neurônios norepinefrina.

O TEPT e a dor pós-traumática são reciprocamente reforçadores. O TEPT piora a dor corporal e a dor corporal piora o TEPT. A sua dor desperta lembranças traumáticas e reatividade fisiológica. A reatividade fisiológica aumenta a sensibilidade à dor. Você tem medo de sofrer outro traumatismo e ser novamente ferido. Superestima a probabilidade de o evento acontecer de novo e ser novamente ferido. Você tem medo de dormir porque não quer ter pesadelos. Quando finalmente cochila, a dor o desperta. A falta de sono mina a sua energia e a sua saúde geral é prejudicada. E assim vai – para trás e para frente, em círculos. Você descobre que se encontra em um estado de desamparo. Portanto, é absolutamente necessário tratar o TEPT quando ele está presente com a dor pós-traumática para romper esse ciclo de reforço recíproco.

A esperança para quem sofre de dor pós-traumática inclui a focalização dos aspectos psiquiátricos da dor, principalmente o do Transtorno do Estresse Pós--Traumático (TEPT). A Associação Internacional do Estudo da Dor (IASP, sigla em inglês) reconheceu a importância dos aspectos psiquiátricos da dor quando a definiu como uma experiência sensorial e emocional desagradável associada ao dano tissular real ou potencial, ou descrita com relação a esse dano. O psiquiatra é o médico com treinamento especializado para diagnosticar e tratar os distúrbios mentais, incluindo TEPT, distúrbios de ansiedade, distúrbio depressivo, demência e abuso ou dependência de álcool e drogas que podem estar associados à dor pós-traumática. Assim, uma avaliação psiquiátrica é parte necessária da avaliação abrangente de uma pessoa que sofre de dor crônica pós-traumática. E é conveniente que alguns pacientes com dor pós-traumática aguda consultem um psiquiatra para avaliar a necessidade de intervenção psiquiátrica precoce que evitaria complicações, dor crônica e incapacidade. Com frequência, a psicoterapia é parte necessária e benéfica do tratamento da dor pós-traumática. Por fim, é melhor diagnosticar e tratar a doença mental associada à dor, principalmente o TEPT, o mais cedo possível.

Leituras sugeridas

ALLEN, J. G. *Coping with trauma:* a guide to self-understanding. Washington, DC: American Psychiatric Press, Inc., 1995.

GREIST, John H. et al. *Posttraumatic stress disorder*: a guide. Madison: Madison Institute of Medicine, 2000.

Joseph C. Napoli, M.D.

Parte 2
O que posso fazer?

Esta parte é sobre escolhas. Você pode optar por continuar como está – sofrendo com dor pós-traumática incapacitante – ou assumir o controle da sua condição e tentar melhorá-la usando um ou mais dos tratamentos terapêuticos descritos nos próximos capítulos.

Medicina alternativa e tradicional

Ao escolher métodos de tratamento, você tem à disposição não somente tratamentos médicos tradicionais e convencionais como também tratamentos alternativos e complementares.

A medicina tradicional – cirurgia, reabilitação física, psicoterapia e terapia com drogas – baseia-se em princípios científicos que começaram com Hipócrates na antiga Grécia. Os tratamentos médicos tradicionais foram submetidos a rigorosos estudos e testes experimentais. Os tratamentos que repetidamente demonstram ser eficazes e seguros são mantidos e utilizados pelos médicos e os que não apresentam resultados melhores do que a média são suspensos.

Os tratamentos alternativos não têm essa tradição científica. Entretanto, algumas dessas terapias baseiam-se na história antiga da utilização eficaz. A terapia à base de ervas, por exemplo, era conhecida pelo homem pré-histórico e a acupuntura e a medicina ayurvédica são praticadas no Oriente desde a Antiguidade.

Apenas recentemente, os médicos nos Estados Unidos começaram a examinar métodos de tratamento alternativo por meio de investigação científica e a White House Commission on Alternative and Complementary Medicine foi criada sob a direção do dr. James Gordon, psiquiatra da Universidade de Harvard.

Os três principais autores deste livro são médicos tradicionais. Mas, nós encorajamos os nossos pacientes a utilizar todos os métodos de tratamento que possam ajudá-los, incluindo tratamentos alternativos, desde que os consideremos seguros. Os colaboradores que selecionamos para descrever esses métodos de tratamento alternativo nos capítulos seguintes têm anos de experiência em seus programas individuais e podemos confiar nas suas sugestões e explicações para lhe oferecer abordagens sensatas para aliviar a dor pós-traumática.

Escolhas de tratamento

O Capítulo 7, "Saber é poder", do dr. Simon, encoraja o leitor a se informar sobre programas de tratamentos tradicionais e alternativos e sentir o poder que esse conhecimento proporciona na batalha contra a Síndrome da Dor Pós-Traumática.

O Capítulo 8, "Prescrições para o tratamento da dor crônica", do dr. Ehrlich, resume um pouco do seu amplo conhecimento sobre medicamentos para a dor e seus efeitos colaterais.

No Capítulo 9, "Tratando os sintomas após uma concussão", o dr. Sadwin descreve maneiras para tratar quarenta sintomas físicos e emocionais da concussão.

A terapia alternativa é o assunto do Capítulo 10, "Avaliação de terapias alternativas", do radiologista Andrew Newberg, M.D. O dr. Newberg discute o fato de que embora as terapias alternativas possam não ter nenhuma base científica, elas realmente produzem um efeito no cérebro, cientificamente demonstrável, para controlar a dor. Em outras palavras, se você acredita no tratamento, a sua crença torna-se o tratamento.

Um tratamento inovador para a dor relacionado à acupuntura e à terapia do ponto-gatilho é discutido no Capítulo 11, "Acupuntura e terapia do ponto-gatilho", de Jennifer Chu, M.D.

O mestre de *tai chi*, Jano Cohen, é o autor do Capítulo 12, "Trabalho corporal", que descreve tratamentos por imposição de mãos como *rolfing*, *reiki*, terapia do movimento e outras técnicas destinadas a aliviar a dor e melhorar a função física.

No Capítulo 13, "Alimente-se melhor para se sentir melhor", a psicóloga e especialista em perda de peso Gloria Horwitz explica como usar a nutrição para combater a Síndrome da Dor Pós-Traumática. Ela descreve como o estresse da recuperação do traumatismo pode perturbar padrões no comportamento alimentar, como esses padrões aumentam o estresse e como substituí-los por hábitos saudáveis.

A reumatologista Sharon Klasinski, M.D., discute tratamentos para a dor à base de ervas no Capítulo 14, "Fitoterapia para a dor crônica".

No Capítulo 15, "Medicina ayurvédica", Arvind Chopra, M.D., descreve o antigo tratamento da dor pela medicina ayurvédica.

As maneiras como o tratamento quiroprático é usado para tratar problemas na coluna vertebral que provocam dor são descritas no Capítulo 16, "Tratamento quiroprático", de Bruce Pfleger, Ph.D. Nesse capítulo o dr. Pfleger explica a teoria do tratamento quiroprático e como ele difere da terapia tradicional.

A ioga é o assunto do Capítulo 17. A autora Marian Garfinkel, Ed.D. é mestre nessa antiga arte que pode diminuir o estresse e a dor.

Por fim, no Capítulo 18, "Incapacidade *versus* deficiência", o cirurgião ortopédico Barry Snyder, M.D., discute como você pode voltar a trabalhar e a ter uma vida produtiva apesar da incapacidade física.

Mas, primeiro, como um resumo da experiência bem-sucedida de uma paciente ao utilizar diversas dessas terapias alternativas, a seguir "A história da cura de uma médica", por Elizabeth Michel, M.D. Nesse relato, a dra. Michel conta como, após o tratamento médico tradicional, ela escolheu terapias alternativas para ajudar a aliviar a dor e o estresse, e como, com a ajuda dessas terapias – além de muita esperança e perseverança – reabilitou seu corpo com sucesso e recuperou a alegria de viver.

William H. Simon, M.D.

A história da cura de uma médica

Apesar de dizerem que os médicos são os piores pacientes – nós tendemos a relutar para admitir que poderíamos precisar de ajuda – o meu treinamento profissional me permitiu estudar o que os especialistas em traumatismo têm aprendido e aplicar um pouco dessa informação na minha recuperação.

A escolha da minha carreira foi um aspecto importante da estrutura da minha personalidade, que me ajudou a sobreviver a muitos desafios, inclusive à violência em minha infância. Mas a minha personalidade estava mal equipada para lidar com as consequências de um acidente sério. A dedicação persistente para trabalhar duro na minha recuperação poderia me aproximar daquilo que sabia ser capaz de realizar, mas me impediu de abandonar aquilo que eu não podia fazer. Como você verá, de maneira alguma é o mesmo que desistir.

A sua personalidade sem dúvida o ajudou a suportar alguns desafios na vida. Ao mesmo tempo, ela pode tê-lo impedido de vivê-la do modo mais pleno e satisfatório possível após o acidente.

Aprendendo a andar
Quando voltei do hospital, meu bebê nem me olhou. Mas, na manhã seguinte, Arnie, meu marido, trouxe-o para mim com uma mamadeira e ele começou a ser receptivo novamente. Durante as tardes, Arnie e minha irmã me levantavam da cadeira de rodas e me sentavam no chão da cozinha para que eu pudesse brincar com o bebê enquanto ele engatinhava. Arnie brincava a respeito de quem andaria primeiro. Mas eu ainda sentia uma angústia profunda por não ser capaz de cuidar adequadamente do meu bebê.

Algumas semanas depois, troquei o gesso por outro novo, um pouco mais leve. Toda manhã, depois que Arnie e as crianças saíam, eu deslizava sentada por alguns degraus abaixo até a sala e me levantava apoiada no piano. Anos depois, li uma citação de Victor Hugo: "A música expressa aquilo que não pode ser colocado em palavras e não pode permanecer calado". Eu estava em agonia, mas não podia falar a respeito. Ninguém queria saber, muito menos eu.

Quatro meses depois do acidente, assim que consegui caminhar o suficiente, voltei ao meu emprego de meio período. Só mais tarde percebi, que eu estava afirmando "Se eu posso cuidar de pacientes, não há nada errado comigo". A negação é boa quando a sobrevivência está em jogo, mas a longo prazo ela se torna destrutiva.

Felizmente, o trabalho era fácil; a maior parte dos meus pacientes eram universitários saudáveis com pequenas infecções.

Durante essa época, eu ainda sentia dor quando caminhava e ficou claro que a minha tíbia direita, o grande osso entre o joelho e o tornozelo, não havia curado adequadamente. O meu ortopedista disse que poderia quebrar o osso cirurgicamente e consertá-lo ou eu poderia viver com ele do jeito que estava.

Fiquei aterrorizada, achando que ficaria aleijada se não corrigisse a tíbia, mas também fiquei aterrorizada pensando em outra cirurgia e mais dor. Arnie era contra a cirurgia; disse que isso o perturbaria novamente. Mais tarde, compreendemos que ele também estava reagindo ao traumatismo – ficara quase sozinho com duas crianças pequenas e agora tinha uma companheira mais incapacitada do que gostaríamos de admitir. Mas, naquela época, o seu egoísmo me magoou e me deixou zangada. Comecei a ter fantasias sexuais com um jovem que eu conhecia e que era muito forte e atlético – exatamente o que eu não era mais, porém ansiava ser. Comecei a sentir que estava ficando louca. Depois de consultar um segundo ortopedista, decidi marcar a cirurgia, mas fiquei deprimida e comecei a consultar uma psicoterapeuta.

Abandonando

Algumas semanas depois da operação na perna direita, eu voltei ao emprego de meio período. Mas eu percebi claramente que não estava tão bem quanto os alunos de quem eu cuidava. Eu estava com dor, deprimida e, como vim a descobrir, anêmica.

Depois de tratar a anemia com suplementos de ferro, perdi um estranho desejo que eu havia desenvolvido um ano antes: eu mastigava gelo. Até quebrei três molares e precisei de reparos complexos. Estava profundamente envergonhada do meu "vício" secreto e não contei ao meu dentista. Mas o que era óbvio em termos médicos – que eu tinha *pica*, um sintoma comum de deficiência de ferro – nunca me ocorreu. A minha autodestruição dentária ilustra com que facilidade o estresse pode provocar problemas não diretamente causados pelo acidente.

Eu percebi que não estava pronta para trabalhar nem mesmo meio período e pedi demissão. Apesar de me sentir desvalorizada e assustada pela perda da minha capacidade de dar apoio a mim mesma, o ritmo mais lento da minha vida foi um alívio. O ritmo da minha nova vida me deu a oportunidade de escutar partes de mim mesma que tinham se fechado havia muito tempo, na minha infância, ou recentemente, depois do acidente.

A minha terapeuta é especializada em psicoterapia junguiana, em que os sonhos e as artes expressivas são usados para restabelecer o equilíbrio emocional e espiritual. Ela me encorajou a escrever poesia e a desenhar imagens dos meus sonhos e me matriculei em um curso de poesia na faculdade local.

Eu também comprei um livro sobre treinamento com pesos e diversos halteres e comecei a usá-los em casa. E continuei caminhando. A dor nas pernas não desapareceu, mas melhorou lentamente.

Terapia bioenergética

Alguns anos depois do meu acidente, vi o anúncio de um grupo semanal de bioenergética para mulheres. A análise bioenergética é uma abordagem da psicoterapia voltada para o corpo. Seu fundador, dr. Alexander Lowen, foi pioneiro na exploração da relação entre mente e corpo. Ele acreditava que as emoções que não podem ser expressadas são retidas no corpo em padrões reconhecíveis de tensão muscular e desenvolveu exercícios para liberar a tensão muscular combinando movimento e expressão de sentimentos. Algumas de suas ideias atualmente estão ultrapassadas, mas sua abordagem me ajudou a compreender como a angústia psicológica pode causar problemas físicos.

No grupo de bioenergética para mulheres, encontrei um ambiente seguro e inspirador para liberar um pouco da tensão do corpo. Em 1988, oito anos após o meu acidente, eu decidi entrar no programa de treinamento profissional de quatro anos do instituto de bioenergética. Uma das exigências do programa de treinamento era ter feito terapia bioenergética.

Em 1990, fui convidada a apresentar um seminário sobre traumatismo por acidente para a minha sociedade bioenergética. Para me preparar para a palestra, procurei na literatura médica e psicológica existente algo sobre o impacto psicológico do traumatismo por acidente, mas encontrei pouca coisa. Entretanto, um artigo que encontrei sobre o assunto dizia:

"Existem pelo menos três doenças nas vítimas de trauma físico. As duas primeiras são as lesões e a sua companheira regular, uma neurose traumática da experiência devastadora do acidente e o seu tratamento de emergência... A terceira doença consiste dos problemas emocionais que o paciente estava enfrentando na época do seu acidente".*

Eu percebi que ainda estava sofrendo de duas formas de Transtorno do Estresse Pós-Traumático (TEPT): uma, o resultado do acidente e a outra, um resultado complexo e duradouro do abuso na infância. Ao compreender os sintomas do TEPT, aprendi a cuidar melhor de mim mesma com uma combinação de fisioterapia e psicoterapia.

---

* TITCHENER, James L. Management and Study of Psychological Response to Trauma, *Journal of Trauma* v. 10, n. 11, p. 974-980, 1970

Relaxando e superando a ansiedade
No início do quarto ano de treinamento bioenergético, fui solicitada a aconselhar pacientes durante algumas horas por semana como parte de um programa no hospital. Eu aceitei – e imediatamente fiquei doente por conta da ansiedade. Noite após noite, não conseguia dormir mais do que algumas horas. Logo, eu estava exausta e a minha dor piorou.

Em geral, eu não gosto de tomar medicamentos, mas eu sabia que precisava de mais ajuda. Consultei um psiquiatra e recebi a prescrição de um antidepressivo. Quase imediatamente, a ansiedade e a depressão começaram a diminuir, apesar de eu sentir alguns efeitos colaterais, incluindo uma sensação de entorpecimento emocional.

Após um ano e meio, ficou claro que eu não conseguiria continuar cuidando de pacientes sem tomar antidepressivo. Apesar de gostar do meu trabalho, me demiti porque não queria continuar tomando medicamentos.

Mais ou menos nessa época, me matriculei em um programa para tratamento da dor no hospital. Em oito sessões semanais e tarefas feitas em casa, meus colegas e eu aprendemos a reconhecer muitos dos nossos pensamentos automáticos em resposta aos eventos cotidianos da nossa vida. Nós observamos como esses pensamentos automáticos geralmente provocavam tensão e ansiedade e praticamos a formação de pensamentos alternativos. Por exemplo, uma manhã em que os meus joelhos doíam mais do que o habitual o meu pensamento automático foi: "A minha dor está piorando.". O meu pensamento alternativo foi: "Eu apenas estou rígida porque fiquei sentada muito tempo na frente do computador.". O pensamento automático, eu notei, me deixou zangada e com medo, enquanto o pensamento alternativo resultou em menos raiva e medo, bem como na determinação de planejar o meu trabalho mais cuidadosamente.

Também comecei a fazer massagem tissular profunda. Esse tipo de massagem não era coberto pelo meu plano de saúde, portanto foi caro e me fez sentir desconfortavelmente consumista. Mas foi muito útil.

Ioga
Há nove anos, uma nova amiga me encorajou a acompanhá-la a uma aula de ioga na ACM. Desde aquela primeira aula, eu pratico ioga regularmente.

A ioga tem sido muito útil para mim porque trabalha cada parte do meu corpo. Ela alonga, bem como fortalece todos os meus músculos. Como a ioga relaxou os músculos, meus padrões de respiração mudaram. Embora às vezes eu reconheça que estou respirando com a respiração superficial que caracteriza o medo, com maior frequência desfruto da respiração mais lenta e mais completa da prontidão tranquila.

Na Índia, dizem que a ioga é apenas uma preparação para a meditação. Após praticar ioga durante alguns anos, comecei a frequentar um grupo semanal de meditação em minha associação religiosa. Lá, estudo os ensinamentos budistas, que não permitem que eu me sinta isolada e as técnicas simples de meditação que pratico lá relaxam o meu corpo e aprofundam a minha respiração.

Adaptando-se ao traumatismo craniano
Quinze anos após o meu acidente, comecei a ter dores de cabeça, portanto fui consultar um neurologista. Ele começou a consulta dizendo: "Antes de começar a falar sobre as suas dores de cabeça, diga-me como você tem se sentido de maneira geral.". Eu respondi: "Bem, eu nunca mais tive a mesma energia física desde o meu acidente, nem a mesma energia emocional.".

Assim que eu disse isso, meu colega começou uma longa palestra educacional sobre traumatismo craniano "moderado". Disse que recentemente tornou-se claro que as fibras nervosas no cérebro são lesionadas durante o traumatismo craniano moderado, do tipo que eu tive quando sofri uma concussão durante o acidente. Alguns pacientes nunca mais se sentem tão fortes emocionalmente, disse ele.

Pode ser difícil demonstrar a evidência de dano orgânico brando em indivíduos com elevado nível funcional e mais tarde os exames que fiz com psicólogos não revelaram nada. Mas logo depois, li um livro publicado para pacientes que sofreram traumatismo moderado na cabeça chamado *Coping with mild traumatic brain injury*, de Diane Roberts Stoler e Barbara Albers Hill. Ele continha sugestões úteis a respeito de como organizar as atividades diárias para ficar menos distraído ou sobrecarregado pelo estímulo social.

Desde que aprendi sobre o traumatismo moderado na cabeça, continuo me curando do transtorno do estresse pós-traumático e da dor crônica. Agora posso aproveitar mais o estímulo social e aceitar novos desafios com menos ansiedade.

Vivendo no presente
Atualmente, 21 anos após o meu acidente, posso sentir um pouco de alegria ao ver até onde cheguei. Sim, com frequência sinto dor quando estou em pé e regularmente preciso sentar para descansar. Não posso mais fazer as caminhadas na montanha que eu tanto apreciava. Arnie adora a Índia, mas minhas pernas doem só de pensar em subir os degraus que levam a um templo antigo, portanto, agora eu adoro ficar em casa quando ele viaja. Para tirarmos férias juntos, escolhemos uma cabana tranquila onde podemos fazer caminhadas fáceis e eu posso dormir bastante todas as noites, sem ser pressionada por um itinerário a ser cumprido.

Algumas coisas que eu gostaria de fazer ainda são muito estressantes, assim, escolho cuidadosamente os meus desafios. No ano passado, quando me convidaram para fazer parte da diretoria de uma organização, adiei a minha decisão por algumas semanas para observar se a minha ansiedade aumentava, se o meu sono se deteriorava ou se a minha dor piorava enquanto eu pensava sobre as novas responsabilidades. Quando descobri que podia ficar empolgada com esse trabalho sem o aumento dos sintomas, eu aceitei.

Minha vida sempre será limitada de alguma forma por causa do acidente, mas, dentro desses limites, eu continuo aprendendo a florescer. Agora tento viver mais no presente. Coisas simples, como verduras crescendo na minha horta, agora me surpreendem com alegria. Eu tenho um senso de humor muito melhor do que antes do acidente. Embora o nosso casamento tenha sido testado pelo traumatismo, Arnie e eu aprendemos juntos que o amor pode ficar mais forte com o sofrimento. Meus filhos cresceram saudáveis e o bebê que não olhava para mim quando voltei do hospital telefona com frequência e diz, "Eu amo você, mamãe", antes de desligar o telefone em seu quarto a 5.000 km de distância.

O que você pode fazer
Sou uma afortunada sobrevivente de acidente e ofereço as seguintes recomendações, com a compreensão de que outras pessoas podem ter mais dificuldade do que eu para encontrar o que precisam. Mesmo assim, espero que a minha história o encoraje a ser criativo enquanto você busca maneiras para se curar.

• Continue o mais fisicamente ativo que puder. Se você não era fisicamente ativo antes do acidente ou se acha que a dor o está impedindo de retomar formas moderadas de exercício como caminhada, ioga ou natação mesmo depois que o seu médico lhe deu permissão para isso, pense em trabalhar com um psicoterapeuta corporal para recuperar o desejo inato do seu corpo de expressar a sua força e flexibilidade.

• Se você tem sintomas do transtorno do estresse pós-traumático, sejam provenientes do próprio acidente ou da sua vida anterior ao acidente, certifique-se de trabalhar com um psicoterapeuta treinado no tratamento de traumas.

• Se as suas lesões não o impossibilitam, tente algumas aulas de ioga. Muitos programas comunitários e academias oferecem aulas de ioga a preços razoáveis. Encontre um professor com um estilo suave e uma abordagem flexível.

• Tente estruturar a sua vida para ter um lugar tranquilo e horas suficientes de sono. Se o seu sono é regularmente perturbado pela ansiedade ou pesadelos, procure ajuda profissional.

• Talvez você precise mudar as suas expectativas a respeito daquilo que deveria realizar quando está acordado. Geralmente, simplificar a vida proporciona mais serenidade.

• Frequente uma aula ou um programa para tratamento da dor crônica. Embora você não possa esperar ficar curado da dor em uma aula, pode aprender como lidar com ela.

• Pratique um tipo de arte ou trabalho manual que o absorva e o acalme. Faça isso por você e tente não se preocupar com o resultado final e se as outras pessoas vão gostar ou não.

• Após um acidente, você pode ser dolorosamente desafiado a aceitar as próprias limitações e as dos seus médicos, da sua família ou mesmo de toda a humanidade. Aprenda com aqueles que emergiram do sofrimento com novas habilidades para lidar e maior compaixão pelos outros.

• Junte-se a um grupo de apoio. Encontre uma comunidade espiritual na qual você se sinta confortável. Faça algum trabalho voluntário.

• Vá a lugares onde você possa aprender que o amor é mais poderoso do que a perda.

Elizabeth Michel, M.D.

7 – Saber é poder

"Saber é poder!" Essa afirmação, feita por Francis Bacon em 1597, é tão aplicável hoje quanto há 405 anos. Após ter lido a Parte 1, agora você sabe mais a respeito das causas da sua dor pós-traumática. Você se sente melhor? Você precisa de mais ajuda? É disso que trata essa seção – ajuda e esperança. Você também tem o poder para escolher como se ajudar a melhorar.

Vamos supor que você não precise de cirurgia – você já se submeteu à cirurgia necessária para tratar as suas lesões e não quer mais nenhuma operação, mesmo que elas tenham sido oferecidas. Ao contrário, você está pronto para explorar respostas para a pergunta "O que eu posso fazer?". Os capítulos seguintes lhe permitirão explorar opções de tratamento, tanto tradicionais quanto complementares (medicina não tradicional ou alternativa) para a sua Síndrome da Dor Pós-Traumática.

Nós reunimos informações de especialistas em muitas áreas para beneficiá-lo. Por favor, compreenda que não garantimos uma "cura certa" para o seu problema em particular. Entretanto, sabemos que milhares de pessoas com dor crônica utilizaram uma (ou uma combinação de algumas) dessas terapias com bons resultados.

Novidades sobre a medicina alternativa

Em 1993, um relatório na prestigiosa revista de medicina *New England Journal of Medicine* afirmava que mais de 1/3 dos pacientes que eles entrevistaram fazia algum tipo de tratamento alternativo. Em 1997, os americanos fizeram 600 milhões de consultas a profissionais da medicina alternativa, gastando 30 bilhões de dólares.

Os centros médicos de Harvard e Beth Israel Deaconess, em Boston, estão usando um subsídio de 10 milhões de dólares para criar o Harvard Medical School – Osher Institute for Research and Education in Complementary and Integrative Medical Therapies, relatou o *Boston Globe* em 1º de maio de 2001. O *Office for Alternative Medicine* foi criado pelo The National Institutes of Health, em Bethesda, Maryland, para estudar algumas das técnicas que vamos discutir nesta parte. Essas técnicas funcionam? Os nossos pacientes dizem que sim e, desde que eles estejam seguros, não hesitamos em recomendá-las para outros pacientes.

O efeito placebo

Antes de continuar, devemos explicar que algumas vezes um paciente se sente melhor após o tratamento com um medicamento ou procedimento que demonstrou ser inerte (sem valor positivo ou valor negativo). Esse fenômeno é chamado de "efeito placebo". Um placebo pode ser um comprimido de açúcar, por exemplo, oferecido a um determinado grupo de pacientes que acha que está recebendo um forte medicamento para a dor. Outro grupo de pacientes está realmente recebendo um forte medicamento para a dor. Uma entrevista após o término do estudo determina que certo número de pacientes que receberam o comprimido de açúcar sentiu alívio da dor. Isso é conhecido como efeito placebo.

Não há nada de errado em sentir-se melhor e se qualquer um dos tratamentos que vamos discutir (tradicional ou complementar) o fizer sentir-se bem, melhor. Em outras palavras, quer seja o tratamento em si ou a crença no tratamento que tenha melhorado a sua condição, o importante é que você se sente melhor.

Terapia tradicional

Antes de falar sobre os tratamentos alternativos, vamos falar um pouco da terapia tradicional. Como a dor nas costas é comum na Síndrome da Dor Pós-Traumática, vamos examiná-la.

Todos nós sentimos dor nas costas de vez em quando. (Você toma banho, toma uma aspirina e tira uma soneca e as suas costas melhoram. Isso não é um problema.) Ela se torna um problema quando você sente dor nas costas todos os dias – quando você levanta pela manhã e mal consegue sair da cama. No final do dia, você se sente como se alguém estivesse girando uma faca nas suas costas. Cada movimento provoca uma dor terrível nas costas e/ou nas pernas. Você não consegue dormir. Agora, você tem um problema!

As causas da dor nas costas são inúmeras. A seguir, apenas algumas: artrite (degenerativa, reumatoide e gotosa), doença degenerativa de disco, disco lombar herniado, estenose espinhal, espondilólise, espondilolistese, infecção espinhal, tumor espinhal, tumor metastático e cicatrização de raiz nervosa após uma operação.

Testes diagnósticos para dor nas costas

Talvez peçam-lhe para fazer alguns testes diagnósticos. As radiografias são muito úteis. Elas mostrarão se você tem anormalidades estruturais na coluna vertebral, congênitas (de nascença) ou degenerativas (aumentando com a idade). Elas não mostrarão se você sente dor. Estudos mais sofisticados podem ser necessários – TAC, IRM, mielograma, discograma, EMG ou exames de sangue. Se você quer saber mais sobre essa sopa de letrinhas, continue lendo.

Tomografia axial computadorizada (TAC)
Essa ferramenta diagnóstica é a combinação de um aparelho de radiografia e um computador. A radiografia mostra apenas ossos ou outros materiais calcificados. Quando se acrescenta um computador, temos "nuanças de cinza" que mostram os tecidos não calcificados – músculos, ligamentos, nervos e discos. Uma tomografia é um tipo especial de radiografia que permite imagens transversais de pequenas seções do corpo. O exame é realizado com a pessoa deitada dentro de um grande aparelho circular de radiografia. Não há nenhum ruído, nenhuma sensação. As imagens criadas são como radiografias bastante detalhadas de partes específicas do corpo, tão específicas quanto o espaço de um único disco. Essas imagens mostrarão muitas coisas, mas elas não vão mostrar a dor. Mostrarão anormalidades anatômicas ou patológicas, fraturas, deslocamentos, doença degenerativa das articulações, doença degenerativa de disco, discos intervertebrais herniados, estenose espinhal e/ou tumores, mas só um especialista pode determinar se as descobertas são ou não a causa da sua dor nas costas.

Imagem por ressonância magnética (IRM)
Uma IRM não é um raio X. Na verdade, ela funciona usando magnetos e ondas de rádio para produzir uma imagem tridimensional da sua coluna. Uma IRM mostrará o bom, o ruim e o feio – mas ainda não mostrará a dor. O aparelho pode ser um pouco intimidante, mas a maioria dos aparelhos modernos é "aberta" para você não ficar claustrofóbico em um espaço confinado. Se você tende a sentir claustrofobia, sempre pergunte se o aparelho é "aberto" antes de se submeter ao exame. E, espere ouvir alguns ruídos semelhantes a pancadas. Não se assuste – eles apenas não conseguem fazer a coisa calar a boca. Algumas vezes você receberá fones de ouvido com músicas gravadas para abafar os ruídos. De modo geral, não é uma experiência ruim.

Mielograma
Agora, o mielograma. Ele costumava ser o "padrão-ouro" dos estudos diagnósticos da coluna vertebral. Mas agora ele ocupa o 2º lugar, atrás da IRM. Além disso, é um estudo invasivo – alguém precisa espetar uma agulha nas suas costas. (Eu sei que você não gostaria disso!) Um corante radiopaco é injetado no canal vertebral, então são aplicados raios X e você é inclinado para cima e para baixo enquanto o corante se movimenta para cima e para baixo no canal vertebral. O corante, que aparece em branco na chapa de raio X, delineia os nervos espinhais. Se qualquer coisa estiver comprimindo essas estruturas neurais (herniação de disco, fragmentos de fratura ou tumor) surge uma rugosidade na aparência normalmente

lisa das raízes nervosas ou da medula espinhal. Com frequência é realizada uma TAC com o corante em vez de acrescentar uma visualização direta à imagem mielográfica indireta. Por falar nisso, o corante se dissolve sozinho. Assim, ninguém precisa espetá-lo novamente para retirá-lo. Em geral não há nenhuma consequência após o exame. Algumas pessoas ocasionalmente desenvolvem uma dor de cabeça terrível e precisam ficar deitadas durante 24 horas. Se você tem alergia ao iodo, não faça esse exame! O corante usado nesse procedimento é um composto iodado.

Discograma

O discograma. Ah, o discograma. Este é outro teste invasivo. Dessa vez, o corante iodado (certifique-se de dizer ao médico se você tem alergia ao iodo para que ele possa tomar precauções) é injetado diretamente no disco intervertebral. O valor diagnóstico do teste é avaliado de duas maneiras. Primeiro, é avaliado o padrão do corante no disco, conforme mostrado em radiografia. Se houver degeneração ou herniação de disco, o corante vazará da sua posição central pelas fendas ou rupturas no disco. Segundo, o disco vazado receberá mais volume de fluido do que um disco normal e a inserção do corante no disco apropriado reproduzirá a dor da qual você se queixa. Agora, você localizou a origem da dor – talvez! Algumas vezes, dois discos causarão a mesma dor; outras, a dor não é exatamente como aquilo que você sente normalmente. Mas acontece que é o único teste que pode "encontrar essa dor"! Infelizmente, a não ser que exista uma alternativa cirúrgica, depois que a origem da dor foi localizada, há pouco a se fazer para "curá-la".

Eletromiograma (EMG)

Então existe o EMG (eletromiograma). Você já pensou em si mesmo como uma almofada de alfinetes? Bem, essa é a sua oportunidade. O EMG é realizado por alguém treinado nesse procedimento – em geral um médico, mas ocasionalmente um fisioterapeuta ou um técnico. Esse exame consiste em colocar cuidadosamente finos eletrodos nos músculos das pernas ou das costas – parecido com a acupuntura, mas sem os resultados benéficos. Os eletrodos medem a eletricidade transmitida pelos nervos para os músculos. O padrão elétrico é então exibido em uma televisão. A pessoa que está aplicando o teste examina as "imagens" que a eletricidade cria e pode dizer se elas mostram raízes nervosas doentes na coluna, nervos doentes nas pernas ou músculos doentes. Então, conhecendo a anatomia do músculo que está sendo testado, ela pode localizar com precisão os nervos doentes. Em geral também é possível saber há quanto tempo os nervos estão doentes e a gravidade da doença. Essas descobertas ajudam o médico a diagnosticar a condição da sua coluna vertebral.

Agora, o que você pode fazer para ajudar a si mesmo a melhorar, sem uma grande quantidade de medicamentos, terapia ou cirurgia? Continue lendo para descobrir.

Tratamentos da vida cotidiana

Há algumas coisas que você pode fazer e controlar na sua vida cotidiana que ajudarão a manter suas costas saudáveis. Primeiramente, não fique "fora de forma". Isso não significa que você precisa treinar como um atleta de pentatlo. Apenas tente permanecer em uma boa forma física. Lembre-se de que cada quilo extra acrescentado ao seu peso corporal deve ser sustentado todos os dias, 365 dias por ano, durante talvez 85 anos, pelos discos ou amortecedores da região lombar das costas. Poucas regiões inferiores das costas conseguem resistir a essa carga durante todo esse tempo sem se rebelar – provocando dor! Na verdade, 80% de nós sofreremos de um pouco de dor nas costas em nossa vida, mesmo se formos atletas de pentatlo. Portanto, cuide do seu peso! E não apenas o observe aumentar cada vez mais! Alimente-se de maneira correta! E se você não sabe como fazer isso ou o que significa alimentar-se corretamente, busque ajuda. Peça ajuda ao médico ou a um nutricionista. Você pode gastar um pouco, mas economizará muito mais no doloroso tempo perdido no trabalho ou em contas médicas para o tratamento de dor nas costas (ou você pode simplesmente ler o Capítulo 13).

Exercício

A seguir, exercício! Eu sei, eu sei, você detesta exercício. É chato, é caro (todas aquelas roupas sofisticadas e contas da academia) e dói! Mas você não precisa ficar todo arrumado, matricular-se e fazer a mesma coisa durante uma hora. Apenas caminhe com mais frequência! Suba e desça degraus em vez de esperar sempre pelo elevador. Vá de bicicleta até a loja da esquina em vez de usar o carro.

Se você decidir comprar uma esteira para usar em casa ou se realmente se matricular em uma academia de ginástica e ouvir conselhos de um daqueles "terapeutas" de boa aparência, ótimo, melhor para você. Você está fazendo um grande favor para si mesmo e para a região inferior das suas costas.

Agora você pode dizer: o exercício parece ser bom para mim – bom para o meu coração, bom para as minhas artérias – mas o que ele tem a ver com a região lombar das minhas costas? Uma esteira não pode me dar ossos mais fortes, ou discos mais fortes, pode? Não, não pode! Mas pode fortalecer suas costas e os músculos abdominais, e eles protegem as costas de lesões provocadas por atividades como inclinar repetidamente a partir da cintura, levantar, girar e esticar. Nós falaremos mais dessas atividades posteriormente, mas por enquanto apenas perceba que essas são atividades que você executa todos os dias e que realmente ameaçam a saúde da região lombar das suas costas. Assim, se as suas costas e os músculos abdominais estiverem em condições razoavelmente boas, você pode evitar lesões provocadas pelas supostas atividades normais da vida cotidiana.

Tudo bem, agora você está comendo bem, mantendo um peso saudável e está exercitando-se. Isso é tudo o que é necessário para se manter as costas saudáveis? Nãooooo! Nem de longe. Se você realmente deseja preservar suas costas, pense em como você dorme, como fica em pé, como se senta, como se inclina, como ergue e carrega alguma coisa, como se vira e como dirige.

Como você dorme

A maneira como você dorme realmente se refere àquilo em cima do que você dorme. Quanto mais firme a superfície, melhor. Um colchão extrafirme com um estrado de madeira compensada de 2 cm é uma ótima superfície. Colchões e sofás macios permitem que a coluna "afunde". Esse afundamento distorce os discos ou amortecedores na coluna e com o tempo (uma noite, na verdade) essa distorção pode causar dor. É por isso que ao levantar pela manhã após dormir no sofá (temporariamente) você está com as costas rígidas e doloridas.

Como você fica em pé

A maneira como você fica em pé refere-se à sua postura e durante quanto tempo que você fica em pé. Se você está em pé em uma fila na Disney World com o seu filho, você pode estar lá há muito tempo. Portanto, continue movimentando-se. Como você certamente não pode movimentar-se para frente, movimente-se para o lado: transfira o peso de um pé para o outro. Qualquer coisa que mantenha esses discos ativos como amortecedores é boa. Você sabe o que acontece quando os choques "atingem o chão" – pode preparar-se para um passeio cheio de solavancos (leia-se "doloroso"). Encoste-se em alguma coisa – um poste, uma cerca, o seu filho de 4 anos – qualquer coisa que possa temporariamente tirar a carga desses discos. Agora, a sua postura. A pior coisa que você pode fazer é relaxar. Quando você relaxa, a sua barriga se projeta na frente e as nádegas se projetam atrás, causando uma curvatura anormal da coluna, conhecida como hiperlordose ou lordose. Essa posição coloca maior pressão sobre os discos da parte inferior da coluna – e pressão sobre o disco durante qualquer período de tempo dói! Portanto, encolha essa barriga e contraia esse traseiro.

Sentando

Aprenda a se sentar corretamente. "Você está brincando!", você dirá. "Eu tenho me sentado a vida inteira. Não é uma ciência!" Não, não é, mas há uma maneira certa e uma maneira errada para se sentar no que diz respeito à boa saúde da coluna vertebral. Por exemplo, assim como você não deve dormir no sofá macio, também não deve se sentar em uma cadeira macia por qualquer período de tempo. Ela não oferece apoio para a coluna. Os músculos vão cansar-se tentando sustentar a coluna e as costas vão começar a doer depois de algum tempo. Isso significa que você nunca vai poder se sentar no sofá da vovó? Não, é claro que não. Mas não se sente lá por muito tempo! A melhor cadeira é aquela que sustenta total e firmemente a sua coluna em uma posição inclinada ou flexionada. O pior tipo de cadeira empurra as suas costas, fazendo-o sentar em uma posição hiperlordótica. E lembre que aqueles com uma coluna vertebral "madura" nunca devem permanecer sentados durante muito tempo em qualquer cadeira sem levantar e se movimentar – para estimular novamente os amortecedores. E se o presidente do conselho administrativo lhe disser para sentar, informe-o que você está apenas mantendo uma coluna vertebral saudável – "para trabalhar melhor para você, senhor!".

Não se incline

Não se incline! Bem, só de vez em quando. De todos os movimentos corporais, inclinar-se a partir da cintura é o que mais pressiona os discos da região inferior das costas (com exceção do ato de endireitar-se de uma posição inclinada com uma valise pesando 30 kg firmemente presa nas mãos). Tudo isso tem a ver com a biomecânica, forças aplicadas sobre o corpo por determinadas cargas (o peso do tronco multiplicado pela distância do seu centro e aplicado na coluna). Bem, então como pegar os chinelos, o jornal, ou o clipe que caiu no chão? Flexione os joelhos! E para amarrar os sapatos? Coloque um pé sobre um banco ou uma cadeira. Fale com "pessoas pequenas" agachando-se na altura delas. Acostume-se a fazer isso e você vai poupar muito sofrimento para a sua coluna.

Erguendo

Todo mundo precisa levantar coisas, não é? Sim, é claro. Nós carregamos pacotes de supermercado, livros na escola, pastas para o trabalho e bagagens nas férias. Mas existem maneiras adequadas e inadequadas para erguer e carregar coisas no que se refere à saúde da coluna vertebral. Em primeiro lugar, nunca erga qualquer objeto pesado demais para você! Isso parece uma tolice (como você vai saber se é muito pesado para você?), mas é uma boa regra geral. Não abarrote a sacola do supermercado. Use duas sacolas. Coloque menos frascos e livros na mala quando sair de férias. Se você puder controlar as cargas que vai levantar, certifique-se que elas sejam as mais leves possíveis. E se você não puder controlar a carga? Você precisa erguer a mala da vovó, que pesa 70 kg, e colocá-la no seu carro. Bem, peça ajuda – não seja "macho" – a sua coluna não sabe nada dessa coisa de macho! E, não erga as coisas do chão inclinando-se para frente. Flexione os joelhos!

Há também uma maneira certa e errada para carregar objetos no que diz respeito à saúde da coluna vertebral. Quanto mais próxima do seu corpo estiver a carga, melhor para as suas costas. As mochilas são boas. Carregar pedras em uma pá é ruim!

Virando

O próximo assunto é o ato de virar-se – virar o tronco enquanto estamos parados em pé. Os discos lombares não lidam bem com o ato de virar. Na verdade, a única coisa mais prejudicial para os discos do que virar é virar com um peso nas mãos. Vou dizer uma vez só – tirar neve com pá (ou carvão), movimentar pedras e transferir livros de uma prateleira é ruim para a coluna. E o golfe? Bem, esse é um bom exercício saudável, não é? Discos jovens, saudáveis em indivíduos musculosos podem dar-se bem (a maior parte do tempo) em atividades que exigem o movimento de virar. Você se encaixa nessa categoria? Se não se encaixa, então não preciso dizer mais nada.

Dirigindo

E agora vamos falar sobre dirigir. Os assentos dos carros não são projetados para manter a saúde da sua coluna vertebral. Eles são projetados para mantê-lo tão confortável quanto possível enquanto você dirige ou anda de carro. Por mais confortável que você esteja, dirigir ainda é ruim para as costas. Portanto, não dirija durante muito tempo. Dirija durante uma ou duas horas, então faça uma pausa para ficar em pé (depois de parar o carro, naturalmente). Os carros mais modernos e mais caros têm uma série de "mecanismos para proteger as costas". Utilize-os, é claro, mas sair do assento do motorista (ou do passageiro) ainda é mais saudável para as suas costas do que permanecer nele durante horas a fio.

Pronto, isso deve lhe fornecer algumas coisas importantes para pensar. O mais importante é que deve lhe dar o poder para ajudar a si mesmo a melhorar e voltar a uma vida mais normal.

Concordância e atitude

Dois pensamentos finais sobre "O que eu posso fazer?". Vamos examinar os conceitos de concordância e atitude. Concordância significa fazer o que você deve fazer – de acordo com o profissional que cuida da sua saúde. O melhor remédio não irá ajudar se você não tomá-lo. Atitude se refere ao fato de que você precisa querer melhorar. Você precisa ter esperança para que um programa de tratamento tenha a chance de ajudá-lo. Se você tiver alto-astral e adotar uma atitude otimista ao ingressar em um programa, terá mais chances de melhorar a sua condição pós-traumática.

Leituras sugeridas

DREYER, S. J.; BODEN, S. D. Non operative treatment of neck and arm pain. *Spine*, v. 23-24, p. 2746-2754, 1998.

ERNST, E. The role of complementary and alternative medicine. *British Medical Journal*, v. 321, p. 1133-1135, 2000.

HORN, C. Consumer guide – 13 ways to wipe out pain. *Natural Health*, p. 123-139. Jan.-Feb. 1999.

ROSE, M. J. et al. Chronic low back pain rehabilitation programs. *Spine*, v. 22, n. 19, p. 2246-2253, 1997.

William H. Simon, M.D.

8 – Prescrições para o tratamento da dor crônica

Embora todas as pessoas sintam dor, a dor crônica que dura três meses ou mais é uma experiência intensamente pessoal. Nós sentimos essa dor em diversos graus e a expressamos e reagimos a ela de muitas maneiras diferentes. Por essa razão, o tratamento da dor crônica precisa ser bastante individualizado.

Todos nós temos isso em comum: a nossa percepção da dor é sempre mental, mesmo que suas causas possam estar localizadas em outras partes do corpo, nas terminações nervosas ou nos próprios nervos. O corpo secreta substâncias nos locais da dor. O corpo também produz prostaglandinas, substâncias semelhantes a hormônios que se formam no local da lesão para energizar as respostas reparadoras do corpo. As prostaglandinas também estão presentes sob diversas formas em outras partes do corpo onde exercem funções específicas, seja para combater lesões e danos ou para preservar a função de determinados tecidos e órgãos. Outras substâncias também desempenham um papel na percepção da dor e algumas podem nem ter sido descobertas ainda; essa área de pesquisa ainda está em desenvolvimento. Entretanto, muitos tratamentos para a dor destinam-se a interagir com a substância P ou as prostaglandinas.

Exercício – a melhor prescrição

Você pode surpreender-se ao saber que o tratamento mais importante para a dor crônica é o exercício. O primeiro conceito para o tratamento da dor é permanecer saudável, e para isso é muito importante manter a boa forma. Os exercícios que tonificam o corpo podem evitar algumas condições dolorosas e ajudar a controlar outras. Deixe o fisiculturismo para os atletas profissionais; em geral, é suficiente caminhar em vez de pegar o carro, respirar profundamente e fazer exercícios abdominais (sentar-se no chão com as pernas apoiadas, inclinar-se um pouco para trás e, então, sentar-se novamente) e exercícios aeróbicos simples. Esses exercícios ajudam mesmo depois de a dor ter manifestado-se.

Em resposta ao exercício, o cérebro produz endorfinas e essas substâncias químicas bloqueiam a dor. As endorfinas permitem que os atletas corram maratonas, nadem competitivamente e ergam pesos extraordinários, porque amortecem a resposta natural à dor. Qualquer forma de exercício energiza a produção de endorfinas e, assim, ajuda a controlar a dor.

Talvez você pense que não pode exercitar-se porque tem dor. Mas por maior que seja a dor ou a fadiga, você pode executar algum grau de exercício, e gradativamente aumentá-lo, para controlar a dor. Você pode precisar da ajuda de um fisioterapeuta para descobrir quais são os melhores exercícios para você, como tolerá-los e como evitar a piora do seu problema. Continuar movimentando-se será muito útil para ajudá-lo a superar a sua dor.

Também é importante manter seu peso ideal. O excesso de peso pode não provocar a sua dor, mas a agrava, fazendo o corpo suportar uma carga extra. Você pode achar que a sua dor o mantém inativo e fazer dieta fica ainda mais difícil se você ficar sentado sem fazer nada. Movimentar-se e exercitar-se evita que você ganhe peso indesejado. Isso não significa que você precisa desistir da sua comida ou bebida favorita; afinal, todos precisam de um pouco de prazer na vida e, para muitas pessoas, as refeições e seus acompanhamentos fazem parte desse prazer. Entretanto, desde a Antiguidade, a palavra-chave é moderação.

Intimamente relacionado ao preparo físico está o tamanho do espaço da sua vida – isto é, até onde você é capaz de ir. Se você permanece preso, então o seu quarto é o espaço da sua vida. Se você é capaz de sair, até onde você vai e por quais motivos? Você pode sair para consultar o seu médico; dar um passeio até a farmácia, o supermercado ou o cinema; ou visitar amigos ou parentes? Você caminha com hesitação ou rapidamente, ou precisa apoiar-se em alguma coisa? Você pode viajar de carro ou precisa de transporte para deficientes físicos? O tamanho do espaço da sua vida afeta a maneira como você é capaz de cuidar de si mesmo, como você percebe a si mesmo e como os outros o percebem. Ele também determina se você vai levar uma vida solitária que o encoraja a remoer pensamentos e sentir pena de si mesmo ou se pode divertir-se socializando com a família e os amigos. Para muitas pessoas, a religião oferece uma proteção adicional contra a dor crônica; ter fé que você pode sentir-se melhor é um medicamento poderoso.

Todos esses fatores – o seu preparo físico, o seu peso e o espaço da sua vida – são medidas da qualidade da sua vida e cada um deles é importante para evitar, tratar e controlar a dor.

Analgésicos

Só você sabe quanta dor sente e quanto está disposto a suportar. Muitos de nós avaliamos a nossa dor e decidimos que podemos tolerá-la até determinada intensidade. Quando excedemos esse patamar, geralmente recorremos a medicamentos de venda livre, isto é, medicamentos que não precisam de receita médica. Em geral, analgésicos. Se você precisa tomar qualquer medicamento que não precisa de receita por mais de dez dias, deve consultar um médico.

O analgésico mais popular é o paracetamol, que é vendido com muitos nomes comerciais. Outras marcas comerciais que têm a palavra "paracetamol" em letras pequenas são a mesma coisa. Verifique a dosagem; só porque não precisa de receita médica não significa que pode ser imprudente. Como todos os medicamentos, o excesso é potencialmente prejudicial, portanto, siga as instruções cuidadosamente. O paracetamol não é totalmente seguro para todas as pessoas. Se você ingeriu bebida alcoólica deve tomá-lo apenas após algumas horas porque ele pode prejudicar o fígado caso você seja idoso ou alcoolista.

O paracetamol substituiu a aspirina como analgésico. A aspirina está disponível desde o final do século XIX e durante muito tempo foi considerada o melhor e mais seguro analgésico. Atualmente, muitas pessoas tomam dosagens muito reduzidas para evitar a coagulação do sangue nas artérias coronárias. Como você pode imaginar, se a aspirina bloqueia efetivamente a coagulação, ela não é totalmente segura. O seu efeito no revestimento do estômago com frequência é preocupante e pode provocar úlceras e sangramento. Em alguns casos, a aspirina pode desencadear uma grave reação alérgica que pode ser fatal se não for tratada. Em crianças, uma doença grave, a Síndrome de Reye, pode ocorrer quando as febres são tratadas com aspirina.

É óbvio que qualquer medicamento eficaz pode, em alguns casos, provocar alguns efeitos secundários ou efeitos colaterais indesejáveis. Eles não são comuns, mas é por isso que você deve ler os rótulos e ter consciência de possíveis consequências indesejáveis e saber como lidar com elas.

Anti-inflamatórios

A aspirina, como o paracetamol, também trata inflamações. Se você se queimar ou sofrer uma queimadura de sol, a área atingida fica vermelha, quente, dolorida e inchada. É assim que a inflamação foi definida durante séculos. No século passado foram descobertas as causas moleculares desses sintomas e desenvolvidas novas drogas para diminuir a inflamação.

A inflamação pode explicar algumas síndromes de dor crônica (embora provavelmente não desempenhe nenhum papel na suposta fibromialgia e na Síndrome da Fadiga Crônica); assim, medicamentos que controlam a inflamação podem ser prescritos para tratar a sua dor. Esses medicamentos incluem drogas anti-inflamatórias não esteroides (Aine). Essas drogas não contêm cortisona ou outros esteroides, mas podem aliviar a dor de modo tão eficaz quanto a cortisona e seus derivados, sem os seus efeitos hormonais. As Aine mais recentes têm sido prescritas para diminuir a inflamação e a dor.

O controle da inflamação em geral requer a prescrição de dosagem potente. Na prescrição de dosagem potente, as Aine incluem muitos nomes genéricos, sendo que o mais popular tem sido a indometacina, uma das mais antigas (comercializada com o nome Indocin); o ibuprofeno (Motrin); o naproxeno (Naprosyn); o diclofenaco (Voltaren); e muitos outros, incluindo tolmetina, nabumetona, sulindaco, etodolaco, oxaprozina, piroxicam e cetoprofeno.

Quando as patentes dessas drogas expiram, outras empresas, além dos fabricantes originais, as fabricam ou vendem sob uma variedade de novos nomes comerciais. Com frequência essas empresas também fabricam essas drogas em dosagens menores, em potências que não precisam de prescrição médica e as comercializam como analgésicos. Por exemplo, o ibuprofeno tornou-se comercialmente bem-sucedido em sua potência mais baixa com nomes como Advil e Nuprin e o naproxeno está disponível sem receita médica como Aleve. O cetoprofeno também é vendido como um analgésico de venda livre. Você pode ter visto comerciais em que uma pessoa mais idosa, com dor, toma um desses medicamentos e fica feliz e ativa, tornando-se capaz de brincar com os netos. Essas propagandas podem ser exageradas, mas, com certeza essas drogas suprimem a dor até certo ponto.

Medicamentos que aliviam a dor (analgésicos)

Sem prescrição (chamados medicamentos de venda livre e disponíveis em supermercados, farmácias e grandes redes) EUA

Medicamento	Nome comercial
Paracetamol	Tylenol, analgésico
Aspirina	Muitas marcas
Ibuprofeno	Advil, Nuprin, Motrin IB
Cetoprofeno	Orudis KT, Actron
Naproxeno sódico	Aleve

Com prescrição (somente em farmácias, exigindo receita médica)
Aliviam a dor e diminuem a inflamação – EUA

Salicilatos (relacionados à aspirina, sem acetilação)

Trissalicilato de magnésio e colina	Trilisate
Salicilato de colina	Arthropan
Salicilato de magnésio	Magan
Salsalato	Disalcid

Drogas anti-inflamatórias não esteroides (Aine) somente com prescrição – EUA

Celecoxib	Celebrex (um inibidor específico de COX_{-2})
Diclofenaco de sódio com misoprostil	Voltaren, Voltaren XR, Arthrotec
Etodolaco	Lodine, Lodine XL
Fenoprofeno cálcico	Nalfon
Flurbiprofeno	Ansaid
Ibuprofeno	Motrin
Indometacina	Indocin, Indocin SR
Cetoprofeno	Orudis, Oravail
Meclofenamato sódico	Meclomen
Meloxicam	Mobic
Nabumetona	Relafen
Naproxeno	Naprosyn, Naprelan
Oxaprozina	Daypro
Piroxicam	Feldene
Rofecoxib	Vioxx (um inibidor específico de COX_{-2})
Sulindaco	Clinoril
Tolmetina sódica	Tolectin
Valdecoxib	Bextra

Aine para alívio da dor
(não anti-inflamatórias ou apenas moderadamente anti-inflamatórias)

Diclofenaco de potássio	Cataflam
Diflunisal	Dolobid
Ácido mefenâmico	Ponstel
Naproxeno sódico	Anaprox

Analgésicos tópicos

Capsaicina	Zostrix, muitos outros nomes comerciais
Contrairritantes	Muitas marcas diferentes
Salicilatos	Aspercreme, Ben Gay, muitos outros

Há alguns anos compreendem-se melhor os efeitos dessas drogas nas prostaglandinas. As drogas anti-inflamatórias não esteroides têm um duplo efeito nas prostaglandinas: inibem aquelas que são responsáveis pela dor e inflamação, mas também inibem aquelas que protegem o revestimento do estômago, rins, membranas ao redor do cérebro e outros órgãos. Assim, as Aine realmente provocam alguns efeitos indesejáveis – não na maior parte das pessoas, mas em algumas. É por isso que elas são drogas que precisam de prescrição médica, porque é necessário algum acompanhamento – observar os sinais da sua eficácia bem como dos seus potenciais efeitos colaterais.

Mais recentemente, têm sido desenvolvidas Aine que inibem, sobretudo, as prostaglandinas que provocam dor e inflamação. Algumas ainda estão sendo submetidas a testes, mas aquelas que estão disponíveis com prescrição médica incluem celecoxib (Celebrex), rofecoxib (Vioxx) e valdecoxib (Bextra). A primeira é ingerida 2 vezes ao dia, as duas últimas 1 vez ao dia. Embora elas pareçam causar menos problemas estomacais do que as antigas Aine, elas ainda podem ter um efeito adverso em outros órgãos. Por esse motivo, a *Food and Drug Administration* (FDA) dos EUA lhes dá uma classificação, um rótulo compartilhado por todas as drogas na mesma categoria, embora os riscos ou benefícios possam sejam os mesmos. Infelizmente, para a maior parte das pessoas com dor crônica, especialmente aquelas com fibromialgia e Síndrome da Fadiga Crônica, essas drogas são apenas moderadamente eficazes, quando são.

Não devemos esperar que nenhum desses medicamentos atue rapidamente e que nenhum deles proporcionará a cura. Mas, com um programa de condicionamento físico e outros recursos não medicinais, alguns deles podem ajudar a diminuir a intensidade da sua dor. O melhor é não acreditar em todas as afirmações enviadas pela internet e ser cético com relação a quaisquer tratamentos incomuns defendidos, principalmente, por quem não é médico.

Pomadas analgésicas

Alguns analgésicos estão disponíveis na forma de pomadas vendidas sem prescrição médica. Essas pomadas funcionam melhor em dores bem localizadas. Afinal, você não pode passá-las em todo o seu corpo dolorido diversas vezes por dia, e isso também não é aconselhável. Você pode ter visto comerciais desses produtos; de modo geral, eles são para dores agudas e localizadas, não para dor crônica. Muitos analgésicos estão disponíveis como cremes e pomadas em outros países, mas a maior parte ainda não foi aprovada nos Estados Unidos. A maioria é classificada como cosmético pela FDA, o que lhe mostra o que essa vigilante agência do governo pensa a respeito de sua eficácia! Uma exceção é a capsaicina, a substância que faz a pimenta malagueta ser picante.

A capsaicina está disponível sob diversos diferentes nomes, tanto como pomada que necessita de prescrição médica como pomada de venda livre. A aplicação regular sobre algumas articulações com osteoartrite ou algumas áreas sensíveis, como o cotovelo de tenista ou a bursite, aos poucos elimina os efeitos dolorosos da substância P. A princípio, ela pode arder, portanto, você precisa ser paciente para receber diversas aplicações e esperar ao menos uma semana, ou mais, antes de sentir alívio. Tenha cuidado e lave bem as mãos após aplicá-la, pois arderia terrivelmente se entrasse em contato com os olhos, as membranas mucosas da boca ou qualquer orifício genital ou gastrintestinal. E como você não pode (ou não deve) aplicá-la em todo o corpo, especialmente repetidas vezes, ela realmente não é indicada para o tratamento da dor crônica difusa.

Narcóticos

Existem medicamentos que podem livrá-lo da dor? Certamente, você pode obter alívio temporário com medicamentos narcóticos, como os opiatos. A codeína, paracetamol com codeína, oxicodona (OxyContin), metadona, Tramadol, Fiorinal e os adesivos transdérmicos de fentanil são os mais populares. Durante muito tempo, os médicos hesitaram em prescrevê-los pela possibilidade de provocar dependência, mas a sua utilização criteriosa sob rígida supervisão, em geral em ambiente hospitalar, agora é considerada adequada. Mas a ameaça da dependência permanece e, a longo prazo, esses narcóticos não alteram o curso da dor crônica. Eles não curam a dor crônica; apenas a suprimem.

O que esses analgésicos podem fazer? Eles podem reduzir a dor a uma intensidade que você possa tolerar, mas provavelmente não eliminarão completamente a dor crônica. Naturalmente, eles funcionam muito bem para uma dor de cabeça ou dor de dente comum. Um ciclo de irritação e resposta foi criado no seu corpo e a maioria dos analgésicos não consegue fazer nada além de interrompê-lo por pouco tempo.

Medicamentos experimentais

Na esperança de encontrar tratamentos mais eficazes, outras drogas, menos comuns, têm sido testadas recentemente. Você pode ter lido a respeito de algumas delas em colunas de revistas ou de jornais que as aclamam como curas (embora você jamais tenha visto um relatório de acompanhamento informando que muitos dos tratamentos alardeados fracassaram). Um exemplo é a toxina botulínica, ou Botox. O botulismo é causado por uma bactéria (*Clostridium*) que produz uma substância que paralisa o músculo; a doença recebeu esse nome porque era contraída pela ingestão de salsichas contaminadas (*botulus* significa "salsicha") ou alimentos enlatados ou engarrafados que não tenham sido bem vedados. Agora o veneno é utilizado medicinalmente, injetando-se pequenas doses no corpo, que provocam fraqueza seletiva e paralisia de músculos na tentativa de aliviar cãibras, espasmos e dor. Você pode ter lido a respeito na internet como uma "cura milagrosa" para a fibromialgia. Como o Botox é um agente paralítico, o uso prolongado ou a superdosagem podem produzir sérios efeitos colaterais. Até agora, não há evidências de que ele realmente ajude na dor crônica; certamente não é uma opção certa de cura e é muito caro.

Outros medicamentos que têm sido usados para tratar a dor crônica incluem as imunoglobulinas (com base na teoria de que aumentar a sua imunidade permite que você supere a doença), alfaglobulinas, Ampligen, terfenadina (um anti-histamínico), alfainterferona e estafilococos toxoides, todos presumivelmente recomendados com base no mesmo princípio. Nenhum deles foi cuidadosamente estudado para verificar a sua utilidade no tratamento da dor crônica e é difícil comprovar os resultados favoráveis; entretanto, são comuns efeitos colaterais adversos.

Uma grande quantidade de outras intervenções farmacológicas também foi relatada, novamente com benefícios impossíveis de serem comprovados. Entre elas estão os derivados da cortisona, como a hidrocortisona e a fludrocortisona. Uma droga antivirótica, aciclovir, tem sido oferecida com base na suposição errada de que o vírus Epstein-Barr ou algum outro vírus poderia ser responsável pelos sintomas da dor e da fadiga crônicas.

Outras drogas incluem moclobemida, fluoxetina, fenelzina, sibutramina, hidrobromida de galantamina e selegilina. Essas drogas genéricas são vendidas sob diversos nomes comerciais, mas nenhuma delas funciona para aliviar a dor crônica. O hormônio do crescimento tem seus defensores, mas não há provas da sua utilidade no tratamento da dor crônica e existem evidências consideráveis de seu dano potencial.

Terapia cognitiva

Uma abordagem particularmente eficaz da dor crônica é a terapia cognitiva, pelo menos de acordo com alguns estudos (embora um famoso experimento médico recente não tenha demonstrado mais do que um benefício modesto). Essa técnica psiquiátrica, cujo principal precursor é o dr. Aaron Beck, da Filadélfia, é um tratamento relativamente curto, durante um período de semanas, que explora o ambiente psicológico e social do paciente, bem como sintomas físicos. Essa abordagem parece ter produzido excelentes resultados para a maior parte daqueles que se beneficiaram dela. Mas, como muitas formas de intervenção psiquiátrica, um tratamento completo tende a ser caro.

Junto a exercícios e programas de condicionamento, a terapia cognitiva pode diminuir o sofrimento da dor crônica a intensidades toleráveis e, em alguns casos, pode até mesmo dominá-la completamente. Não exclua a terapia cognitiva só porque é uma forma de psiquiatria. É adequado considerar o papel da mente na causa, na duração e no controle da dor; afinal, é lá que mora a nossa percepção da dor.

Uma boa noite de sono

Alguns pesquisadores acreditam que os distúrbios do sono podem agravar e, até mesmo, piorar a dor. Esse assunto é controverso porque alguns estudos controlados recentemente lançaram dúvidas a respeito das anormalidades do sono como causa da dor. Entretanto, a dor pode *resultar* em sono agitado. Os comprimidos para dormir não são a resposta, porque eles fazem pouca coisa para os distúrbios do sono específicos que interferem com o sono não REM, o sono profundo, restaurador que todos nós precisamos.

Estranhamente, os medicamentos usados pelos psiquiatras para aliviar a depressão e melhorar o humor funcionam melhor do que os comprimidos para dormir para restaurar o sono adequado. Uma pequena dosagem – menor do que a dosagem psiquiátrica – ingerida meia hora antes de dormir ajuda a restaurar as fases do sono profundo e faz você se sentir mais descansado; como resultado, isso reduz a dor. A Amitriptilina (Elavil) e o Paxil têm sido utilizados para isso. Portanto, tenha alguns medicamentos antiepiléticos, como Neurontin e Tegretol, que afetam o sistema nervoso central de forma a ajudar a interromper o ciclo da dor. O Prozac também tem sido utilizado, com resultados indiferentes.

Tratamento do estresse

O estresse inevitavelmente piora a dor. O estresse iminente, como uma consulta ao médico, aumentará os sintomas. Fique atento a isso e adquira o hábito de respirar profundamente, aprendendo técnicas para evitar o estresse para que a sua dor não seja periodicamente interrompida por uma dor pior. A frase *"Don't worry, be happy"* ["Não se preocupe, seja feliz"] só transmitirá a mensagem de forma correta se você puder aproveitá-la.

Você pode obter alguns benefícios de massagens, saunas, banheiras com hidromassagem e imersão em banhos mornos (nunca quentes) – mas sempre combinados aos tratamentos eficazes mencionados anteriormente. O que todas essas terapias têm em comum é o relaxamento, que solta os músculos tensos. Mas, novamente, essas não são as curas, embora possam ser tratamentos eficazes, pelo menos a curto prazo.

Tratamentos alternativos

Em outro ponto deste livro você lerá a respeito de tratamentos alternativos para a dor crônica. Os suplementos naturais e as vitaminas geralmente são recomendados, embora normalmente não pelos médicos. Eles se tornaram um grande negócio, apesar da sua eficácia para o controle da dor ainda não ter sido comprovada. Os alimentos naturais e outros suplementos preferidos incluem ácidos graxos essenciais, magnésio, extrato hepático e uma grande quantidade de suplementos gerais; nenhum deles comprovou a sua utilidade. De certa forma, as grandes quantidades de dinheiro gastas nesses produtos são a prova de que as pessoas não estão completamente satisfeitas com os medicamentos disponíveis, mesmo com prescrição médica.

É interessante que muitas pessoas não considerem esses produtos medicamentos, apesar de o serem (embora o Congresso norte-americano realmente os isente do controle da FDA). Muitas pessoas tomam esses produtos naturais além dos recomendados pelo médico e não veem nenhum problema nisso. Mas poderia haver problemas, porque alguns desses produtos interagem com os medicamentos prescritos para diversas doenças e condições, talvez em detrimento de ambos: a eficácia do medicamento pode ser reduzida ou um sério efeito colateral pode resultar dessa interação. Se você toma qualquer um desses produtos, certifique-se de dizer ao seu médico o que você está tomando para que isso seja levado em consideração quando forem prescritos medicamentos.

Acredita-se que a ioga ajuda a aliviar a dor crônica, particularmente na Índia e em outras áreas do sul da Ásia, e a sua recente popularidade nos Estados Unidos demonstrou como ela é útil para muitas pessoas com dor que aprenderam as suas técnicas. A acupuntura também pode oferecer alívio se realizada por um especialista e com um grupo receptivo, pelo menos para dores localizadas. Entretanto, muito do que se consegue com a acupuntura na China ainda precisa ser reproduzido em larga escala no Ocidente.

A quiropraxia é popular e pode proporcionar certo alívio da dor se não houver restrições físicas ou contraindicações. Alguns estudos mostram que os pacientes a preferem em lugar das terapias com drogas, mas geralmente ela é mais cara no que se refere ao tempo e ao dinheiro, e nem todos estão convencidos de sua eficácia. Os médicos ortopedistas costumavam aprender a manipular o corpo, de forma semelhante à quiropraxia; na verdade, essa disciplina baseava-se na manipulação. Contudo, recentemente muitos ortopedistas não têm recebido treinamento em manipulação.

Clínicas

O tratamento da dor tornou-se uma especialidade e você pode encontrar clínicas de dor em hospitais e outros locais na maioria das cidades. Evite as chamadas clínicas e centros de tratamento de fibromialgia. Há muitos profissionais da saúde nesses locais, mas os supostos tratamentos multidisciplinares ainda não comprovaram a sua validade ou a melhora dos sintomas no decorrer do tempo.

Algumas pessoas vão para clínicas que anunciam seus serviços principalmente pela internet. Evite essas clínicas; elas não podem ajudá-lo, mas podem prejudicá-lo. Os medicamentos que elas vendem geralmente são misturas de produtos, muitos dos quais a FDA não aprovou nem regulamentou. Você perde essa proteção quando toma drogas oferecidas por uma dessas clínicas e se arrisca a sofrer efeitos colaterais sérios, até mesmo fatais.

Clima

Muitos daqueles que podem arcar com as despesas buscam climas amenos na esperança de obter alívio. A temperatura constante, embora não necessariamente uma temperatura amena, parece funcionar melhor. Toda mudança na temperatura aparentemente provoca os sintomas e o fato de que as pessoas com dor podem prever mudanças na temperatura não é uma superstição. Mas a proporção de pessoas que têm os sintomas associados àquilo que alguns chamam de fibromialgia e Síndrome da Fadiga Crônica é igual nas áreas quentes do Golfo do México e em Boston, Mineápolis e Portland.

Talvez você não consiga escapar da dor crônica, mas pode evitar cair na armadilha da invalidez crônica. O traumatismo que você culpa pelas suas dores provavelmente apenas chamou a sua atenção para elas e é improvável que seja a sua causa. Evite cair na armadilha dos grupos de defesa de pacientes que procuram persuadi-lo de que você não pode melhorar. Não deixe ninguém convencê-lo disso. Você pode – e vai – melhorar. Em geral, nenhum tratamento é realizado isoladamente, portanto uma combinação de drogas e abordagens físicas é melhor.

Viva a sua vida e pense positivamente. Continue com o seu programa de condicionamento físico, considere a terapia cognitiva e evite exames e tratamentos desnecessários. E, o mais importante, perceba que a dor é uma condição humana que todos experienciamos e que você não precisa eliminá-la completamente para atuar normalmente e aproveitar a vida.

Leitura sugerida

Arthritis Today, revista publicada pela Arthritis Foundation.

George E. Ehrlich, M.D.

9 – Tratando os sintomas após uma concussão

A dor física e emocional causada por um traumatismo craniano pode ser tratada de muitas maneiras. Alguns sintomas da Síndrome Pós-Concussão (SPC) podem persistir por semanas ou meses e alguns podem até mesmo ser permanentes. Contudo, a maior parte desses traumas pode ser tratada e muitos deles diminuirão ou desaparecerão com o tempo.

Neste capítulo, você descobrirá como lidar com os quarenta sintomas mais comuns da SPC, receberá informações sobre medicamentos, psicoterapia e outros tratamentos. Naturalmente, como acontece com qualquer lesão, consulte o seu médico se experienciar qualquer um desses sintomas.

Dores de cabeça

As dores de cabeça estão entre os problemas mais comuns resultantes de um traumatismo craniano fechado – tão comuns que ocorrem em 95% de nossos pacientes. Entretanto, elas também estão entre os problemas mais difíceis de tratar.

Após uma concussão, as dores de cabeça podem ser constantes e intensas e podem não responder a medicamentos de venda livre. O seu médico pode prescrever narcóticos como Percocet, OxyContin ou Demerol até a dor começar a diminuir e tornar-se intermitente. Isso pode demorar algumas semanas. Nessa ocasião, a dor pode responder a medicamentos prescritos com menos restrições como Firinal, Fioricet ou Midrin. O Tylenol com codeína também pode ser útil. Enquanto a dor diminui, os medicamentos de venda livre podem bastar, incluindo Tylenol, aspirina ou Excedrin.

Tenha cuidado para não tomar mais medicamentos do que o necessário para evitar dores de cabeça de rebote, que podem ser causadas pela utilização frequente de quaisquer desses medicamentos para a dor. Naturalmente, você também deve manter o seu médico informado da frequência e da intensidade das suas dores de cabeça. Manter um registro das dores de cabeça em um gráfico ajudará você e seu médico a observarem a frequência dessas dores, sua resposta a diversos medicamentos e sua melhora gradativa.

Como as enxaquecas podem ser desencadeadas por um traumatismo craniano fechado ou reativadas mesmo que você não tenha uma dor de cabeça há anos, é bom conversar com um neurologista ou um médico treinado para tratar esse problema com os medicamentos específicos que podem ser prescritos. Esses medicamentos incluem *spray* nasal, injeções autoadministradas ou comprimidos para engolir ou colocar sob a língua. Cada um desses medicamentos tem efeitos colaterais que você terá de discutir com o seu médico e a sua utilização deve ser cuidadosamente supervisionada por ele. Se você tem problemas cardíacos, precisará ser extracuidadoso com relação ao uso de medicamentos para enxaqueca.

Um traumatismo em que a parte posterior da cabeça foi atingida por um apoio para a cabeça, ou outro objeto, pode causar dor na parte posterior da cabeça, onde estão localizados os nervos occipitais. Essa condição é conhecida como neuralgia occipital e não é difícil de ser diagnosticada. Ela faz que a parte posterior da cabeça fique muito sensível, mas injeções de Marcaína ou Carbocaína para bloquear os nervos occipitais proporcionam um alívio rápido que pode durar horas, dias, semanas ou meses. Então, injeções adicionais podem ser aplicadas a intervalos de tempo cada vez maiores.

Muitos tratamentos alternativos para dores de cabeça estão disponíveis e são discutidos em outros capítulos, incluindo acupuntura, *biofeedback*, terapia comportamental cognitiva, suplementos nutricionais, hipnose e a utilização de estimuladores elétricos.

Um aparelho eletrônico que pode diminuir a dor de cabeça bem como a necessidade de medicamentos é o Alpha-Stim 100. Esse aparelho portátil é mais ou menos do tamanho de um controle remoto de televisão e transmite uma corrente elétrica branda para a cabeça por meio de clipes nos lóbulos das orelhas. A corrente pode ser regulada até um nível que o faça sentir nada mais do que um leve formigamento. A unidade possui um *timer* que geralmente é ajustado para 20 minutos e o tratamento pode ser repetido durante o dia. A unidade é leve, portanto pode ser facilmente carregada.

Um outro aparelho eletrônico portátil é o Solitens, utilizado para aplicar um impulso elétrico em músculos tensos. Ao relaxar os espasmos musculares no pescoço, ele pode aliviar um pouco da dor de cabeça. Essa unidade também pode ser facilmente carregada e utilizada repetidamente, mas certifique-se de não utilizá-la perto dos olhos ou das artérias carótidas no pescoço.

A dor de cabeça provocada por traumatismo na mandíbula deve ser avaliada e tratada por um dentista especializado. Algumas vezes a fisioterapia ou o uso de uma prótese é útil. É uma boa ideia conversar sobre o problema com o seu dentista para compreender melhor por que esse traumatismo pode ser a causa das dores de cabeça.

Como as dores de cabeça são comuns e difíceis de tratar, vale a pena tentar todas as terapias para a dor até uma delas ser bem-sucedida.

Tratamentos para a dor de cabeça

• Medicamento.
• Acupuntura.
• *Biofeedback*.
• Estimulação elétrica.
• Suplementos nutricionais.
• Terapia individual ou em grupo.
• Terapia cognitivo-comportamental.
• Hipnose.

Náusea e vômito

Em geral, a náusea e o vômito diminuem nas primeiras semanas após uma concussão. Eles necessariamente não precisam de nenhum tratamento especial (a não ser que ocorram logo após um acidente, quando a possibilidade de inchaço do cérebro exige um exame neurológico cuidadoso). Algumas vezes o problema melhora quando as dores de cabeça melhoram. Em casos extremos, Compazine ou Tigan supositórios podem ajudar.

Visão embaçada

A visão embaçada é um dos primeiros sintomas a diminuir após uma concussão. Contudo, talvez você precise examinar os olhos e não deve ficar surpreso se lhe disserem que, pela primeira vez, você precisará de óculos de leitura; se você já os usa, pode precisar de lentes mais fortes.

Visão dupla

A visão dupla precisa ser avaliada por um neuroftalmologista se permanecer após um acidente ou retornar intermitentemente durante algumas semanas. Se você tiver sorte, ela pode diminuir sem tratamento.

Sensibilidade a luzes brilhantes

É mais fácil lidar com a sensibilidade a luzes brilhantes usando óculos de lentes escuras. Esse problema pode persistir indefinidamente.

Dificuldade de audição

A dificuldade de audição deve ser avaliada por um otologista (especialista em ouvidos), que pode determinar se você precisa de um aparelho auditivo.

Sensibilidade a ruídos altos

A sensibilidade a ruídos altos deve diminuir quase tão rapidamente quanto a visão embaçada. Enquanto isso, tente usar protetores auriculares, diminuir o volume, pedir para as pessoas abaixarem o tom de voz ou evitar fontes de ruídos altos.

Zumbido nos ouvidos

O zumbido nos ouvidos é um aborrecimento que provavelmente desaparecerá, desde que não seja constante. Se ele persistir constantemente, não há muito a se fazer, mas se você discutir isso com um otologista (especialista em ouvidos), poderá encontrar um aparelho que pode neutralizar o zumbido. Alternativamente, você pode adaptar-se a ele.

Vertigem

A vertigem é a sensação de estar girando que pode ocorrer quando você movimenta a cabeça, se levanta de uma cadeira ou da cama muito rapidamente. É mais provável que isso seja um problema se o ouvido interno tiver sofrido uma concussão. Os medicamentos como Antivert são prescritos com frequência para essa condição, mas eles podem deixá-lo sonolento. Se o problema persistir, consulte um otorrinolaringologista.

Sensação de cabeça leve

A sensação de cabeça leve pode fazê-lo ter a impressão que vai desmaiar. Se ocasionalmente você sentir que pode perder a consciência – ou se desmaiar de fato – peça ao médico para verificar a sua pressão sanguínea enquanto está deitado e então para verificá-la novamente depois de se levantar rapidamente. Se a sua pressão sanguínea diminuir significativamente, você pode beneficiar-se usando meias de compressão. Até o problema melhorar, movimente a cabeça lentamente e levante devagar.

Ataques

Os ataques são muito sérios, especialmente se não forem adequadamente diagnosticados e tratados. Na maioria dos casos, um eletroencefalograma (EEG) não é útil como ferramenta diagnóstica, a não ser que seja um EEG digital (quantitativo), que tem maior valor diagnóstico e menor probabilidade de apresentar uma leitura falso-negativa. Entretanto, um traçado normal de ondas cerebrais não exclui a presença de um distúrbio. Em geral o diagnóstico é feito com base no histórico médico do paciente, especialmente se um ataque tiver sido testemunhado por alguém que possa descrevê-lo detalhadamente para o médico. É muito útil manter um registro da frequência dos ataques para mostrá-lo ao seu médico.

Os medicamentos anticonvulsivos geralmente prescritos incluem Depakote, Tegretol, Dilantin ou Neurontin. Antes de tomar qualquer uma dessas drogas, você deve verificar seus efeitos colaterais com o médico e submeter-se a exames de sangue durante o tratamento para manter níveis sanguíneos terapêuticos. Se você não melhorar, o médico provavelmente aumentará a dosagem, combinará mais de um medicamento ou mudará para um medicamento diferente.

Se você está tendo períodos de inconsciência, não deve dirigir. Você também deve evitar alturas e não trabalhar perto de máquinas, nadar sozinho, andar de bicicleta ou usar escadas.

Os ataques que ocorrem após um traumatismo craniano muitas vezes diminuem em alguns anos. Mas, se não forem tratados, podem resultar em concussões repetidas.

Desorientação

Os episódios de desorientação devem ser anotados em um gráfico para ser mostrado ao seu médico. Isso o ajudará a avaliar a sua condição e ajudará você a eliminar a ansiedade que surge após cada episódio. Até hoje, não há nenhum medicamento para esse problema, mas em geral desaparece sozinho.

Falar desses episódios, especialmente na terapia em grupo, pode ser bastante útil. Se você se sente desorientado, saber que você não é o único pode diminuir o seu medo (ver "Terapia em grupo" na p. 151).

Problemas de equilíbrio

Os problemas de equilíbrio podem indicar um traumatismo no ouvido interno, portanto você deveria ser avaliado por um otologista (especialista em ouvidos). Às vezes, medicamentos como Antivert podem ajudar.

Andar desajeitado ou oscilante

O andar desajeitado ou oscilante, como outros problemas de equilíbrio, exige uma atenção especial para que você não colida em coisas ao seu redor e sofra outra concussão. Infelizmente, isso acontece com muita frequência. A fisioterapia pode ajudá-lo a coordenar novamente os movimentos corporais e talvez você precise aprender a andar novamente. Discuta isso com o seu médico e com o seu fisioterapeuta. Enquanto isso, remova obstáculos potencialmente perigosos, como tapetes escorregadios em casa e no escritório, e anote mentalmente as fontes de perigo, como armários salientes ou portas duplas.

Erros na percepção de profundidade

Os erros na percepção de profundidade e a deficiência na consciência aguçada do ambiente ao seu redor exigirão que você preste muito mais atenção ao ambiente. Anote os potenciais objetos que poderiam colocá-lo em perigo. Tome cuidado com tapetes ondulados, armários salientes, cantos angulosos, passagens estreitas, batentes de porta, pedras no chão, degraus íngremes e outros objetos que podem exigir uma avaliação cuidadosa de risco potencial.

Mudanças na caligrafia

Uma mudança na caligrafia muitas vezes melhora com o tempo, sem tratamento. Enquanto isso, não há muito a ser feito a não ser praticar escrever mais lentamente e talvez voltar a escrever em letra de forma.

Mudanças na percepção das cores

As mudanças na percepção das cores, como diferenciar azul-marinho de preto, requerem que você faça alguns ajustes. Pouca coisa pode ser feita, a não ser reconhecer a situação e pedir ajuda aos outros se necessário. Essa condição pode ser permanente.

Mudanças no paladar ou no olfato

As mudanças no paladar ou no olfato podem ser permanentes, especialmente se você experiencia uma perda total desses dois sentidos. Quando estiver longe de casa, você deve tomar precauções extras para se proteger levando um detector de fumaça portátil. Sua família e os seus amigos devem compreender por que você mudou sua escolha de alimentos ou a maneira como você agora usa os temperos. Ao cozinhar para outras pessoas, talvez você queira lhes pedir para acrescentar uma quantidade maior dos condimentos que elas preferem.

Perda do apetite

A perda do apetite pode ser parte da Síndrome Pós-Concussão, mas também pode ser sintoma de uma depressão oculta. O seu médico deve certificar-se de que você não desenvolveu outros problemas de saúde. Se nada mais puder explicar sua perda do apetite, então peça uma avaliação para verificar a existência de um distúrbio de humor, porque você pode estar precisando de um antidepressivo.

Aumento do apetite

O aumento do apetite pode ser causado pela ansiedade e/ou depressão. Agora é a hora de ficar conscientemente atento a uma dieta inteligente. Um aumento no apetite também pode ser o efeito colateral de alguns medicamentos.

Desejo por alimentos calóricos e pouco nutritivos

O desejo por alimentos calóricos e pouco nutritivos geralmente desaparece, mas, até isso acontecer, você pode fazer algo a respeito: dê uma ou duas mordidas no que você está desejando e em seguida tome dois copos de água. A água dilui o alimento, acelerando sua absorção e transmitindo mais rapidamente os nutrientes para o cérebro. Ela também limpa os dentes e ajuda a evitar cáries, e, ao mesmo tempo, enche o estômago e diminui o seu desejo imediato de comer.

Ganho ou perda de peso

O ganho ou a perda de peso devem ser relatados ao médico e é importante manter um registro do seu peso para que ele possa determinar a seriedade de qualquer mudança. Ganhar peso pode tornar-se um fator muito depressivo, especialmente se você ganha peso continuamente e não faz nada a respeito. Você precisará de toda a ajuda possível, portanto converse com o seu médico sobre isso.

Distúrbios do sono

O distúrbio do sono deve ser tratado com medicamentos apropriados se você tem dificuldade para adormecer ou para permanecer dormindo. Pode ser útil tomar 10 mg de Ambien, um comprimido para dormir, logo antes de apagar as luzes. Se você está preocupado com o fato de se habituar a tomar comprimidos para dormir, tome um em dias alternados depois das primeiras duas semanas de uso contínuo. Então, diminua aos poucos a frequência e a dosagem, ou alterne com outros medicamentos para dormir como Halcion, ProSom, Sonata, Restoril, Placidyl ou hidrato de cloral em cápsulas ou líquido.

Os produtos naturais de venda livre algumas vezes são usados com sucesso. Esses produtos não estão isentos de riscos, portanto informe o seu médico a respeito. Leia sobre o que você está usando. Fique atento a problemas potenciais como interações medicamentosas, efeitos colaterais prejudiciais e potencial dependência. Manter registros cuidadosos da dosagem e da frequência de cada medicamento que você usa pode ajudar a evitar complicações.

Algumas vezes, quando a dor física interfere no sono, a utilização de medicamentos eficazes para a dor pode substituir um comprimido para dormir. Tranquilizantes como Xanax e Valium são ocasionalmente prescritos para ajudar um paciente ansioso a dormir. Enquanto isso, elimine bebidas com cafeína, pelo menos até o seu padrão de sono voltar ao normal.

Pesadelos

Os pesadelos são um método que o cérebro usa para expulsar aos poucos o medo e a raiva armazenados que são provocados pelo traumatismo. Os pesadelos podem diminuir com a psicoterapia intensiva, que ajuda a diminuir o distúrbio emocional residual provocado pelo acidente. Algumas vezes, a hipnose também pode ser eficaz. O tratamento de distúrbios de ansiedade também pode ajudar. A maior parte dos pacientes acha que esse problema se resolve sozinho no devido tempo.

Flashbacks diurnos

Os *flashbacks* diurnos aos poucos cedem sozinhos, mas um tratamento deve ajudar a acelerar o processo. Em geral, a psicoterapia individual ou em grupo ajuda (ver "Terapia em grupo" na p. 151).

Cansaço ou fadiga crônica

O cansaço ou a fadiga crônica podem melhorar se os problemas de sono diminuírem. Entretanto, a fadiga é um problema comum mesmo entre pacientes com SPC que dormem excessivamente.

Atualmente, prescrevemos Provigil, que é comercializado principalmente para pacientes com narcolepsia (breves ataques de sono). Descobrimos que ele é útil no tratamento da fadiga diurna que é parte da SPC. Tomar 100 a 200 mg de Provigil 1 ou 2 vezes ao dia pode resultar no aumento da energia durante o dia, melhora da autoestima e um padrão melhor de sono.

Irritabilidade

A irritabilidade é um problema sério, especialmente quando atinge o nível de uma reação de raiva. Um traumatismo craniano pode causar mudanças significativas na personalidade e perda do autocontrole. Os medicamentos que devem ser tentados incluem diversos anticonvulsivos como Tegretol, Depakote e Neurontin, além de tranquilizantes prescritos por um psiquiatra. Uma combinação de medicamentos e psicoterapia, individual ou em grupo, pode ajudar a proteger o seu casamento, o seu emprego e a sua vida social. O *biofeedback* também é benéfico (ver "Biofeedback" na p. 153).

Terapia em grupo

Você pode estar zangado com a pessoa responsável pela sua lesão – ou, se o acidente foi culpa sua, pode estar zangado consigo mesmo. Você também pode estar desapontado consigo mesmo por perder a sua "esperteza" após sofrer um dano cerebral microscópico provocado pelo traumatismo craniano. Falar a respeito do seu desconforto mental com um terapeuta ou em um grupo permitirá que você descarregue a angústia e a decepção.

No início você pode ter dificuldade para encontrar um grupo de apoio adequado. Muitos deles estão associados a fundações para traumatismos cranianos. Certifique-se de que aquele que você escolher lida com os supostos traumatismos cranianos menores e com a Síndrome Pós-Concussão; do contrário, você pode não se sentir à vontade com pacientes mais seriamente prejudicados. Você precisa ser capaz de se identificar com outras pessoas que parecem bem mas que apresentam os mesmos sintomas que você desenvolveu após a sua concussão.

Durante a primeira sessão, você deve tentar explicar como aconteceu o seu acidente e descrever os seus sintomas pós-concussão. Diferente de uma festa, onde você pode afastar-se e ficar na parte tranquila da sala, em um grupo você está sentado entre novos amigos que não o sobrecarregarão com informações demais. Eles sabem que as conversas múltiplas podem ser perturbadoras.

Esses grupos devem encontrar-se não menos do que uma vez por semana e são melhores quando limitados a cerca de oito pacientes pós--concussão liderados por um psicoterapeuta. Todos os membros do grupo devem ser capazes de discutir quaisquer sintomas que estejam interferindo na sua felicidade. Eles também devem chamar a atenção para qualquer coisa que esteja melhorando e compartilhar com os outros tudo o que pode tê-los ajudado a melhorar.

Logo, você conseguirá discutir os danos mentais constrangedores que provavelmente tenta negar. Ao conversar sobre as suas dificuldades com pessoas que também as sentem, você começará a aprender como lidar com elas e aceitar mais a si mesmo. Os outros compartilharão com você algumas das soluções que eles encontraram, os seus "macetes" para lidar com a situação.

O tratamento terá mais sucesso se você conseguir redirecionar sua energia, passando a ajudar o seu cérebro a se recuperar em lugar de sentir pena de si mesmo. Os exercícios mentais, como fazer palavras cruzadas diariamente ou participar de jogos simples apresentados na televisão são os mais fáceis. Os jogos de memória da terapia em grupo podem ser levados para casa e compartilhados com a família. Quanto mais engraçados os jogos, melhor. Sem o riso você fica em desvantagem. Encontrar alguma coisa para rir diante da dor física e mental é terapêutico e ainda melhor se compartilhado com os outros. Isso melhorará o seu ânimo, aumentando o nível de endorfinas, as substâncias químicas produzidas pelo corpo e que aliviam a dor.

Este autor realiza encontros em grupo semanais com pacientes de pós--concussão há aproximadamente vinte anos na Filadélfia, Pensilvânia e próximo a Cherry Hill, Nova Jersey. Esse tem sido um método de tratamento muito útil que permitiu a muitos pacientes continuar socialmente ativos e que acelerou a reabilitação de muitos dos 6 mil pacientes com traumatismo craniano que nós tratamos.

Dificuldade para se concentrar

A dificuldade para se concentrar faz sua mente vagar. Você se distrai com facilidade. Você pode descobrir que está relendo as mesmas frases ou parágrafos repetidamente. Você pode não compreender o que está tentando ler. Você pode até mesmo desistir de ler por prazer. Se isso acontece, você terá de encontrar novas maneiras para fazer velhas coisas; é como se o seu piloto automático estivesse quebrado.

Você pode precisar dos serviços de um terapeuta cognitivo corretivo que possa lhe ensinar técnicas práticas para pessoas com SPC. Os terapeutas cognitivos trabalham em sessões individuais e explicam como eliminar distrações, permanecer focalizado e como criar e usar agendas para lembrar de compromissos. Muitas vezes eles telefonam para verificar como estão os pacientes, além de recebê-los no consultório.

Se você está sentindo muita dificuldade para ler, talvez precise voltar aos livros mais fáceis, como aqueles que usava na escola, e progredir aos poucos. Se fizer isso, você ficará agradavelmente surpreso ao ver como a sua mente pode "desenvolver-se" novamente. Pode não ser fácil, mas pense nisso como voltar a trocar as marchas do carro manualmente em vez de usar um câmbio automático. Você deve observar uma melhora lenta, porém, contínua.

Biofeedback

O *biofeedback* é um método de tratamento que lhe permite observar suas reações físicas ao estresse e à dor, usando sensores elétricos que podem detectar minúsculas mudanças na temperatura corporal, sudorese e frequência cardíaca.

O primeiro objetivo do *biofeedback* é torná-lo consciente do nível de estresse no seu corpo. A informação reunida por instrumentos que monitoram a tensão muscular, temperatura da pele, respiração, pulso e perspiração é "retroalimentada" para você na forma de um gráfico ou de um som audível para que você possa ver o seu nível de tensão ou ouvi-lo em um alto-falante.

Então, você aprende técnicas de relaxamento muscular, respiração abdominal, utilização de imagens mentais e sugestão verbal. Tudo isso vai ajudá-lo a aprender a assumir um pouco de controle consciente sobre a parte do sistema nervoso que o está deixando desconfortável e que normalmente é automática. Para ser capaz de usar essa terapia, você deve ser tratado 2 ou 3 vezes por semana por um terapeuta de *biofeedback* e então

> praticar essas habilidades em casa com gravações de relaxamento, usando os monitores para observar os resultados.
>
> Esse treinamento não cura uma lesão, mas a maior parte das pessoas experiencia uma diminuição significativa na percepção da dor. Aprender a ter mais controle sobre suas reações corporais diminui os sentimentos de impotência e desconforto. Isso deve aumentar a sua resposta a outros tratamentos e ajuda a melhorar a autoestima.

Dificuldade para lembrar de eventos recentes

A dificuldade para lembrar de eventos recentes pode ser abrandada com a utilização de técnicas ensinadas por terapeutas cognitivos. Esses métodos incluem fazer listas, lembretes, usar despertadores e *timer*s, manter um molho extra de chaves, pedir para alguém controlar o talão de cheques e seguir uma programação. Fazer palavras cruzadas é um bom exercício mental para ajudar a restaurar o cérebro.

Um medicamento que tem sido útil para tratar problemas de memória em pacientes com doença de Alzheimer é o Aricept. Alguns especialistas em traumatismo na cabeça descobriram que ele também pode ajudar pacientes de pós-concussão. Os medicamentos utilizados para os distúrbios de déficit de atenção, como Ritalin-SR, Concerta ou Adderall, agora estão sendo prescritos para ajudar pacientes com SPC para melhorar a concentração, as habilidades para executar múltiplas tarefas e o foco mental.

Dificuldade para encontrar palavras

A dificuldade para encontrar palavras e expressar pensamentos pode ser constrangedora, mas carregar um dicionário de bolso e explicar o seu problema para os outros pode permitir que você evite a frustração. Em geral, no devido tempo, os problemas para encontrar palavras e a dificuldade para expressar os pensamentos cessarão.

Dificuldade para seguir uma sequência

A dificuldade para seguir uma sequência pode ser aliviada com o tempo, por meio da prática. Um terapeuta cognitivo corretivo pode sugerir muitas técnicas úteis.

Usar um computador e uma calculadora manual pode ajudar a restabelecer a eficiência mental. Talvez você precise pedir muita ajuda. Isso pode ser constrangedor, especialmente se você era bom usando um computador antes do traumatismo craniano e agora esqueceu tudo. Encontre um amigo muito paciente e compreensivo que possa treiná-lo novamente e aceite o esquecimento constante por enquanto. Peça ao seu amigo para ler esta parte do livro. Aprenda como deixar de se sentir tolo! Com tempo e prática, você vai melhorar.

Anote as instruções explícitas e seja muito cuidadoso ao usar mapas rodoviários. Evite qualquer interferência enquanto repetidamente verifica as instruções. Se isso for impraticável ou se continuar sendo um problema mesmo sem interferências, você deve pedir ajuda aos outros e, então, ainda será capaz de trabalhar ou estudar.

Dificuldade para executar múltiplas tarefas

A dificuldade para executar múltiplas tarefas pode exigir a ajuda de um terapeuta cognitivo corretivo. Como mencionado anteriormente, o Ritalin-SR pode ajudar.

Em casa, peça às pessoas queridas para não sobrecarregá-lo com perguntas quando você estiver tentando fazer alguma coisa. Elas também devem saber que você pode facilmente perder a calma se o interromperem quando você estiver envolvido até mesmo em tarefas simples.

É melhor executar tarefas mais complexas quando você tiver mais energia, o que em geral acontece pela manhã. Tente fazer coisas quando os outros não estiverem por perto para confundi-lo. Como você vai se cansar mais facilmente após uma concussão, no final do dia tente não se sobrecarregar com nada além das responsabilidades básicas.

Dificuldade para compreender uma conversa

A dificuldade para compreender uma conversa deve ser administrada no momento em que ela ocorrer, com um pedido de esclarecimento. A terapia em grupo pode ser muito útil para capacitar os pacientes a superar o constrangimento, porque eles precisam admitir suas deficiências para que os outros colaborem. Na terapia em grupo, é mais fácil pedir a alguém para falar mais devagar, repetir ou explicar mais claramente o que ele tem a dizer (ver "Terapia em grupo" na p. 151).

Ansiedade, medos e fobias

Ansiedade, medos e fobias causados por traumatismo justificam uma terapia em grupo bem como o *biofeedback* e a utilização de medicamentos. A ansiedade é comumente tratada com Ativan, Librium, Tranxene, Valium, Xanax ou Vistaril. Um ataque agudo pode ser tratado com pequenas quantidades de Xanax, colocado sob a língua. Antidepressivos como Celexa, Effexor, Prozac, Serzone, Paxil e Zoloft também são úteis. Os anticonvulsivos têm sido utilizados com sucesso para tratar alguns pacientes que sofrem de ataques de pânico (ver "Terapia em grupo" na p. 151 e "*Biofeedback*" na p. 153).

Alucinações

Em geral, as alucinações não são sérias e não exigem nenhum tratamento, a não ser apoio. Alguns médicos não sabem que percepções erradas como ouvir alguém chamar seu nome ou ver moscas que não existem em geral são uma parte temporária da SPC e não uma psicose. Contudo, se você se tornar paranoico, precisará de ajuda psiquiátrica.

Falar sobre as suas alucinações, especialmente na terapia em grupo, proporcionará alívio mental depois que você descobrir que os outros também tiveram essas pequenas alucinações (ver "Terapia em grupo" na p. 151).

Depressão

A depressão é mais bem tratada com uma combinação de medicamento e psicoterapia. Muitos medicamentos antidepressivos podem ser tentados e você deve informar-se sobre os seus efeitos colaterais. O medicamento deve ser prescrito inicialmente em dosagem baixa, aumentada aos poucos para minimizar ou evitar efeitos colaterais. Você pode estar mais sensível aos efeitos colaterais de um medicamento porque teve concussão. (Por falar nisso, você também pode estar mais sensível ao álcool.) Se um antidepressivo não ajudar em três a seis semanas, ou o medicamento está errado ou a dosagem está errada.

A psicoterapia, individual ou em grupo, irá ajudá-lo a compreender por que você ficou deprimido. Um pouco da sua depressão pode ser aliviada quando você descobrir que ela é parte da Síndrome Pós-Concussão e não doença de Alzheimer precoce. Peça ao seu terapeuta para explicar a relação entre a sua depressão e o traumatismo craniano. Isso deve ajudar a aliviar qualquer culpa que você possa ter desenvolvido quando a depressão surgiu. Se você teve depressão anteriormente e a tratou com sucesso, pode esperar uma melhora semelhante. Falar dos problemas causados pelas mudanças mentais e emocionais que ocorrem após uma concussão levará ao alívio psicológico.

Uma das principais causas da depressão após um acidente é a perda súbita de partes da sua identidade. Você pode se perguntar: "Onde eu estou? Para onde foi o meu verdadeiro eu?". Pode sentir-se como se parte de você tivesse morrido. A depressão é o luto do seu "eu" anterior. A psicoterapia visa ajudá-lo a compreender o que aconteceu e a usar todos os métodos disponíveis para lidar com cada um dos sintomas.

Um aviso importante: se ocorrerem pensamentos suicidas, você deve informar o seu médico para que um tratamento apropriado possa ser iniciado imediatamente!

Problemas menstruais

Problemas persistentes no ciclo menstrual devem ser tratados por um ginecologista, mas em geral o ciclo retorna à normalidade em alguns meses.

Perda de ambição

A perda de ambição é um sintoma que pode desaparecer quando as dores de cabeça, a fadiga, a depressão e os distúrbios do sono forem tratados com sucesso. Quando você começar a se sentir um pouco melhor e for capaz de fazer mais coisas, a melhora da sua autoestima ajuda na recuperação da ambição.

Perda de libido

A perda de libido atribuída à concussão em si e não associada aos efeitos colaterais de qualquer medicamento, requer aconselhamento individual ou para casais. A impotência responde favoravelmente ao Viagra, mas nenhum medicamento comprovou a sua eficácia para ajudar as mulheres a superar a perda de libido associada à SPC.

Discutir o problema sexual, individualmente ou em casal, diminui os sentimentos de culpa e rejeição, podendo salvar um relacionamento e eliminar o sofrimento emocional. Naturalmente, é mais difícil conversar sobre isso na terapia em grupo do que com um conselheiro particular. Tente superar o constrangimento e fale sobre o assunto; isso deve ajudar.

Perda da autoestima

A autoestima pode ser recuperada em parte, quando você se acostumar com os seus sintomas e se perdoar por perder parte de si mesmo. Você precisa parar de se perguntar: "Onde eu estou, o que aconteceu comigo e quando eu vou melhorar?". Perder tempo lamentando a perda parcial de sua personalidade tira a energia que você precisa para ajudá-lo a se recuperar o máximo possível.

Não há como saber quanto tempo será necessário para você atingir o grau de melhora que você vai experienciar, seja ele qual for. Até então, a terapia em grupo é bastante recomendada para lhe permitir superar a raiva, a frustração, a depressão e a decepção por perder parte de si mesmo (ver "Terapia em grupo" na p. 151).

Lembre-se, em geral há algum grau de recuperação de quase todas as lesões. A recuperação da Síndrome Pós-Concussão deve ser um trabalho de equipe que envolve você, sua família, seu chefe, seus professores e todos os terapeutas treinados para isso. A terapia em grupo está entre os melhores métodos, porque ela o coloca entre amigos que estão passando pelos mesmos problemas. No tratamento de qualquer um desses problemas, de dores de cabeça à perda de autoestima, a intervenção precoce e a terapia em grupo proporcionarão os melhores resultados.

Leituras sugeridas

MANDELL, S. et al. *Minor head trauma.* New York: Springer-Verlag, 1993.

STOLER, D. R.; HILL, B. A. *Coping with mild brain injury.* New York: Avery, Garden City Park, 1998.

WRIGHTSON, P.; GRONWALL, D. M.A. *Mild head injury.* New York: Oxford University Press, 1999.

Arnold Sadwin, M.D.

10 – Avaliação de terapias alternativas

Há alguns anos, um dos meus colegas que praticava acupuntura em suas atividades clínicas diárias perguntou sobre a possibilidade de estudarmos como funciona a acupuntura. A razão para ele me procurar é que eu estivera trabalhando em um projeto para estudar os efeitos da meditação no cérebro humano e, assim, tinha alguma experiência na investigação da base fisiológica das terapias alternativas. A ideia de estudar acupuntura foi uma proposta desafiadora, porém curiosa. Em geral é muito difícil estudar terapias alternativas devido à forma como é empreendida a ciência da medicina. Por exemplo, a maior parte das terapias tradicionais para pacientes com dor percorreu o caminho dos testes empíricos de acordo com os princípios habituais da profissão médica. Isso inclui o desenvolvimento de hipóteses baseadas em informações atuais, a verificação dessas hipóteses por uma série de experimentos que comparam a nova terapia com um grupo de controle com placebo ou outras terapias existentes, e a ampliação dos resultados em diversos diferentes distúrbios e populações de pacientes.

Se um médico deseja desenvolver uma nova droga para ajudar a evitar a dor da artrite, explorará os efeitos dos atuais medicamentos para o alívio da dor, como ácido acetilsalicílico ou ibuprofeno, e trabalhará para desenvolver uma droga que aja de maneira semelhante, mas que possivelmente tenha um efeito mais direto ou menos efeitos colaterais. Após desenvolver o medicamento, o pesquisador verifica se ele funciona em seres humanos conduzindo estudos controlados e randomizados. Essa é a maneira tradicional utilizada pelos médicos para determinar se uma droga realmente funciona. Eles escolhem, aleatoriamente, dois grupos de pacientes para receber a pílula ativa (o novo medicamento) ou uma pílula exatamente igual à ativa mas que não contém nada nela (o placebo). No estudo ideal, pacientes e médicos não sabem quem está em cada um dos grupos de tratamento. Isso é chamado de "duplo-cego" e é muito importante porque estudos mostraram que quando as pessoas acham que estão sendo tratadas de alguma coisa, elas tendem a experienciar mais de um efeito. Também é importante que os pesquisadores não saibam quem está recebendo os medicamentos porque eles podem procurar mais de um efeito nos pacientes que eles sabem que estão recebendo a nova droga. Ao comparar os resultados em uma quantidade pequena de sujeitos, os pesquisadores podem determinar se a droga tem o efeito desejado. Se tiver, eles podem usá-la em grupos maiores de pacientes e algumas vezes, mais específicos. Nesse caso, os pesquisadores podem verificar se a droga funciona tão bem nas pessoas com artrite nos joelhos quanto naquelas com artrite nas mãos. Os pesquisadores também observam fatores afetados pelas drogas. Algumas avaliações são mais subjetivas: por exemplo, como a pessoa se sente e se a pessoa acha que tem mais energia ou pode executar mais atividades. Outras são mais objetivas: por exemplo, se a pessoa pode movimentar a perna, quanto peso ela pode erguer ou em que medida pode flexionar as costas. A parte difícil no desenvolvimento de qualquer terapia é saber como estudá-la melhor, avaliá-la e aplicá-la.

Com a crescente utilização de terapias alternativas para todos os tipos de distúrbios e até mesmo para a manutenção da saúde, a comunidade médica percebeu a importância de estudar essas terapias de maneira tão rigorosa e precisa quanto as terapias tradicionais para se certificar de que elas são seguras e eficazes. Isso já começou com um número crescente de estudos relatados em revistas médicas. Além das revistas tradicionais, já existem muitas novas revistas de terapia alternativa, incluindo a *Journal of Alternative and Complementary Medicine*, a *Alternative Therapies in Health and Medicine* e a *Complementary Therapies in Medicine*.

O principal problema com muitas terapias alternativas é que elas apresentam desafios significativos para as tradicionais abordagens científicas de estudo. O maior desafio é que muitas terapias alternativas baseiam-se em sistemas medicinais que não se integram com facilidade ao atual conhecimento médico ocidental. Por exemplo, quando o meu colega perguntou sobre acupuntura, sua primeira dúvida foi "Como ela funciona?". Após algumas horas explicando que ela se baseia na energia corporal e nos meridianos e pontos específicos no corpo que afetavam esse fluxo de energia, percebi que era quase impossível fazer a acupuntura se encaixar no paradigma médico tradicional. Contudo, percebemos que, ao utilizar algumas técnicas de imagens do cérebro de alta tecnologia, poderíamos começar a relacionar esses dois sistemas e ajudar a melhorar ambas as perspectivas do corpo humano.

Outras questões que precisamos enfrentar sempre que usamos a ciência para estudar qualquer coisa, e as terapias alternativas em particular, incluem a maneira como definimos o que é terapia e como deve funcionar, quem deve fazer a terapia, como se deve avaliar seu mecanismo e seus efeitos e como alguém pode utilizar a terapia de forma eficaz. Este capítulo irá examinar essas questões e ajudar a mostrar a complexidade e a necessidade de pesquisas nas terapias alternativas. O mais importante é os pesquisadores estarem abertos aos diferentes paradigmas dentro dos quais funcionam as terapias alternativas, com o propósito de encontrar as maneiras mais precisas e adequadas para estudá-las.

Definindo "terapia alternativa"

A primeira pergunta que precisa ser respondida antes de estudar as terapias alternativas é: "Na verdade, o que é uma terapia alternativa?". De modo geral, toda terapia que não é utilizada atualmente é uma terapia alternativa até que se tenha tornado parte da medicina convencional. Muitos terapeutas que hoje consideramos convencionais, em especial aqueles de áreas como nutrição, fisioterapia, certos tipos de cirurgia e certos tipos de psicoterapia, em algum momento já foram considerados alternativos. Na verdade, em geral eram necessários alguns estudos científicos bem fundamentados para provar que essas abordagens realmente funcionavam. Só após exame detalhado qualquer tipo de terapia é incorporado às práticas médicas da maior parte dos profissionais da saúde. Portanto, como definir o que exatamente é uma terapia alternativa? A Tabela 10.1 na p. 169 apresenta uma lista parcial de todas as terapias alternativas comumente adotadas por diversos profissionais. Algumas baseiam-se em milhares de anos de experiência e outras apenas na experiência muito limitada. Algumas resistiram aos rigores da ciência e outras fracassaram.

Para que as terapias alternativas sejam aceitas mais amplamente, terão de ser definidas com mais cuidado e estudadas em profundidade. Você pode se perguntar por que é tão importante definir uma terapia. Consideremos as abordagens quiropráticas para lidar com a dor na região lombar das costas. Com base em minha experiência com alguém que sente dor na região lombar das costas, posso relacionar diversas intervenções terapêuticas feitas por quiropratas em pacientes com dor nessa região. Essas intervenções incluem manipulação da coluna vertebral, ajustamento da coluna vertebral, massagem, estimulação elétrica e o uso de diversas máquinas que alongam e soltam as costas. A questão agora é como definir a terapia quiroprática. Essas intervenções são reunidas ou algumas delas podem ser estudadas separadamente? E o que dizer da relação paciente/profissional da saúde? Alguns estudos demonstraram que essa relação é intensificada naqueles que administram terapias alternativas. Se quisermos que a ciência tenha uma conexão com essas abordagens, precisamos definir claramente as intervenções, os aspectos adicionais, em geral não considerados parte da terapia e, por último, os ingredientes ativos da terapia.

Objetivos da pesquisa

Depois de definir exatamente qual é a terapia alternativa que estamos interessados em estudar, precisamos considerar o objetivo dessa terapia. Acredita-se que algumas terapias alternativas aliviam diversos problemas diferentes. Alguns pesquisadores começaram explorando terapias que já são, no mínimo, consistentes com o atual paradigma da medicina ocidental. Por exemplo, as terapias à base de ervas não são diferentes das terapias medicinais, uma vez que ambas são administradas usando substâncias e dosagens específicas. Tanto as preparações de ervas quanto os medicamentos tradicionais podem apresentar efeitos colaterais e ser usados em excesso. Devido a essa similaridade é muito fácil desenvolver estudos para pesquisar os efeitos dos medicamentos à base de ervas, encaixando-se no método de estudo duplo-cego randomizado. O aspecto mais importante da similaridade é que é muito fácil desenvolver um controle placebo. Em geral, não é difícil produzir uma pílula exatamente igual àquela do medicamento à base de ervas. Mas imagine a dificuldade para criar um placebo para algo como massagem ou *tai chi*. Como fazer algo parecido com a terapia sem nenhum efeito na pessoa? Será que a massagem de controle consistirá simplesmente da colocação das mãos sobre o paciente, massageando áreas erradas ou oferecer ao paciente uma pílula de placebo dizendo que é tão eficaz quanto a massagem? Obviamente, essa não é uma questão fácil. Embora as respostas a essas perguntas não estejam disponíveis, com persistência e criatividade os pesquisadores serão capazes de avaliar todos os tipos de terapias alternativas para que finalmente possamos saber o que funciona.

Embora as terapias que se encaixam mais facilmente na perspectiva da medicina tradicional possam ser o melhor "palpite", podem não ser as mais eficazes ou bem-sucedidas. Determinada preparação de ervas pode ajudar a aliviar a dor da artrite, mas a acupuntura pode ter um efeito mais poderoso. Se os médicos estiverem mais dispostos a aceitar o mecanismo dos medicamentos à base de ervas porque estes são semelhantes aos outros analgésicos, é mais provável que os receitem aos pacientes em lugar da acupuntura, que é algo que talvez não consigam compreender.

O toque terapêutico, por exemplo, é algo baseado na noção de alteração de determinadas energias do corpo. Um artigo sobre toque terapêutico foi publicado no respeitado *Journal of the American Medical Association* (*Jama*) há cerca de dois anos. Houve tremenda controvérsia a respeito desse artigo, que basicamente não encontrou evidências de que os praticantes do toque terapêutico pudessem realmente detectar essas energias. Primeiro, o artigo tinha como principal autor um estudante do ensino médio, o que foi considerado por aqueles que atuam na área da saúde alternativa um tapa na cara, uma vez que a comunidade médica parecia estar dizendo que até um aluno do ensino médio pode mostrar que essas técnicas não funcionam. Entretanto, houve muitas falhas metodológicas no estudo, surgidas da incompatibilidade do toque terapêutico com os atuais conceitos da medicina. Para saber se o toque terapêutico realmente funciona, precisamos aguardar novos estudos. A questão é que quando os estudos de terapias alternativas mostram se elas funcionam, com frequência é difícil determinar se o estudo realmente avaliou e mostrou o que pretendia mostrar.

Outro aspecto das terapias alternativas também é motivo importante para serem procuradas pelas pessoas. Curiosamente, os profissionais da medicina alternativa, em geral, são considerados mais atenciosos, mais meticulosos e mais ligados a seus pacientes do que os médicos tradicionais. Muitas vezes os profissionais da medicina alternativa passam mais tempo com os pacientes e fornecem instruções mais completas. Esse é um efeito importante na maneira como as pessoas percebem o sucesso dessas terapias. É por isso que os estudos precisam ser cegos, para que os profissionais não saibam quem está fazendo a terapia real e quem está recebendo o placebo, porque quando as pessoas recebem mais atenção e mais cuidados, elas se saem melhor, independentemente da terapia utilizada. Assim, pode ser difícil diferenciar entre o sucesso das terapias alternativas e o sucesso de seus praticantes. Mas, de qualquer maneira, isso poderia ter um efeito benéfico, mesmo que seja apenas porque o paciente sente que está sendo mais bem cuidado.

Para fazer justiça ao *Jama*, bem como ao restante da comunidade médica, a quantidade de estudos explorando as terapias alternativas está aumentando. Agora as terapias alternativas se tornaram universalmente utilizadas por pacientes e, assim, a comunidade médica começou a explorar com seriedade o modo como essas intervenções funcionam e quem são as melhores pessoas para adotá-las. Por exemplo, a acupuntura pode ser mais conhecida por sua capacidade de aliviar a dor; entretanto, tem sido usada há milhares de anos na China para tratar outras indisposições. Portanto, quando meu colega perguntou a respeito do estudo da acupuntura, tivemos que decidir exatamente como a usaríamos. Estudaríamos os seus efeitos na dor ou exploraríamos algumas de suas outras utilizações? Decidimos focalizar nossa pesquisa na administração da dor porque ela seria mais fácil de ser avaliada, subjetiva e objetivamente.

Contudo, mesmo a avaliação da dor é difícil de ser estudada de uma perspectiva tradicional, porque a dor é sentida de maneira subjetiva e também pode ser muito diferente de paciente para paciente. A dor também pode ser extremamente variável e, assim, a intensidade da dor pela manhã é significativamente diferente da intensidade da dor à tarde. Também pode ser localizada ou disseminada. A tolerância à dor também varia bastante e, assim, algumas pessoas podem sentir relativamente menos dor e se sentir significativamente desconfortáveis, ao passo que outras podem estar sentindo uma dor torturante e mesmo assim conseguir viver uma vida relativamente normal.

Os pesquisadores desenvolveram diversas maneiras para medir a dor, essencialmente baseadas na natureza subjetiva da experiência. E, embora, alguns desses métodos tenham sido muito bem-sucedidos, ainda é muito difícil comparar a dor "7 em 10" de uma pessoa com a de outra. Como exemplo dessa dificuldade, em minha experiência, em particular com pacientes cardíacos, testemunhei algumas pessoas sentindo o que definiram como uma dor no tórax "10/10" e ainda conseguindo falar de maneira bastante normal e até brincar com os médicos. Em geral, definimos a dor 10/10 como a pior dor imaginável. Outros pacientes podem gritar e desmaiar durante a inserção de uma pequena agulha.

A importância da boa medição

Ao desenvolver nossos estudos sobre a acupuntura, deparamos com o problema da medição. Queríamos uma medição objetiva da dor para poder avaliar quando a acupuntura surtia o maior efeito. Apesar de isso ser eficaz para avaliar a dor de um sujeito individualmente, fomos incapazes de comparar adequadamente as intensidades de dor desse sujeito com as de outro. Outro problema com a dor, em especial a dor na região lombar, é que ela pode ter diversas causas que as pessoas sentem de maneira ligeiramente diferente. Por exemplo, uma pessoa pode ter um problema de disco e de mudanças degenerativas que podem resultar em desconforto. Pode ser difícil tratar um aspecto do problema do paciente ou até mesmo tentar avaliar apenas um deles.

A medição não é um problema exclusivo das terapias alternativas, mas é comum em todas as formas de pesquisa. As principais perguntas que sempre precisam ser respondidas são "Como medir o que eu desejo estudar?" e "Estou medindo o que acho que estou medindo?". Essas questões estão relacionadas, mas também são um pouco diferentes. Por exemplo, em nosso estudo dos efeitos da meditação, queríamos mensurar as mudanças no cérebro associadas à sensação de união experienciada pelo praticante. Para isso, decidimos usar uma câmera de imagens de alta tecnologia chamada Spect (sigla em inglês que significa tomografia computadorizada por emissão de fóton único). Esse instrumento, que também usamos em nosso estudo da acupuntura, pode ser empregado para medir o fluxo sanguíneo no cérebro. Acontece que o cérebro fornece mais sangue para uma área ativa do que para uma área inativa. Assim, o fluxo sanguíneo está associado ao nível de atividade. Mas precisamos fazer mais do que apenas medir o fluxo sanguíneo durante a meditação, precisamos compará-lo com um estado "em repouso" ou outro estado do cérebro para ver a diferença. Assim, fizemos algumas pessoas continuarem em um estado normal desperto para a varredura básica e depois as fizemos meditar para a segunda varredura. Dessa maneira, medimos como o fluxo sanguíneo no cérebro mudou durante a meditação e concluímos que essas mudanças estavam associadas à meditação. Medimos as mudanças com base no que estávamos interessados em estudar. Entretanto, outras perguntas permaneciam: Será que, na verdade, medimos o estado meditativo? Como sabemos que a pessoa não está dormindo? Como sabemos que capturamos o nível mais elevado da meditação da pessoa? E as mudanças no fluxo sanguíneo? Estávamos muito interessados em determinadas estruturas do cérebro que realmente poderiam ser inibidas ou interrompidas por outras estruturas. Se houvesse um aumento na inibição, ele apareceria como um fluxo sanguíneo aumentado ou diminuído?

Felizmente, muitas dessas questões já são bem conhecidas e foram descritas na literatura sobre imagens do cérebro. Assim, nos sentimos muito à vontade afirmando que determinadas áreas do cérebro foram ativadas e determinadas áreas desativadas durante a meditação. Também nos sentimos confortáveis por ter medido o estado meditativo, uma vez que elaboramos um sinal visível que o meditador faria e que nos informaria quando examinar a meditação. Como os sujeitos teriam de estar despertos para fazer esse sinal, sabíamos que precisavam estar acordados. Estudos futuros poderiam tentar comparar as varreduras do cérebro com outras medições para determinar o nível e a extensão da meditação. Poderíamos mensurar mudanças na atividade elétrica do cérebro, algo que sabemos ser diferente durante a meditação. Se estivermos essencialmente interessados em saber como a meditação afeta nosso corpo, talvez tenhamos de acrescentar medições da frequência cardíaca, pressão sanguínea e funções hormonais e imunes. Portanto, em geral, nem sempre é fácil medir as coisas.

Outro exemplo de dificuldades na medição pode ser encontrado nos estudos da acupuntura que realizamos usando a Spect. Cada um dos pacientes que estudamos sofria de dor crônica havia pelo menos dois anos. Esses pacientes não respondiam à terapia tradicional, incluindo medicamentos anti-inflamatórios não esteroides, narcóticos ou analgésicos tricíclicos. Também não respondiam à fisioterapia ou a injeções de esteroides. Contudo, cada um dos pacientes respondeu muito bem ao tratamento com acupuntura. Quando vieram pela primeira vez a nosso laboratório, obtivemos uma avaliação subjetiva da dor usando um teste de pontuação de dez dígitos. A primeira avaliação foi a de intensidade da dor antes da acupuntura. Os pacientes foram submetidos a uma técnica de acupuntura que selecionou os pontos anteriormente utilizados nos outros tratamentos. Eles receberam outra avaliação quando perceberam um alívio significativo da dor (intensidade da dor depois da acupuntura). Os pacientes foram submetidos a uma Spect no momento em que estavam sentindo sua dor habitual e, então, outra Spect após o alívio da dor. Embora as intensidades da dor tivessem diminuído significativamente (os pacientes foram de uma média de 7,6 para 3 em uma escala de 10) após a acupuntura, as varreduras foram particularmente importantes. Se pudéssemos demonstrar uma mudança, então seríamos capazes de mostrar que a acupuntura realmente faz alguma coisa – alguma coisa que nos afeta em um nível muito básico no próprio cérebro. A mudança mais impressionante observada em todos os pacientes ocorreu em uma parte do cérebro chamada tálamo (na realidade há dois tálamos, um na esquerda e um na direita) (ver Figura 10.1, p. 166). Essa estrutura demonstrou estar intimamente envolvida na percepção da dor. Quando os pacientes estavam sentindo dor, o tálamo apresentava forte assimetria (um lado estava mais ativo do que o outro). Contudo, após a acupuntura, a assimetria desaparecia ou algumas vezes realmente ia em outra direção.

Nitidamente algo estava acontecendo, mas ficamos imaginando o que essas mudanças realmente mediam. Será que refletiam os efeitos da acupuntura que resultaram no alívio da dor, ou medimos diretamente o alívio da dor e a acupuntura realmente funcionou por meio de algum outro mecanismo? Parte do problema para avaliar terapias alternativas é que seus mecanismos não estão claramente definidos em muitas circunstâncias. Podemos medir os efeitos clínicos para saber se determinadas terapias à base de ervas ajudam a curar os sintomas da gripe. Mas também poderíamos tentar mensurar mudanças fisiológicas que poderiam mostrar como a intervenção funciona biologicamente, como melhorando a função de células imunológicas.

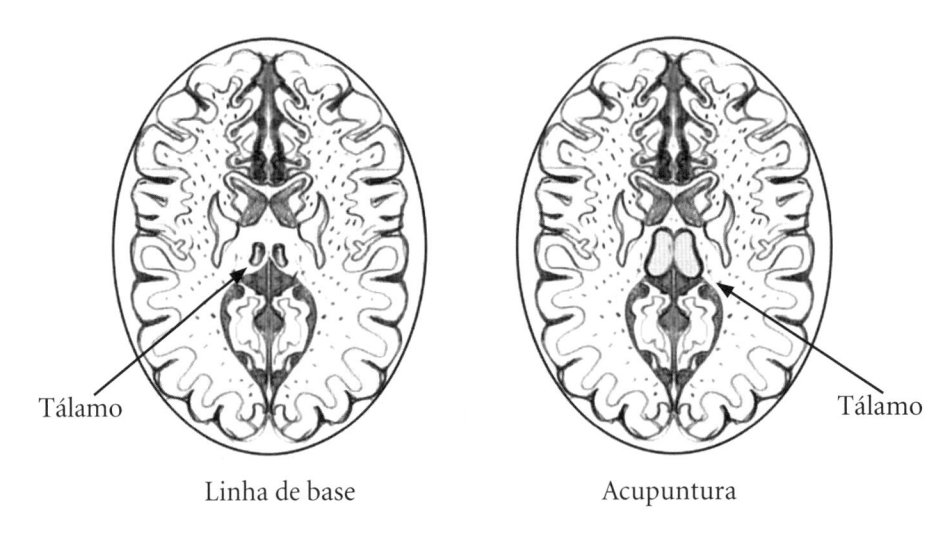

Tálamo — Linha de base   Tálamo — Acupuntura

Figura 10.1 *Imagens da varredura do cérebro de um paciente com dor (linha de base) e, depois com o alívio da dor. Quanto maior a quantidade de branco presente na área do cérebro, mais ativa está a área, ou menor a dor.*

Algumas doenças são mais fáceis de ser estudadas. Afinal, deveria ser fácil avaliar uma intervenção para diminuir a pressão sanguínea. Nós simplesmente precisamos medir a pressão sanguínea antes e após a terapia. Mas mesmo isso pode não ser tão simples. Estudos mostraram que quando as pessoas entram pela primeira vez no consultório de um médico, sua pressão sanguínea sobe. Portanto, se medirmos a pressão sanguínea de alguém inicialmente, depois fizermos ele meditar ou se submeter à acupuntura e medirmos novamente a pressão sanguínea, como saber se a melhora da pressão sanguínea está relacionada ao fato da pessoa ter-se acostumado a presença do médico e não à terapia? Naturalmente, há maneiras de solucionar esses problemas, mas os pesquisadores que estudam terapias alternativas precisam estar cientes dos muitos problemas que surgem durante a pesquisa.

Outra importante questão a respeito da medição é o grupo de controle adequado. Já tocamos nesse assunto, mas ele é tão crucial para uma boa pesquisa que precisamos explorá-lo com relação à medição. Afinal, fazer uma boa medição equivale a mostrar se alguma coisa funciona. Um exemplo fascinante é a terapia com acupuntura para a dor. Aplicada no local correto, a acupuntura demonstrou ser eficaz para aliviar a dor em aproximadamente 60 a 70% dos pacientes. Comparada com uma pílula de placebo, a acupuntura levaria a uma melhora significativa, uma vez que o placebo demonstrou funcionar em aproximadamente 20% dos casos. Mas alguns pesquisadores sugeriram que a comparação adequada é a "acupuntura simulada" ou a acupuntura aplicada no local errado. Isso garante que o sujeito não experiencie um benefício simplesmente pelo contato com o médico ou porque ele pensa que a acupuntura irá funcionar. O problema é que a acupuntura simulada tem um grau de eficácia de 40 a 50%. Tentar demonstrar um efeito benéfico da acupuntura em comparação com a acupuntura simulada obviamente será muito mais difícil e exigirá um número de casos muito maior.

Então, a questão é saber qual seria o melhor controle? O grupo de controle deveria ter todos os componentes da intervenção sem realmente fazer nada. A discussão sobre a melhor maneira de abordar esses estudos continua no mundo da acupuntura. Essa questão sobre os grupos de comparação adequados será fundamental para os pesquisadores que tentam determinar a eficácia e o mecanismo das terapias alternativas.

Estudando a eficácia das terapias alternativas

Os estudos clínicos serão fundamentais para determinar quais são as terapias alternativas mais benéficas para quais doenças. Nos estudos tradicionais, em geral é selecionado um grupo limitado de pacientes. Por exemplo, se é realizado um estudo a respeito de como uma droga alivia a dor, os pesquisadores habitualmente selecionam um tipo de síndrome de dor como dor cirúrgica, dor da artrite ou neuralgia. Os pesquisadores precisam determinar a melhor população de pacientes e tentar eliminar questões que podem confundir. Por exemplo, se alguns dos pacientes têm depressão ou problemas de ansiedade, isso poderia complicar a habilidade para determinar se a droga que os pesquisadores estão estudando é eficaz. Além disso, alguns tipos de dor, como a cirúrgica, podem desaparecer sem tratamento, alguns tipos de dor podem piorar progressivamente com o tempo e outros tipos podem ir e vir. Cada uma dessas características da dor deve ser levada em consideração.

Os problemas clínicos mais adequados precisam ser estudados em primeiro lugar e devem basear-se no conhecimento atual. Se determinada terapia à base de ervas demonstrou algum benefício no tratamento da depressão, então um bom primeiro passo seria efetuar um estudo em ampla escala com pacientes deprimidos. Estudos futuros poderiam identificar os pacientes com depressão recorrente ou determinar se a terapia à base de ervas ajuda a evitar a recorrência. Os estudos também poderiam explorar como essa terapia à base de ervas afeta os pacientes com problemas psicológicos como ansiedade ou tentar determinar se a terapia à base de ervas evita a depressão em pacientes com doenças crônicas. Com essas questões em mente, não faria sentido usar a preparação de ervas no tratamento da diabetes como um alvo inicial de estudo.

A determinação da dosagem é fundamental em qualquer terapia, especialmente nas terapias alternativas. Em qualquer terapia, muito ou pouco pode não produzir um efeito benéfico e aumentar o risco de efeitos colaterais ou o risco de piorar uma condição inadequadamente tratada. Outro problema com as terapias alternativas é que, em geral, elas não têm dosagens padronizadas. No estudo de uma droga para pressão sanguínea, os pesquisadores podem estudar uma escala de dosagens e determinar em que ponto estão os melhores efeitos e talvez descobrir que a dosagem pode ser aumentada dependendo da situação. As pessoas com pressão sanguínea ligeiramente elevada podem receber uma dosagem mais baixa em comparação com aquelas que têm pressão sanguínea muito elevada. Mas, como diversas terapias alternativas têm múltiplos componentes e diversas quantidades desses componentes, é mais difícil determinar a melhor dosagem. Nas preparações de ervas, algumas vezes há ampla variação na quantidade dos ingredientes ativos. Nos tratamentos com acupuntura, pode haver diferenças na maneira como muitos pontos são usados e na frequência com que a terapia é administrada.

Também é importante escolher as medições apropriadas. Uma terapia pode diminuir a intensidade da dor, mas não o grau de incapacidade. E o tempo de acompanhamento é importante, uma vez que algumas terapias podem funcionar a curto prazo mas perder seus benefícios no decorrer de um período de tempo mais longo.

As reações adversas sempre são uma questão crítica na pesquisa médica e igualmente importantes no estudo das terapias alternativas. O ideal é tratar as preparações de ervas como drogas com ingredientes ativos e efeitos colaterais. Alguns desses efeitos colaterais também precisam ser explorados em gestantes e em crianças. Os riscos a longo prazo, como câncer, também devem ser considerados, sobretudo com preparações de ervas que contenham ingredientes relacionados a hormônios.

Os experimentos clínicos é que finalmente irão determinar ou rejeitar o uso de diversas terapias alternativas na prática médica. Por esse motivo, experimentos clínicos bem realizados serão fundamentais para a futura utilização de terapias alternativas e para sua incorporação na prática convencional da área de cuidados com a saúde.

Como funcionam as terapias alternativas?

Esse aspecto do estudo das terapias alternativas terá implicações importantes para seu uso na prática médica e para o desenvolvimento de futuras terapias. Ao determinar como realmente funcionam diversas terapias alternativas e onde elas atuam no corpo, vamos expandir o nosso conhecimento dessas terapias, bem como o conhecimento do corpo humano. Em geral, os estudos que buscam mecanismos terão de relacionar as terapias à compreensão mais tradicional do corpo humano e das doenças humanas. Para compreendermos a acupuntura no tratamento da dor será necessária a avaliação dos mecanismos do cérebro e dos caminhos da dor no corpo antes, durante e depois da acupuntura. As medições da atividade nervosa e da função cerebral ajudarão a determinar se essas terapias têm ou não um efeito fisiológico que possa estar relacionado aos efeitos clínicos.

O nosso laboratório, bem como outros, exploraram os mecanismos de diversas intervenções como a acupuntura e a meditação. Esses estudos ajudaram a relacionar essas terapias às partes específicas do corpo e do cérebro que ajudam a alterar diferentes processos de doenças. A psiconeuroimunologia e áreas relacionadas ajudam a combinar o que acontece no cérebro e no corpo.

Como os estudos clínicos demonstram benefícios específicos e/ou efeitos adversos das terapias alternativas, a ciência pode explorar especificamente os mecanismos subjacentes a esses efeitos. Isso será muito importante para determinar a eficácia das terapias alternativas. Por mais que as respostas clínicas possam demonstrar a utilidade das terapias alternativas, observar como funcionam proporciona uma peça fundamental do quebra-cabeça para determinar quando e como podem ser usadas.

Tabela 10.1. Resumo das pesquisas de algumas terapias alternativas e complementares

Terapia	Estado atual de pesquisa
Acupuntura	Mais eficaz na administração da dor; mecanismo geral também estudado, porém, ainda não esclarecido.
Aromaterapia	Demonstrou ser eficaz para determinados problemas, como dor, ansiedade e cura de ferimentos.
Ayurveda	Tradição extensiva com muitas práticas apresentando benefício significativo enquanto outras não foram bem testadas.

Biofeedback	Bem-sucedido em diversas doenças físicas e psicológicas.
Homeopatia	Diversos estudos demonstraram eficácia, mas os princípios subjacentes não foram bem testados.
Imagens mentais	Benéficas para o relaxamento e possivelmente para distúrbios como depressão e ansiedade.
Ioga	Boa para administração do estresse, tendo demonstrado outros benefícios para a saúde.
Massagem	Benéfica para o relaxamento e efeitos relacionados.
Medicamentos à base de ervas	Algumas ervas foram bem testadas; contudo, muitas preparações não foram testadas e têm potenciais efeitos colaterais e interações com drogas.
Medicamentos populares	Diversos graus de evidência sugerem que aquilo que as pessoas fazem tradicionalmente traz algum benefício.
Meditação	Induz o relaxamento, diminui a frequência cardíaca e a pressão sanguínea.
Naturopatia	Representa uma abordagem global à saúde baseada em diversos princípios tradicionais e alternativos.
Oração	Benéfica para lidar com problemas, estado psicológico e alguns problemas físicos de saúde; oração intercessora de valor incerto.
Osteopatia	Prática extensiva com diversos efeitos benéficos tanto de componentes tradicionais quanto alternativos.
Qigong (*Chi Kung*)	Benéfico para doença cardiovascular, envelhecimento, câncer e diabetes, mas o mecanismo não se baseia na medicina tradicional.
Quiropraxia	Beneficia determinados tipos de doenças específicas, como dor na região inferior das costas.

Terapia da luz	Pode ter benefícios para o transtorno afetivo sazonal (TAS).
Toque terapêutico	Parece ter alguns benefícios, embora o mecanismo de ação seja controverso.
Vitaminas	Algumas vitaminas previnem doenças e todos precisam de quantidades suficientes; algumas administrações de dosagens elevadas não foram bem testadas.

O futuro das terapias alternativas

O futuro é muito brilhante para o estudo científico das terapias alternativas. Entretanto, os pesquisadores terão de prestar atenção aos detalhes e empreender esforços significativos para assegurar a realização de uma boa ciência, ao mesmo tempo preservando os componentes essenciais da terapia alternativa. Em virtude do enorme interesse público pelas terapias alternativas, muitos cientistas renomados têm voltado sua atenção para descobrir quais são as melhores terapias e como funcionam. O National Institutes of Health também desenvolveu um centro de medicina alternativa. Espera-se que a criação desse centro e a expansão de bons pesquisadores nessa área assegurem que as terapias alternativas desempenhem um papel importante no futuro das pesquisas médicas.

Leituras sugeridas

FONTANAROSA, P. B. *Alternative medicine*: an objective assessment. Chicago: American Medical Association, 2000.

KOENIG, H. G. *Handbook on religion and health*. New York: Oxford University Press, 2001.

MICOZZI, M. S. *Fundamentals of complementary and alternative medicine*. New York: Churchill Livingston, 1996.

Andrew Newberg, M.D.

11 – Acupuntura e terapia do ponto--gatilho (quando uma agulha não é uma agulha)

Perfil do paciente
Aos 48 anos de idade, Yolanda tinha uma vida normal, trabalhando em tempo integral e com total capacidade para participar de atividades recreativas e sociais. Então, um acidente de *snowboarding* deixou-a com dor no pescoço e no ombro direito, bem como dor irradiante para ambos os braços. O desconforto provocado pelo acidente foi exacerbado pela postura de defesa de Yolanda, que mantinha os músculos lesionados relativamente imobilizados e resultou em enrijecimento com significativas limitações de movimento. A fisioterapia não teve sucesso e foi necessária manipulação sob anestesia seguida de quatro meses de fisioterapia para devolver a mobilidade a seu ombro direito. Durante essa época, a dor provocou consideráveis deficiências em suas responsabilidades com a família e a casa, nas atividades recreativas, sociais e ocupacionais, bem como nas atividades primordiais à vida, como o sono.

No decorrer de quatro anos, Yolanda buscou alívio para a dor com nove profissionais, incluindo dois ortopedistas, um reumatologista, um neurocirurgião, um neurologista, um fisioterapeuta/acupunturista, dois terapeutas corporais e um quiroprático. Os medicamentos e outras formas de terapia prescritas incluíam Flexeril, Elavil, Ultram, injeções no ponto-gatilho e exercícios, incluindo natação e ioga. Apesar de se submeter a muitas formas de tratamentos padrão, Yolanda continuava sentindo muita dor.

Tendo esgotado os tratamentos "convencionais", ela começou a buscar outras opções na internet. Por meio de um contato feito pela internet, ela marcou uma consulta com o autor, que subsequentemente a avaliou no hospital da University of Pennsylvania. Uma imagem por ressonância magnética (IRM) revelou discos protuberantes em C_3, C_4, C_5, C_6 e nos níveis C_6 e C_7 no pescoço. As raízes nervosas mais envolvidas na eletromiografia (EMG) também eram as raízes nervosas C_4, C_5, C_6 e C_7. As múltiplas lesões nas raízes nervosas espinhais estavam relacionadas a um tipo de lesão por tração, compressão transitória ou distorção dessas raízes nervosas contra os ossos próximos ou discos protuberantes da coluna cervical.

Como os sintomas de Yolanda eram os de dor muscular relacionada aos nervos, ela era uma candidata ideal para receber tratamentos pioneiros do autor, conhecidos como estimulação intramuscular automatizada para obter contração (ATOIMS, sigla em inglês) e estimulação intramuscular elétrica para obter contração (ETOIMS, sigla em inglês). Ela conseguiu um alívio significativo da dor após duas sessões e então continuou o tratamento duas vezes por semana. Durante o tratamento, que envolve a estimulação de músculos com uma agulha em pontos específicos para produzir uma contração, os músculos mais difíceis de serem contraídos eram os danificados pelo acidente. Isso se devia ao enrijecimento crônico dos músculos resultante da irritação crônica da raiz nervosa. Por volta da décima sessão, Yolanda havia melhorado significativamente. Ela conseguiu fazer os tratamentos uma vez por mês e continuou em terapia por dois anos. A qualidade de sua vida melhorou consideravelmente. Ela é capaz de continuar trabalhando em período integral e aproveitar as atividades sociais e recreativas.

As lesões musculares relacionadas aos nervos como aquelas sofridas por Yolanda são muito comuns, tanto em jovens quanto em idosos. Os músculos ao redor de nervos lesionados entram em espasmo para protegê-los, o que irrita ainda mais os nervos e continua um ciclo de dor crescente e de contratura muscular.

Há diversos métodos de tratamento atualmente disponíveis para aliviar o desconforto causado pela dor musculoesquelética.

A teoria da acupuntura

A acupuntura é um dos métodos para alívio da dor menos predominante. Essa terapia começou a ser conhecida nos Estados Unidos na década de 1970 e tornou-se mais popular com o crescente interesse pela medicina alternativa. Ela é amplamente usada na China e em outros lugares há milhares de anos. O antigo clássico da medicina chinesa *Huangdi Nei Jing*, foi compilado entre 500 e 300 a.C., resume a experiência médica e o conhecimento teórico dos antigos chineses e descreve os pontos da acupuntura e métodos de utilização das agulhas.

A acupuntura é usada na tradicional medicina chinesa para evitar e tratar doenças pela perfuração de determinados pontos do corpo com agulhas. A teoria por trás da acupuntura tradicional é a de que os sistemas de energia excessiva em algumas áreas do corpo e os sistemas de energia deficiente em áreas complementares devem ser equilibrados para levar o corpo a seu estado originalmente saudável. O conceito de equilíbrio de energia do *Yin/Yang* afirma que todo objeto no universo consiste de dois aspectos opostos que estão em conflito, mas são interdependentes. Características como quietude, indiferença, orientação descendente, posição interior, obscuridade, falta de força, inibição e lentidão pertencem ao *Yin*. Qualquer coisa que seja móvel, quente, com orientação ascendente, posição exterior, brilhante, excitada, rápida, e assim por diante, pertence ao *Yang*. Os tecidos e os órgãos do

11 – Acupuntura e terapia do ponto-gatilho (quando uma agulha não é uma agulha)

corpo humano podem pertencer ao *Yin* ou ao *Yang*, de acordo com suas localizações e funções relativas. Enxergar o corpo como um todo, com a superfície do tronco e as quatro extremidades no exterior, diz respeito ao *Yang*. Os órgãos estão dentro do corpo e, portanto são *Yin*. Os dois aspectos do *Yin* e do *Yang* não são fixos, mas estão em um estado de constante movimento. Por exemplo, a depleção do *Yin* leva ao excesso de *Yang*, ao passo que a deficiência de *Yang* resulta em excesso de *Yin*. Sob condições normais, esses opostos mantêm um relativo equilíbrio. Sob condições anormais, pela desigualdade do *Yin* e do *Yang*, resultam em desconforto ou doença.

Como a ocorrência de uma doença é o resultado do desequilíbrio entre o *Yin* e o *Yang*, todos os métodos de tratamento devem visar à reconciliação dos dois e sua restauração a uma condição de relativo equilíbrio. Isso é obtido pela inserção manual de uma agulha fina de acupuntura em determinados pontos sobre canais de energia, ou "meridianos", ao longo dos quais a energia flui dentro do corpo. Há 14 meridianos e os 365 pontos da acupuntura estão ao longo deles. (ver Figuras 11.1 e 11.2). Os meridianos percorrem os membros, o tronco e o rosto. Em um tratamento com acupuntura, podem ser escolhidos pontos do lado direito para tratar distúrbios do lado esquerdo, e vice-versa, ao passo que é possível escolher pontos na parte inferior do corpo para tratar distúrbios da parte superior, e vice-versa. O objetivo do tratamento é reajustar a relação do *Yin* com o *Yang* e estimular a circulação do *qi* (energia) e do sangue.

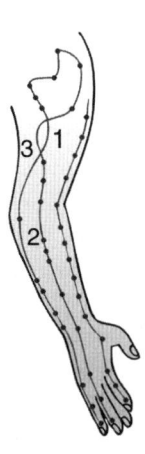

Figura 11.1 *Segmentos de alguns dos meridianos da acupuntura ao longo do membro superior: 1) meridiano do intestino grosso (na linha do dedo indicador) para tratar distúrbios ao longo desse canal, incluindo aqueles do intestino grosso, pulmões e pele; 2) meridiano triplo-aquecedor (ao longo da parte posterior do membro superior) para distúrbios dos órgãos torácicos, abdominais e pélvicos; 3) meridiano do intestino delgado (na linha do dedo mínimo) para o tratamento de dor musculoesquelética ao longo desse meridiano.*

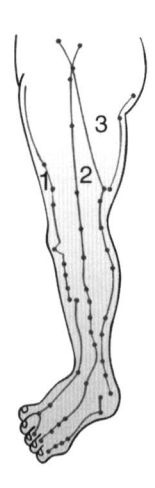

Figura 11.2 *Segmentos de alguns dos meridianos da acupuntura ao longo do membro inferior: 1) meridiano do estômago (no meio da parte anterior do membro) para tratar a cabeça, o pescoço e distúrbios pélvicos e gastrintestinais; 2) o meridiano da vesícula biliar percorre o aspecto externo do membro (na linha do quarto dedo) e é usado para distúrbios do fígado e da vesícula biliar e dor musculoesquelética; 3) meridiano da bexiga (na linha do dedinho e ao longo do meio da parte posterior do membro) para tratamento de distúrbios do rim, urogenitais e musculoesqueléticos nessa região.*

Dizem que muitos distúrbios são tratáveis pela acupuntura; o uso mais comum é no tratamento da dor musculoesquelética. O fundamento científico da acupuntura no tratamento da dor é a ativação, por meio da agulha, dos receptores sensoriais ou das finas fibras nervosas A-delta e C. As fibras nervosas são classificadas pela espessura de acordo com sua origem (na pele ou no músculo); a mielina, que é o revestimento do nervo, permite que o nervo conduza os impulsos mais rápido. As grossas fibras mielinizadas A-beta (pele) ou tipo I (músculo) transmitem as sensações táteis e profundas, respectivamente. As finas fibras mielinizadas A-delta (pele) ou tipos II e III (músculo) transmite a dor; as mais finas fibras mielinizadas C (pele) e tipo IV (músculo) transmitem a dor. Os tipos II, III, IV e C também transmitem mensagens não dolorosas. Durante a estimulação da pele ou do músculo com a agulha, um impulso é enviado à medula espinhal via nervos aferentes tipo II e tipo III (esses pequenos nervos aferentes mielinizados transmitem informação sensorial para a medula espinhal). Os nervos aferentes tipo II sinalizam as sensações de dormência chamadas *De Qi*, e os nervos aferentes tipo III conduzem a sensação de plenitude (ter uma sensação). A dor, que também é sentida, é transmitida pelos nervos aferentes amielinizados (mas em geral a dor não faz parte das sensações *De Qi*). Nos pontos da acupuntura onde não há músculos (por exemplo, na ponta de um dedo), diferentes fibras nervosas podem ser estimuladas. Então, os nervos retransmitem informações na medula espinhal para o trato anterolateral condutor da dor, que se projeta para um dos três centros – a medula espinhal, o mesencéfalo ou o complexo hipotálamo-pituirária na parte superior do cérebro.

O significado prático desse sistema de três níveis é o seguinte: quando as agulhas são colocadas próximas do local da dor ou nos pontos sensíveis (gatilho ou osso), elas estão maximizando os circuitos segmentários na medula espinhal e ao mesmo tempo estimulando as células dos outros dois centros. Quando as agulhas são colocadas em pontos distais longe da região dolorida, elas ativam o mesencéfalo e as células hipotálamo-pituitária sem o benefício dos efeitos segmentários locais. A inserção de agulhas locais segmentárias em geral proporciona um efeito analgésico mais intenso do que a inserção de agulhas distais não segmentárias porque utiliza os três centros. Em geral, os dois tipos de inserção de agulhas (local e distal) são usados em conjunto para acentuar os efeitos. A inserção de agulhas de alta intensidade e baixa frequência funciona pelo sistema de endorfinas e age nos três centros, enquanto uma inserção de agulhas de alta frequência com baixa intensidade ativa apenas a medula espinhal, contornando o sistema de endorfinas. Afirma-se que a baixa frequência produz um efeito analgésico que começa mais lentamente e, mais importante, é de longa duração, ultrapassando em 30 minutos até muitas horas a sessão de estimulação de 20 minutos. E os efeitos são cumulativos, tornando-se cada vez melhores após alguns tratamentos. O efeito analgésico de alta frequência induzido por estimulação, ao contrário, inicia-se rapidamente, sua duração é muito curta e não tem efeitos cumulativos.

Para bloquear a entrada de informações dolorosas, o centro da medula espinhal utiliza a *encefalina* e a *dinorfina*. O centro do mesencéfalo usa a encefalina para ativar o sistema responsável pela inibição da transmissão da dor da medula espinhal usando outras substâncias químicas que ocorrem naturalmente, como a serotonina e a epinefrina. O terceiro centro, a área hipotálamo-pituitária, libera beta endorfina no sangue e no fluido cerebral espinhal para produzir analgesia a distância. Assim, todas as três endorfinas (encefalina, beta endorfina e dinorfina) bem como a serotonina e a epinefrina atuam nos efeitos analgésicos da acupuntura.

O atual conhecimento afirma que a liberação de endorfinas desses três centros (medula espinhal, mesencéfalo e hipotálamo-pituitária) é o que realmente permite o alívio da dor ao se utilizar os métodos da acupuntura. Contudo, a liberação de endorfina também pode ser obtida com estímulos dolorosos, exercícios vigorosos e treinamento de relaxamento; portanto, não é específica da acupuntura. Uma vez que a inserção de uma agulha é a especificidade da acupuntura, é importante compreender os efeitos locais resultantes dessa inserção no músculo.

Como o alívio da dor pode ser obtido com a acupuntura, vale a pena examinar os benefícios fisiológicos desse tipo de terapia. A dor musculoesquelética deve-se principalmente ao encurtamento das fibras musculares pela irritação da raiz nervosa, tornando os músculos rígidos e até mesmo inchados, e sabemos que os métodos físicos que mobilizam o tecido muscular, como massagem, exercício ou alongamento contribuem para isso. Portanto, ao usar uma agulha para obter alívio da dor, os efeitos da acupuntura podem depender dos efeitos locais estimulantes da agulha ao penetrar o músculo.

Eliciando contrações musculares

A acupuntura tradicional descreve uma sensação subjetiva de dormência, pressão, peso, dor ou distensão resultante da colocação da agulha em pontos sensíveis. Entretanto, sensações semelhantes também são descritas na identificação de pontos-gatilho do músculo e na inserção de agulhas no tecido muscular em pontos sensíveis durante a eletromiografia (EMG), um teste diagnóstico para distúrbios musculares e nervosos. Ela consiste no registro de formas de ondas musculares usando um eletrodo monopolar inserido no músculo.

A EMG mostrou que os pontos sensíveis em um músculo são "zonas de placa motora terminal" (MEPZ, sigla em inglês) ou pontos de junção neuromouscular onde um nervo indica a seu músculo o que fazer. Ao inserir uma agulha nos MEPZ, pode-se provocar contrações musculares. A contração pode ser de partes do músculo ou do músculo inteiro. Contrações muito pequenas são facilmente registradas com a agulha da EMG, enquanto grandes contrações são facilmente sentidas ou bastante visíveis. Os MEPZ que mais rapidamente produzem contrações, em geral, são encontrados ao longo das bordas tensas ou nódulos do músculo e ao longo dos sulcos lineares dentro ou entre os músculos. Habitualmente, os pontos da acupuntura tradicional também estão localizados em locais semelhantes no músculo. Os pontos da acupuntura, pontos-gatilho e MEPZ são pontos idênticos que, com a inserção de uma agulha, provocam um alívio semelhante da dor. Portanto, para tratar a dor muscular, é lógico tratar o local onde o músculo está sensível e não onde os pontos da acupuntura tradicional estão presentes, como nos meridianos.

A diferença nos efeitos clínicos da inserção de agulhas nesses pontos depende do tipo de agulha usada e da facilidade com que fortes contrações musculares podem ser provocadas com essa agulha. O eletrodo monopolar da EMG pode penetrar fundo nos tecidos para estimular os MEPZ nas profundezas do músculo e essa única agulha pode resistir à utilização repetida durante a estimulação de múltiplos pontos em múltiplas áreas em uma sessão de tratamento. É fundamental provocar contrações para exercitar e mobilizar tecidos musculares, especialmente as fibras musculares profundas.

11 – Acupuntura e terapia do ponto-gatilho (quando uma agulha não é uma agulha)

A acupuntura tradicional não é o método mais adequado para obter esse tipo de resultado porque as contrações musculares clinicamente observáveis e bastante visíveis, com força suficiente para sacudir ou movimentar a articulação, em geral não acontecem. Esses tipos de contração ocorrem com a inserção da agulha no músculo onde pode haver bandas/nós intramusculares, especialmente quando esses pontos estão sensíveis. Além disso, devido ao fato de a agulha de acupuntura ser fina e não resistir a tensão e a sua inserção ser feita de forma manual e lenta, ela torna-se inútil quando o objetivo é provocar contrações de modo constante. As contrações podem ser estimuladas ao se usar essa agulha com uma técnica chamada estimulação intramuscular (IMS, sigla em inglês). Conforme descrito pelo dr. Chan Gunn, a IMS usa um êmbolo para forçar manualmente a agulha de acupuntura em pontos sensíveis do músculo e os métodos oscilatórios (movimentos para trás e para frente) também são usados para produzir uma série de estímulos. Contudo, mesmo com esse método, a agulha da acupuntura não é ideal para os propósitos da oscilação porque, com oscilações repetidas, a trajetória original da agulha de acupuntura desvia dos MEPZ visados, especialmente quando o músculo contrai. E a estimulação intramuscular mecânica das terminações das fibras nervosas dos movimentos oscilatórios da agulha resulta em contrações tissulares; assim, não se estimula o mesmo tecido a cada oscilação da agulha. Como os tecidos tendem a aderir à haste de aço inoxidável desse tipo de agulha, durante os movimentos oscilatórios, ela se curva ou gira quando pressionada contra pele rígida e grossa ou tecido muscular.

Entretanto, é notável que a contração pode ser produzida pela EMG realizada com um eletrodo monopolar padrão em pontos semelhantes aos utilizados pela acupuntura. O movimento da agulha intramuscular e o diâmetro da agulha influenciam a eliciação da contração durante a EMG. O eletrodo monopolar padrão da EMG mede 0,4064 mm de diâmetro e é maior, mais forte e mais eficiente para a penetração na pele e no músculo do que uma agulha de acupuntura, cujo diâmetro é aproximadamente 0,254 mm. O revestimento de Teflon na haste da agulha monopolar da EMG permite a inserção suave da agulha no tecido muscular e limita a exposição elétrica à sua ponta. Essa agulha também é fácil de ser manobrada dentro do músculo, o que facilita a oscilação da agulha, produzindo contrações.

Outro tratamento para dor muscular associado aos pontos-gatilho sensíveis é a injeção de anestésico local como lidocaína nos pontos correspondentes. A agulha hipodérmica usada para injetar pontos-gatilho tem força suficiente para penetrar fundo no tecido. Mas, sua ponta oblíqua, que pode ser destrutiva para os tecidos, limita a oscilação dentro dos músculos. Além disso, a contração necessária para o alívio da dor é suprimida quando o anestésico local é injetado, neutralizando os potenciais benefícios da utilização da agulha. Portanto, o significado terapêutico de uma contração continua não reconhecido com injeções em pontos-gatilho. Até o alívio proporcionado por anestésicos locais dura pouco, uma vez que quando os efeitos do anestésico local desaparecem, a dor muscular retorna. Isso acontece porque a causa da dor, que é o encurtamento do músculo por causa da irritação nervosa ou do dano ao nervo, ainda não foi tratada. O encurtamento do músculo é responsável pelos sintomas dolorosos e pode ser detectado apalpando-se os músculos para verificar a presença de bandas/nós que continuam duros, inchados e sensíveis. A amplitude de movimento das articulações por onde passam os músculos afetados também continua limitada.

A hipótese do dr. Gunn indica que a degeneração dos discos intervertebrais e das articulações causada pelo envelhecimento produz superfícies ásperas que irritam as raízes nervosas. Isso, por sua vez, encurta e enrijece as fibras musculares. A dor é resultante do efeito de tração das fibras musculares encurtadas nos nervos e vasos sanguíneos no interior do músculo, bem como nos tendões, ossos, discos intervertebrais e articulações. O efeito de tração das fibras musculares nos nervos irrita ainda mais os nervos, provocando maior encurtamento das fibras musculares, o que inicia um círculo vicioso.

A IMS proporciona o alívio da dor provocando um relaxamento local da fibra muscular por meio da oscilação, movimentos giratórios da agulha de acupuntura inserida intramuscularmente. Contudo, esses efeitos de alívio da dor são muito limitados comparados àqueles associados a um método novo e aperfeiçoado de estimulação intramuscular chamado estimulação intramuscular para obter contração (TOIMS, sigla em inglês).

Estimulação intramuscular para obter contração (TOIMS)

Como o nome sugere, a TOIMS é semelhante à IMS uma vez que uma agulha é inserida nas fibras musculares. A diferença entre os dois métodos está no fato de que a TOIMS busca induzir uma contração do músculo relacionado como evidência da contração e relaxamento musculares efetivos. Isso provoca o alongamento de fibras musculares encurtadas por denervação nos locais próximos das fibras musculares envolvidas na contração. Os tratamentos de TOIMS produzem contrações por meio do estímulo dos terminais nervosos intramusculares, ramificações ou troncos nervosos e/ou músculo.

As áreas contraídas podem ser definidas pela presença de bandas/nós intramusculares sensíveis e essas áreas indicam nervos irritados ou degenerados que encurtam os músculos. Quando esses nervos são estimulados, a contração e o subsequente relaxamento nessas regiões provocam um alongamento focal e efetivo nas fibras musculares adjacentes encurtadas. Os melhores resultados da terapia estão associados às forças de contração suficientemente amplas para movimentar ou sacudir a articulação sobre a qual se estende o músculo tratado.

A força da contração pode indicar o estado do nervo e do tecido muscular nas áreas tratadas. Quando o nervo e o tecido muscular não estão muito sadios ou se as fibras musculares estão muito curtas, não respondem bem à estimulação mecânica ou elétrica. Nesses casos, a força da contração é pequena, uma vez que apenas algumas fibras musculares estarão contraindo. Por outro lado, quando o nervo e o tecido muscular nas áreas tratadas estão sadios, a contração resultante pode sacudir visivelmente a articulação sobre a qual se estendem. As contrações excessivamente fortes que movimentam a articulação na direção da ação do músculo tratado são as mais úteis para uma terapia eficaz. Essas contrações fortes indicam a presença de hipersensibilidade à estimulação mecânica ou elétrica dos tecidos nervosos naquela área. A habilidade para localizá-los e provocá-las é a chave para a diminuição da dor, uma vez que essas contrações podem exercitar, mobilizar e alongar grandes áreas de tecido muscular contraído. A circulação é fundamental para que todos os tecidos curem bem e as contrações fortes preparam o músculo para receber quantidades adequadas de sangue. Esse conceito é essencial para auxiliar na regeneração de nervos e músculos.

Todos esses fatores auxiliam no alívio imediato da dor. Com o tempo, esses efeitos benéficos ajudam a curar o nervo e o tecido muscular, diminuindo ou encerrando os ciclos de dor que normalmente tornam a lesão permanente. À medida que os nervos irritados são curados por meio da regeneração nervosa, a sensibilidade nos músculos desaparece, os músculos ficam mais macios e menos inchados e a amplitude de movimento nos segmentos afetados melhora. Por outro lado, se o tecido muscular estiver a ponto de não permitir a eliciação de contrações fortes, os tratamentos podem ser dolorosos e talvez não haja alívio da dor. A chance de obter alívio da dor com o método TOIMS nesses pacientes é menor. Se não for obtido nenhum alívio da dor após 4 ou 5 sessões de tratamentos de TOIMS, os tratamentos podem ser suspensos. Desde que haja alívio da dor com sinais objetivos de melhora, os tratamentos podem continuar periodicamente, por tempo indefinido. Isso porque a irritação da raiz nervosa causada pela degeneração da coluna vertebral, que em geral iniciou o traumatismo, é um processo contínuo.

Quando ocorre uma irritação de raízes nervosas espinhais múltiplas bilaterais derivada de traumatismo agudo ou cumulativo, podem resultar em múltiplos pontos-gatilho e os tratamentos não podem ser direcionados apenas para os nervos. Os medicamentos normalmente utilizados para esse tipo de dor difusa, com frequência, têm efeitos colaterais que podem levar à diminuição das funções do cérebro e do corpo. Esse tipo de dor é receptiva à IMS, mas o tratamento com a inserção manual e a oscilação de uma agulha é difícil e ineficiente em virtude da difusão da dor. Esse também é um tratamento intensivo demorado e cansativo para o médico e ele pode ficar sujeito a lesões por esforços repetitivos. Assim, a automação desse processo tornou-se necessária para inserir, oscilar e retirar a agulha do músculo.

ATOIMS e ETOIMS. A estimulação intramuscular automatizada para obter contração (ATOIMS, sigla em inglês) utiliza um aparelho portátil. O aparelho facilita tratamentos intensivos em pontos múltiplos de múltiplos músculos em pacientes com dor muscular crônica difusa relacionada aos nervos. Como o aparelho da ATOIMS regula e mantém apenas uma trajetória suave para o pino oscilante, ele minimiza o traumatismo tissular, o tratamento da dor e o pós-tratamento da dor. Ele também melhora a segurança, a eficiência e a precisão do tratamento. É essencial para o tratamento de áreas com tecido muscular muito rígido e contraído. O uso do aparelho também diminui o risco de lesão por esforço repetitivo e cumulativo para o médico.

Embora esse aparelho seja muito eficiente, o acréscimo de uma pequena carga elétrica, semelhante àquela da EMG, parecia o próximo passo lógico na evolução dessa terapia. A excitação elétrica dos nervos é mais poderosa do que a estimulação mecânica para provocar contrações. O desenvolvimento da estimulação intramuscular elétrica para obter contração (ETOIMS, sigla em inglês) aumentou o número total e a força das contrações eliciadas. O autor mostrou que os pacientes que sofrem de dor miofascial e fibromialgia com múltiplos pontos-gatilho obtêm um alívio mais eficaz da dor com a ETOIMS, o que é atribuído à facilidade para gerar fortes contrações.

O tipo mais eficaz de alongamento de fibras musculares encurtadas pela lesão no nervo é aquele que ocorre bem próximo das fibras musculares afetadas. Os campos elétricos apresentam um declínio pronunciado com o aumento da distância da fonte do estímulo elétrico. Assim, a ETOIMS e a ATOIMS têm a capacidade de excitar apenas as ramificações nervosas próximas do eletrodo estimulante dos aparelhos. Esses métodos concentram os efeitos do alongamento mais próximos ao local em que as fibras musculares estão encurtadas. Portanto, os efeitos são mais específicos e terapêuticos do que a estimulação elétrica superficial usada pelos fisioterapeutas.

A neuroestimulação elétrica transcutânea (TENS, sigla em inglês) proporciona o alívio da dor ao estimular grandes fibras nervosas na pele que fecham um "portão da dor" na medula espinhal. O fechamento desse portão impede que impulsos dolorosos alcancem o cérebro. Como os músculos têm fibras nervosas maiores do que a pele, a estimulação desses nervos pelas contrações induzidas pela ETOIMS tem mais potencial do que a TENS para fechar o portão da dor.

Os efeitos no alívio da dor da neuroestimulação elétrica percutânea (PENS, sigla em inglês), ou eletroacupuntura, podem ser semelhantes aos da ETOIMS. Com a PENS, ocorre somente a estimulação elétrica de MEPZs muito superficiais, uma vez que a agulha de acupuntura usada na PENS não pode penetrar profundamente no músculo para obter uma estimulação profunda e eficaz. E, a haste de aço inoxidável da agulha de acupuntura conduz eletricidade e estimula os tecidos ao redor. O tempo de tratamento desses métodos é arbitrário e, em geral, duram de 10 a 20 minutos. Com a ETOIMS, a estimulação é de 2 segundos por ponto, e a microestimulação focaliza apenas os nervos intramusculares próximos da ponta da agulha, uma vez que toda a haste é revestida com Teflon. Na teoria, isso aumentaria a eficácia terapêutica da ETOIMS e diminuiria o potencial de dano tissular, em comparação com a estimulação elétrica que usa agulhas de aço inoxidável não revestidas.

A degeneração da raiz nervosa espinhal e o encurtamento das fibras musculares relacionadas em razão do envelhecimento podem recorrer ou tornar-se progressivos com o traumatismo repetitivo crônico ou agudo nas raízes nervosas espinhais, como aconteceu com Yolanda, no perfil do paciente no início desse capítulo. Os anti-inflamatórios (medicamentos esteroides e não esteroides), relaxantes musculares e narcóticos podem ajudar temporariamente, mas não afetam a causa da dor muscular. Essa dor pode ser devida ao enrijecimento muscular profundo nos múltiplos pontos musculares que se estendem pelo corpo inteiro. Portanto, é importante que os tratamentos para essas condições tratem a causa do problema e também sejam seguros e eficazes, especialmente para utilização repetitiva a longo prazo.

Leitura sugerida

CHU, J. Putting it all together: treatment templates and case studies – Electrical twitch obtaining intramuscular stimulation. In: MAYOR, D. (Ed.). *Electroacupuncture.* London: Harcourt Health Sciences, 2002.

Jennifer Chu, M.D.

12 – Trabalho corporal

Usando as técnicas de trabalho corporal, você pode reduzir muitos dos efeitos do trauma físico. Quanto maiores sua flexibilidade e mobilidade física, maior a probabilidade de que sua dor e fadiga sejam menores. As técnicas descritas neste capítulo podem ser usadas para complementar os cuidados médicos que você está recebendo. Elas podem ajudar a trazer alívio dos sintomas e, em geral, são agradáveis. Talvez você queira experimentar algumas modalidades para encontrar as que funcionam melhor para você.

"Trabalho corporal" é um termo geral que se refere a todas as terapias de toque. As técnicas de trabalho corporal descritas neste capítulo podem ser agrupadas em quatro categorias principais: toque e manipulação; educação e reeducação do movimento; cura energética e treinamento da consciência ou controle mente/corpo. Todas essas abordagens oferecem diversas técnicas que podem ajudá-lo a se curar, diminuir sua dor e fazer seu corpo retornar ao nível normal de atividade, melhorando a flexibilidade e a mobilidade.

Após uma lesão, a realização das tarefas diárias torna-se mais difícil. Inicialmente, você talvez precise descansar por longos períodos, e durante essa inatividade seu corpo perderá elasticidade, tônus e vitalidade. Então, inconscientemente você pode movimentar-se de maneiras que realmente aumentam seus sintomas. Por exemplo, você se prepara para evitar a dor, seu movimento se torna tenso e descoordenado podendo exercer uma pressão extra em determinadas partes de seu corpo. Ou você pode fazer muita força para movimentar o corpo, o que aumenta a dor. Você pode ficar muito cansado e deprimido; isso enrijece os músculos na parte da frente da coluna e enfraquece os músculos da parte de trás. Esse desequilíbrio entorta a coluna e resulta em pressão extra sobre os discos e nervos. Com frequência, muito depois do traumatismo inicial, as vítimas do efeito chicote enrijecem o pescoço repetidamente durante atividades; atividades podem favorecer uma torção de tornozelo muito depois de ela ter sido curada.

O estudo das técnicas de trabalho corporal pode ajudá-lo a ficar mais consciente dos hábitos de movimentos destrutivos e lhe oferecer uma oportunidade para modificá-los. Você pode aprender maneiras melhores para erguer coisas, executar seu trabalho, se exercitar e se movimentar sem aumentar a dor. Você pode diminuir o esforço que faz para se movimentar, o que ajudará a conservar sua energia. Você pode aprender a não travar partes de seu corpo ou forçá-las até o limite de sua amplitude de movimento. Você pode movimentar todo o corpo de maneira mais coordenada. Você também pode aprender a descansar de formas mais construtivas e obter uma nova percepção a seu corpo para ajudá-lo a se curar.

Sempre verifique com os seus médicos e com seu instrutor de trabalho corporal se uma técnica é segura para você. Algumas condições de saúde poderiam fazer determinados movimentos ou técnicas terapêuticas retardar sua cura ou prejudicar sua saúde. Essas condições podem incluir contusões, feridas abertas, infecção, edema excessivo, diabetes em estágio avançado, câncer metastático, doença cardíaca ou coagulopatia. Se você tem um histórico de violência ou abuso físico, consulte um profissional da saúde mental antes de tentar qualquer forma de tratamento que poderia deixá-lo desconfortável ou estimular lembranças desagradáveis.

Toque e manipulação

Existem muitas formas de terapia do toque, ou terapia manual. As terapias do toque descritas neste capítulo incluem a manipulação osteopática, massagem e técnicas que estimulam a mobilidade do tecido conectivo. A quiropraxia e a acupuntura são descritas em outros capítulos.

Objetivos do trabalho corporal

Para melhorar
- a respiração
- a circulação
- a coordenação
- o fluxo e o equilíbrio de energia, o humor, a sensação de prazer
- o tônus e a força musculares
- a postura
- a amplitude de movimento das articulações

Para diminuir
- a ansiedade e o estresse
- a pressão sanguínea e a toxicidade
- o esforço necessário para se movimentar
- a fadiga
- a compressão de discos e nervos
- a tensão muscular
- o inchaço

Osteopatia
A medicina osteopática baseia-se no princípio do tratamento da pessoa como um todo e na facilitação da habilidade natural do corpo para curar-se por conta própria. Os tratamentos osteopáticos baseiam-se na teoria de que o corpo inteiro é afetado quando uma parte sofre um traumatismo e que a melhora do fluxo de sangue e da função nervosa na área traumatizada ajudará na cura.

Os osteopatas podem oferecer tratamentos que consistem da manipulação de músculos e ossos, bem como tratamentos convencionais com drogas e cirurgia. As manipulações osteopáticas são úteis para favorecer a recuperação de lesões sofridas na prática de esportes e outros traumas, bem como outras causas de dor no pescoço, costas e articulações.

Massagem

O campo da massagem abrange muitas disciplinas ou estilos de trabalho corporal. A massagem, a fisioterapia, a massagem terapêutica e a terapia neuromuscular em geral se referem a estilos de terapia do toque, usando as mãos para massagear, manipular e pressionar o corpo com diversos tipos de movimento.

A massagem e outros trabalhos corporais podem ser úteis após um traumatismo para soltar músculos e tecidos conectivos retesados, liberar espasmos musculares e evitar a formação de cicatriz tissular. A massagem também pode ajudar a reduzir o inchaço e a dor, melhorando a circulação e a drenagem linfática. Algumas técnicas de massagem são relaxantes e ajudam a diminuir o estresse. Outras técnicas são revigorantes e podem elevar seu nível de energia.

Em alguns tipos de massagem, você terá de se despir e se enrolar em um lençol ou toalha para que cada parte de seu corpo que estiver sendo massageada possa ser descoberta e depois coberta. Algumas vezes são utilizados loções ou óleos para melhorar o fluxo dos movimentos e evitar que pelos sejam arrancados. Outros tipos de massagem e trabalho corporal podem ser executados enquanto você está vestido, desde que use roupas largas e confortáveis. Na maioria dos casos, você ficará deitado sobre uma mesa acolchoada. Para aqueles com determinadas condições de saúde que os impede de deitar-se, a massagem pode ser executada em uma cadeira especialmente projetada para sustentar a cabeça.

A *massagem sueca* é a forma de massagem mais conhecida. Os praticantes utilizam uma série de movimentos – como golpes suaves e deslizantes, massagem e fricção – e movimentação passiva e alongamento do corpo imitando a ginástica sueca e outras formas de exercício. Os adeptos da massagem sueca acreditam que ela alivia a dor e a tensão e pode aumentar a circulação, o tônus muscular e a mobilidade das articulações. Como a massagem sueca pode melhorar a função muscular, também pode ajudar as pessoas com fadiga muscular, fraqueza e atrofia resultantes da falta de exercício ou da inatividade forçada causada por traumas.

A *massagem Thai* é uma técnica que combina elementos da acupressão, da reflexologia e da ioga, por meio de técnicas de pressão manual e alongamento passivo. A pessoa que está recebendo a massagem veste roupas largas e deita-se sobre uma esteira para poder adotar uma grande variedade de posições corporais enquanto o profissional aplica diversas técnicas. Os profissionais mais experientes nesse método são treinados em uma escola localizada em Wat Pho (Templo do Buda Deitado), em Bangkok. Essa técnica pode ser rigorosa, portanto pode não ser adequada para pessoas com determinados problemas de saúde.

A *massagem profunda* funciona para liberar a tensão em camadas profundas dos músculos. Um terapeuta pode aplicar movimentos lentos, pressão forte ou fricção com os dedos, polegares, punhos e cotovelos. Essa abordagem algumas vezes é mais eficaz do que a massagem sueca para padrões de tensão persistente associados à dor crônica. Os muitos tipos de massagem tissular profunda incluem a Abordagem de Trager e a Terapia Muscular Profunda Pfrimmer.

Trager ou "integração psicofísica Trager" é um método de massagem que une trabalho corporal com movimento leve, suave. Os seus praticantes acreditam que esse método não invasivo pode ajudar a liberar a tensão física e mental. O trabalho corporal inclui balanço, tração, compressão e exercícios para aumentar a amplitude de movimento. Os exercícios chamados mentásticas são praticados para melhorar a mobilidade e a percepção. A suavidade desses movimentos evita o aumento da dor.

A *terapia muscular profunda Pfrimmer* utiliza a manipulação muscular para diminuir aderências e rigidez muscular, melhorar a postura e facilitar a respiração, melhorar a circulação sanguínea e os fluidos linfáticos e diminuir o enlaçamento dos nervos no tecido mole. A terapia Pfrimmer tem sido útil para estimular a recuperação de muitas condições, incluindo lesão cerebral, derrame e outros resultados de traumatismo.

Técnicas de movimento para o tecido conectivo

O tecido conectivo abaixo da pele que cobre os músculos do corpo é denominado *fascia*. Quando o corpo é traumatizado, a fascia absorve o choque e enrijece. Quando você se movimenta, a fascia enrijece outras áreas do corpo, para compensar. Como resultado, você pode comprometer sua postura e coordenação e como o movimento não consegue fluir livremente, você fará mais esforço para se movimentar.

Diversas técnicas de movimento são especificamente voltadas para a redução de restrições fasciais, mas muitas outras, descritas em outro ponto deste capítulo, também afetam o tecido conectivo.

A *liberação miofascial* é uma técnica de liberação fascial muitas vezes utilizada por osteopatas para aliviar a dor no tecido muscular. Essa técnica usa pressão suave e constante, para liberar restrições na fascia e promover a mobilidade. O praticante pode inicialmente analisar o desequilíbrio observando o paciente em pé ou caminhando. Então, enquanto o paciente se deita, a fascia é alongada e a coluna vertebral descomprimida pela tração aplicada com movimentos suaves e delicados. Essa técnica, que ajuda a normalizar o tecido ao redor de uma lesão ajudando-o a funcionar adequadamente outra vez, tem sido útil na reabilitação de traumas bem como na melhora da postura.

O *rolfing* ou "integração estrutural" é um sistema de manipulação dos tecidos moles e educação do movimento que se destina a melhorar a estrutura do corpo para se obter alinhamento (postura) e função (movimento) mais eficientes, usando a imagem ideal de um corpo organizado ao longo de uma linha vertical. Esse sistema foi desenvolvido por uma bioquímica americana, Ida P. Rolf, Ph.D. e tornou-se amplamente conhecido na década de 1960.

Os praticantes desse sistema usam uma pressão firme com as mãos, dedos, articulações dos dedos e cotovelos para relaxar o tecido conectivo tenso e mobilizar as articulações. O aumento da mobilidade permite que o tecido e as articulações retornem ao tamanho e alinhamento normais, devolvendo o equilíbrio ao corpo. Os rolfistas acreditam que os padrões de tensão física e a energia bloqueada que se originam de experiências emocionais também podem ser liberados com essas técnicas. Os rolfistas utilizam duas abordagens ao movimento. A *integração do movimento do rolfing* destina-se a treinar os clientes para se tornarem conscientes de sua postura, liberar a tensão e melhorar os hábitos de movimento. Os *ritmos do rolfing* são um sistema de exercícios para melhorar a flexibilidade, o tônus muscular e a coordenação. Embora a pressão utilizada no *rolfing* possa ser dolorosa, muitos rolfistas desenvolveram técnicas para diminuir esse desconforto. Alguns rolfistas também desenvolveram métodos individuais que incorporam outros aspectos de manipulação ou movimento. Qualquer um deles pode ser útil para tratar a dor pós-traumática.

A *hellerwork* inclui três formas de abordar o trabalho corporal – manipulação profunda (incluindo o *rolfing*, bem como técnicas de massagem), reeducação do movimento e diálogo verbal. Antes de desenvolver seu método, Joseph Heller estudou *rolfing*, terapia Gestalt, *Aston-patterning*, terapia de flutuação e engenharia. A *hellerwork* enfatiza exercícios para corrigir a postura, melhorar os padrões comuns de movimento, mudar atitudes psicológicas e liberar a autoexpressão.

A *body synergy* acrescenta os elementos da autoconsciência física e emocional ao trabalho corporal tissular profundo, com um foco adicional na relação de cura entre o praticante e o cliente. Os profissionais da *body synergy* acreditam que essa abordagem pode ajudar a mudar atitudes prejudiciais à saúde bem como padrões físicos prejudiciais.

O *Aston-patterning* é ligeiramente diferente de outras técnicas de manipulação tissular profunda. Ela é mais suave do que o *rolfing* e também pode incluir a educação do movimento e outras formas de trabalho corporal como massagem, liberação miofascial e artrocinética (movimentos das articulações). Seu objetivo não é buscar a simetria linear do corpo; ao contrário, os praticantes avaliam as necessidades individuais do cliente explorando padrões específicos de movimento. Após o tratamento, os clientes devem repetir os padrões de movimento usados para a avaliação com o propósito de mostrar as mudanças ocorridas.

Outras formas de terapia do movimento

A *terapia craniossacral* (TCS) é outra forma de terapia do movimento. Essa abordagem utiliza manipulações muito suaves dos ossos do crânio e da coluna vertebral para estimular o sistema nervoso, as membranas e o fluido que envolvem e protegem o cérebro e a medula espinhal.

Quando ocorre um traumatismo, os terapeutas da TCS especulam que o fluido cerebroespinhal perde seu ritmo normal. O profissional utiliza um toque suave para detectar mudanças no ritmo do fluido cerebroespinhal e trabalha para reduzir restrições e devolver o equilíbrio ao movimento desses sistemas para permitir a cura do corpo. Com frequência a TCS é usada pelos osteopatas em combinação com técnicas de liberação miofascial e também por fisioterapeutas, massagistas e outros profissionais. Essa técnica é relaxante e muito suave, sendo segura para a maior parte das condições. Ela pode aliviar dor de cabeça, vertigem e dor resultantes do traumatismo.

A *manipulação visceral* é outra terapia manual suave baseada na crença de que a movimentação das vísceras e dos seus tecidos conectivos pode aumentar a flexibilidade de nervos e músculos e aumentar o nível de função do corpo inteiro. Essa técnica parece funcionar muito bem para liberar tensão e interromper padrões alterados que provocam dor profunda nos músculos e nervos.

O *zero balancing* é um método tranquilo de terapia do movimento que combina as abordagens orientais e ocidentais para melhorar a cura. Um toque em determinado local torna-se um apoio ao redor do qual o corpo se organiza, permitindo o máximo de liberação e relaxamento que o corpo pode alcançar.

A *drenagem linfática* é uma técnica manual para aumentar o fluxo do sistema linfático. Por meio de um toque suave, a linfa é estimulada a circular de maneira rítmica para ajudar o funcionamento de uma área bloqueada. As técnicas utilizadas incluem a pressão suave de diversas partes do corpo com as palmas das mãos e o movimento suave dos dedos para criar movimentos semelhantes a ondas. Os praticantes dizem que esses movimentos estimulam a circulação da linfa e do fluido intersticial, dessa forma aumentando o funcionamento dos sistemas nervosos parassimpático e imune. O inchaço pode ser reduzido, as toxinas eliminadas e a dor aliviada.

A *reflexologia* é praticada pela estimulação manual de pontos de pressão nas mãos e nos pés sem a utilização de óleos ou outros meios. A teoria é que esses pontos de pressão estão associados a todos os órgãos e glândulas do corpo através do sistema nervoso. Afirma-se que existem 7 mil terminações nervosas no pé e a estimulação desses pontos pode induzir o relaxamento, fortalecer órgãos e glândulas e aliviar a dor. Os tratamentos podem ser realizados com o paciente totalmente vestido, porém descalço, deitado ou sentado de forma reclinada. Essa técnica pode ser uma alternativa confortável para aqueles que não querem que outras partes de seu corpo sejam tocadas.

Educação e reeducação do movimento

Muitas formas de exercício e de técnicas de movimento desenvolvidas para outros propósitos podem ser úteis para melhorar a mobilidade e diminuir a dor pós-traumática, incluindo a Técnica de Alexander, o Método Feldenkrais, Somática, Pilates e as antigas artes chinesas do *tai chi* e *chi kung* (*qigong*).

Técnica de Alexander

A técnica de Alexander (TA) difere de muitas outras técnicas porque é um método que ensina como mudar os hábitos de movimento de seu corpo para diminuir a tensão e a dor e melhorar o funcionamento físico geral. Essa técnica pode ser ensinada em grupos pequenos ou individualmente e pode ser adaptada às necessidades físicas, atividades ocupacionais e interesses pessoais. Essa técnica não utiliza força física.

A técnica de Alexander orienta o movimento e a imobilidade do aluno com um toque muito leve, acrescentando observações verbais e representações visuais de anatomia para esclarecer as informações. Algumas vezes determinados movimentos são introduzidos para interromper uma maneira habitual de movimentação ou para encorajar a melhora da flexibilidade ou da coordenação. Em uma aula típica, o aluno receberá instruções práticas enquanto está em pé, sentado, inclinado, caminhando e realizando tarefas da vida cotidiana como escrever, cozinhar, limpar, digitar ou erguer coisas. Os alunos com dor crônica em geral começam esse trabalho na posição deitada, de descanso construtivo, para ajudar a diminuir a tensão geral, recuperar a amplitude de movimento e alongar o tecido conectivo. Então, o aluno pratica esse trabalho no intervalo entre as aulas e, aos poucos, incorpora as novas maneiras de se movimentar em todas as suas atividades.

Método Feldenkrais

O método Feldenkrais utiliza a repetição de movimentos simples, lentos, sem forçar, mas com uma elevada consciência ampliada da sensação. O objetivo desse método é melhorar a função do sistema neuromuscular e a conexão corpo/mente. São utilizadas duas formas: consciência pelo movimento e integração funcional.

Na *consciência pelo movimento*, a instrução verbal é utilizada durante as aulas para guiar lentamente os alunos, por meio de sequências de movimentos que muitas vezes são executados na posição sentada ou deitada no chão, sentada em uma cadeira ou em pé. Em geral, as sequências de movimento focalizam uma parte do corpo de cada vez, ao mesmo tempo movimentando as articulações em uma sequência harmoniosa. Os alunos devem observar a qualidade do movimento para aprender como executar o padrão de movimento com menos tensão e melhor coordenação.

> ## Usando a Técnica de Alexander para reduzir a tensão
>
> Deite de costas no chão sobre uma superfície firme, porém ligeiramente acolchoada. Descanse a parte posterior da cabeça sobre um pequeno livro em brochura de modo que seu rosto fique paralelo ao chão. Coloque as mãos ao lado dos quadris, palmas para baixo. Flexione os joelhos e apoie totalmente os pés no chão, alinhados com os quadris.
>
> Peça a seu corpo para deixar que a superfície sobre a qual você está deitado sustente seu corpo. Solte toda a tensão.
>
> Deslize as mãos pelo chão até os braços ficarem esticados e os dedos apontando para os lados. Enquanto faz esse movimento, peça a si mesmo para soltar o pescoço e permitir o alongamento de toda a superfície da parte de trás do torso. Dobre os cotovelos e coloque as palmas das mãos sobre as costelas. Sinta as mãos sobre seu corpo. Deixe que isso o ajude a liberar mais tensão.
>
> Deixe as mãos sentirem como seu corpo está movimentando-se enquanto você respira. Deixe a respiração ajudá-lo a liberar a tensão no pescoço.
>
> Não tenha pressa. Preste atenção em como seu corpo está sentindo-se enquanto ele se move.
>
> Vá devagar e use menos força para se movimentar.

A *integração funcional* é ensinada pelo profissional que usa um toque suave para guiar o aluno delicada e lentamente com movimentos simples. Cada sessão pode ser adaptada à condição do aluno e a seu nível de experiência.

Em cada um desses métodos, os alunos podem praticar alguns dos exercícios entre as sessões, o que lhes proporciona uma sensação de controle sobre seu processo de cura. Feldenkrais ajudou alguns alunos a aprender a movimentar partes lesionadas do corpo com menos dor, superando restrições musculares, melhorando a postura e diminuindo a tensão.

Somática

A somática é um sistema de movimento desenvolvido por um profissional de Feldenkrais, Thomas Hanna. Após uma lesão, as contrações crônicas involuntárias no corpo podem provocar rigidez, sensibilidade e "amnésia motora-sensorial", uma perda da sensação nos músculos e da percepção de como movimentá-los. Na somática, são praticados diversos exercícios lentos, na posição deitada ou sentada, para liberar contrações crônicas, recuperar a sensação do movimento e melhorar o fluxo do movimento. Algumas vezes a respiração profunda é estimulada. Essa técnica pode reduzir a dor resultante de muitas formas de traumatismo.

Pilates
Pilates é uma forma de exercício desenvolvida por Joseph Pilates. Outras formas semelhantes de exercício foram criadas com base nos seus princípios e métodos. Embora esses exercícios possam ser úteis na reabilitação de traumas, geralmente os instrutores de pilates não são fisioterapeutas e nem sempre são qualificados para trabalhar com pessoas que sofrem de dor pós-traumática. Procure um profissional qualificado com experiência suficiente e, se você tem dor, peça aulas particulares.

Esses exercícios foram projetados para desenvolver força, flexibilidade, postura e equilíbrio. Os princípios incluem o treinamento que objetiva a capacidade de concentração na sensação do movimento, alongamento dos músculos sem criar massa muscular excessiva, movimentação lenta e harmoniosa e respiração em padrões específicos durante todo o movimento. Um programa de exercícios pode ser adaptado às necessidades de cada indivíduo, mas, em geral, o aluno se exercita sobre uma esteira, bem como com o auxílio de aparelhos. Os aparelhos são equipados com molas, cabos, barras, correias e polias para facilitar o alinhamento adequado do corpo em uma variedade de posições, alongamento e resistência durante o exercício.

Tai Chi
O *tai chi chuan*, também conhecido com *tai chi* ou *taiji*, é uma antiga arte marcial chinesa. Entretanto, ele também é uma forma de meditação móvel que é praticada como exercício para aumentar a capacidade física, a saúde e o relaxamento. Gerações de professores desenvolveram diversas formas, cada uma delas sendo uma sequência de movimentos suaves, harmoniosos, que são praticados lenta e cuidadosamente, de acordo com determinados princípios e filosofias. Esses princípios incluem o movimento sem a utilização de força muscular excessiva, a consciência do movimento da energia pelo corpo, a manutenção da boa postura, a respiração de maneira natural, a centralização e o *grounding*. A prática do *tai chi* favorece a cura ajudando a restauração do equilíbrio físico, mental e espiritual.

Embora o *tai chi* possa ser um desafio muito grande para pessoas com determinadas lesões, é uma forma de exercício segura para muitas outras. Pode ajudar a evitar quedas, melhorando o equilíbrio e a coordenação e pode ajudar a diminuir a dor e a rigidez, melhorar a circulação, o funcionamento do sistema imunológico e diminuir o estresse, a fadiga e a depressão. Ele também pode ajudar a diminuir determinados tipos de dor nas mãos, braços, pescoço e costas.

O *tai chi* pode ser praticado com parceiros, em uma luta chamada "empurrar as mãos". O empurrar as mãos pode não ser aconselhável para pessoas que ainda estão curando-se de dor pós-traumática, a não ser em sua forma mais suave, não competitiva.

Chi Kung (Qigong)

Acredita-se que o *chi kung*, ou *qigong*, uma forma chinesa de exercício, anteceda o *tai chi* por alguns milhares de anos. A maior parte das formas de *chi kung* é mais fácil de ser aprendida do que o *tai chi* e pode ser mais facilmente praticada por quem sente dor.

Esse método não é uma arte marcial – os seus movimentos não têm aplicações para luta ou autodefesa – mas ele compartilha muitos dos benefícios e princípios do *tai chi*, como por exemplo, estar de acordo com a filosofia chinesa das leis de equilíbrio e harmonia e o conceito de mover a energia focalizando a mente.

Há milhares de formas de *chi kung*. Um especialista de *chi kung* pode ser capaz de especificar quais exercícios seriam úteis para curar a pessoa de um traumatismo. Algumas formas de *chi kung* são curtas sequências de movimentos simples. Cada movimento destina-se a ajudar a equilibrar a energia do corpo (*chi* ou *qi*) e aumentar o fluxo de energia pelos canais de energia, ou meridianos, com o objetivo de fortalecer os órgãos internos e outros sistemas. Cada exercício é praticado lentamente em um padrão harmonioso, ao mesmo tempo respirando livremente e continuamente em um padrão específico. Os melhores resultados no que se refere à melhora da saúde, capacidade física e bem-estar são obtidos quando os exercícios são praticados diariamente.

Determinadas formas de *chi kung* consistem da manutenção de posturas e focalização nos padrões de respiração, na centralização, no *grounding* e no fluxo de energia. Outras formas de *chi kung* envolvem o uso da meditação relacionada a imagens e energia; por exemplo, o "*chi kung* externo" se concentra na transferência de energia por um mestre *chi kung* a um paciente, para acentuar a cura.

Terapias energéticas curativas

Essa categoria de trabalho corporal inclui técnicas teorizadas para afetar o fluxo de energia dentro ou próximo do corpo – a energia que é conhecida como energia vital, *chi*, *qi*, *prana*, e campos elétricos, magnéticos e eletromagnéticos, bem com muitos outros nomes. Algumas dessas técnicas também utilizam um pouco das terapias descritas anteriormente.

Shiatsu

A terapia manual japonesa, chamada *shiatsu*, utiliza princípios da acupressão, uma terapia manual chinesa. Contudo, o *shiatsu* também incorpora algumas técnicas da massagem ocidental. Baseada na crença de que o traumatismo pode interromper o fluxo de energia no corpo, os objetivos do *shiatsu* são desbloquear e equilibrar o fluxo de energia no corpo inteiro ao estimular uma série de pontos específicos situados nos meridianos (linhas ou caminhos de energia) ao longo do corpo. A estimulação desses pontos pode ter um efeito tonificante (fortalecimento) ou sedativo (enfraquecimento), dependendo do que é necessário.

Os tratamentos são realizados com o cliente na posição deitada ou sentada, usando roupas folgadas, leves. O *shiatsu* é útil para aliviar náuseas, dor pós-operatória e insônia.

Tuina

Tuina é um método de massagem terapêutica chinesa com princípios da medicina chinesa. Seu objetivo é aliviar a dor e melhorar a saúde pela ativação da energia do corpo (*chi* ou *qi*). As técnicas incluem o toque em alguns pontos de pressão bem como outras formas de manipulação.

> **Um bom exemplo:**
> **usando diversas técnicas de trabalho corporal para curar**
>
> Jackie foi uma vítima sem sorte de três acidentes de carro nos últimos 8 anos. Então, enquanto estava tentando recuperar-se do último acidente, escorregou no gelo e caiu de costas.
>
> Os médicos diagnosticaram diversas vezes lesão lombossacral, lesão nos nervos, discos herniados, artrite, condrite costal, fibromialgia e fadiga crônica. Durante anos ela teve dor crônica nas costas, enrijecimento e fraqueza no tórax e nos braços, e extrema fadiga generalizada. Durante algum tempo ela ficou incapacitada: não podia trabalhar, erguer uma xícara de café, abrir uma porta, dirigir o carro tampouco segurar o telefone ou um livro. Ela passava a maior parte dos dias e noites dormindo e tinha medo de se machucar mais. Ela estava deprimida e ficava zangada facilmente.
>
> Durante os últimos oito anos, Jackie reuniu uma equipe de médicos e profissionais de tratamentos alternativos e professores que a ajudaram a se recuperar bastante.
>
> Após seu primeiro acidente, que foi muito sério, ela consultou um neurologista e um médico internista, que lhe deram alguns medicamentos úteis. Ela também consultou um psiquiatra, que prescreveu um padrão diário de repouso e atividade. O programa era uma agenda para levantar e ficar ativa por duas horas, então dormir ou descansar por duas horas, em um padrão repetido durante o dia inteiro. Isso a ajudou a regular os seus sintomas.
>
> Jackie também trabalhou com um profissional do método Feldenkrais que a ajudou a aumentar a flexibilidade e o nível de energia e a diminuir a dor. Posteriormente, o psiquiatra a encaminhou ao autor para que ela pudesse

aprender a técnica de Alexander. Um programa individualizado de exercícios foi desenvolvido para ela, usando os princípios da técnica de Alexander e ela continuou trabalhando com esse programa, modificando-o à medida que sua saúde melhorava. Esse programa consiste de diversas estratégias:

• receber o trabalho interativo da técnica de Alexander para reduzir a pressão e a tensão crônica no corpo.

• praticar exercícios de movimentos muito suaves a intervalos determinados durante o dia, alguns dos quais consistem de movimentos habituais executados de maneiras novas, com uma progressão muito lenta para criar flexibilidade e força. Por exemplo, ela começou erguendo um prato de papel de uma mesa flexionando os joelhos, então flexionando os cotovelos para erguer o prato de papel. Após dois meses, um peso pequeno (uma fita-cassete) foi acrescentado ao prato de papel; aos poucos acrescentou-se mais peso durante um período de tempo. Então, ela começou a carregar o prato de papel sobrecarregado pela sala.

• usar posições de descanso construtivas (sentar e deitar) periodicamente durante o dia.

• aprender a boa mecânica corporal.

• aprender a assumir uma abordagem mais suave e relaxada ao se movimentar.

• aprender a suportar o estresse emocional sem deixá-lo afetar muito o seu corpo.

Após Jackie praticar a técnica de Alexander por dois anos, este autor sugeriu-lhe que fosse a um fisioterapeuta para receber uma manipulação do tecido mole. O terapeuta utilizou técnicas de liberação miofascial e de liberação craniossacral que aparentemente ajudaram a reduzir as restrições em seus nervos e músculos e melhoraram sua flexibilidade.

Enquanto seu corpo adquiria coordenação, ela conseguiu acrescentar os exercícios de *chi kung* a seu programa. Ela gostava tanto deles que aos poucos substituiu alguns dos outros exercícios que estava fazendo. O *chi kung* melhorou a fluidez dos movimentos, o *grounding*, o equilíbrio, o nível de relaxamento e o prazer.

Aos poucos, Jackie desenvolveu habilidades que a ajudaram a recuperar o controle de seu corpo. Ela teve períodos em que não sentiu dor. Quando sente dor e rigidez pela quantidade de atividades maior do que seu corpo consegue lidar, ela sabe como se soltar por meio do movimento e do relaxamento. Agora ela pode dirigir, erguer e carregar a louça, abrir portas, falar no telefone, segurar livros e trabalhar em sua mesa algumas horas por dia.

Watsu

O *watsu* é uma forma de trabalho corporal praticada na água, com temperatura um pouco abaixo da temperatura corporal. Ele combina elementos do *shiatsu* e da ioga e é muito útil para liberar tensão e melhorar o fluxo de energia.

Toque terapêutico

Uma das técnicas mais segura e menos invasiva é o toque terapêutico. Esse método foi desenvolvido por uma enfermeira e é praticado por muitos enfermeiros como parte de sua rotina de cuidados. Para limpar, direcionar e modular o fluxo de energia em um cliente, os profissionais colocam as mãos sobre o corpo do paciente a uma distância de 7 a 15 cm para detectar perturbações no fluxo de energia, como congestão, lentidão ou quantidades excessivas de energia. Os movimentos das mãos, lentos, semelhantes a ondas, são usados para, na teoria, movimentar, limpar e equilibrar o campo de energia do cliente.

O toque terapêutico pode ser administrado antes de uma cirurgia para induzir o relaxamento e diminuir a ansiedade e após uma cirurgia para diminuir a dor.

Reiki

Reiki significa "energia vital universal". O praticante coloca as mãos em determinadas posições sobre ou próximo ao corpo do receptor para, em teoria, permitir que a energia vital universal flua. A sequência de posições em geral começam pelo topo da cabeça e se movimentam em direção aos pés. Não é feita nenhuma massagem.

Os praticantes de *reiki* acreditam que as áreas do campo energético do corpo ficam bloqueadas ou enfraquecidas por traumas ou doenças e que o fluxo de energia que ocorre durante uma sessão de *reiki* pode estimular a cura de traumatismos e doenças físicas, bem como de doenças emocionais e mentais. Acreditam que ao limpar as causas (cármicas) subjacentes de um problema, o paciente pode retornar à saúde e à harmonia. O *reiki* estimula uma resposta de relaxamento e, após uma sessão, em geral, o receptor sente menos dor e desconforto, e maior tranquilidade e satisfação.

Treinamento da consciência

O *biofeedback*, a hipnoterapia e as muitas formas de meditação, incluindo a ioga, podem ajudá-lo a conseguir um controle melhor sobre seu corpo. A ioga é discutida em detalhes no Capítulo 17.

Biofeedback

O *biofeedback* é um sistema que utiliza instrumentos para oferecer informações sobre o corpo, como as reações físicas ao estresse, para possibilitar o controle de processos físicos, em geral involuntários. Os seus objetivos são ensinar o relaxamento, diminuir a dor e reduzir outros sintomas de estresse.

Por meio de sensores elétricos colocados sobre a pele, os instrumentos do *biofeedback* podem ser usados para monitorar mudanças na temperatura, atividade muscular, atividade eletrodérmica, frequência cardíaca, ondas cerebrais e respiração. Ao receber informações na forma de sinais sonoros ou elétricos, você pode aprender a aquecer mãos frias, diminuir a frequência cardíaca e desacelerar a respiração.

Meditação

O objetivo da meditação é centralizar e trazer equilíbrio e unidade à sua mente, corpo e emoções. Enquanto você medita, a "tagarelice" dos pensamentos cotidianos recua e você fica mais tranquilo. O relaxamento obtido pode ajudar a diminuir a dor e a ansiedade e melhorar a respiração e a facilidade de movimentos. Com frequência, a meditação melhora a compreensão espiritual e a empatia, além disso, poderia ajudá-lo a aceitar sua condição, bem como a dos outros.

Existem muitos tipos de meditação e todos visam o relaxamento, a cura e o crescimento espiritual. Qualquer um deles pode ser útil na administração da dor e do estresse. A maior parte inclui sentar-se de modo ereto sobre uma almofada, banco, ou cadeira, e concentrar a mente em alguma coisa específica. Por exemplo:

• contar repetidamente até dez.
• observar a sensação da respiração nas narinas.
• olhar para uma imagem ou visualizá-la.
• ficar consciente – simplesmente sentar imóvel e prestar atenção àquilo que você está experienciando física, mental e emocionalmente no momento presente.
• focalizar um som, seja um som externo ou um som mentalmente repetido.

Outros tipos de meditação incluem movimento, estruturado ou improvisado, inclusive caminhar e dançar. Os muitos estilos de meditação incluem a meditação transcendental (MT), Zen e outras formas de meditação budista, meditação cristã, ioga, atenção plena, sufismo, *tai chi* e movimento autêntico.

Hipnoterapia

A hipnoterapia é usada para induzir relaxamento por meio do estado especial de sono chamado transe hipnótico. Para isso, o paciente é instruído com comandos repetidos em um tom de voz tranquilizante, monótono, para relaxar partes do corpo e focalizar a respiração, dirigindo a atenção para dentro e para longe do ambiente. Nesse estado, o paciente tem uma receptividade elevada à sugestão.

A hipnoterapia ajudou muitas pessoas a aprender a relaxar e lidar com a dor. Contudo, a hipnose não é segura para todos, portanto, se você gostaria de tentar essa terapia, certifique-se de verificar primeiro se isso é possível com um profissional da saúde mental.

Seu tratamento

Quando você e os seus médicos decidirem que é seguro acrescentar terapias complementares ou movimento a seu tratamento, você pode escolher entre diversas técnicas de trabalho corporal.

Você pode descobrir que há muitas técnicas de trabalho corporal que poderiam ajudá-lo. Mas, a localização de profissionais ou professores em sua comunidade pode determinar quem você pode consultar e com que frequência. Uma série de tratamentos ou aulas em uma programação regular é preferível.

Avaliando sua experiência

Após seu primeiro tratamento ou aula, pergunte-se:
• Eu me senti seguro? O profissional ou professor cuidou para que eu não me machucasse?
• O professor estava suficientemente consciente das minhas limitações físicas e da minha dor para administrar o tratamento adequado?
• O profissional demonstrou um nível de habilidade elevado?
• Eu gostei da sessão?
• Eu me senti melhor, pior ou do mesmo jeito, após a sessão? Se eu senti dor depois, a dor desapareceu? Depois do tratamento eu me senti melhor do que antes? (Algumas vezes você precisa sentir-se um pouco pior durante algum tempo antes de começar a se sentir melhor.)

Após um tratamento ou uma nova experiência, dê tempo a si mesmo para experienciar as mudanças ocorridas em seu corpo e para sentir como elas estão influenciando seu movimento. Pergunte ao profissional o que é razoável esperar após um tratamento e peça conselhos sobre as suas atividades após o tratamento.

Peça ajuda. Experimente. Confie no conhecimento interior de seu corpo. Vá com calma, mas decida curar-se. Continue com sua vida.

Leituras sugeridas

"The Alexander technique: application to medical rehabilitation and published research". Disponibilizado pela North American Society of Teachers of the Alexander Technique - telefone: 1-800-473-0620.

BURTON GOLDBERG GROUP. Craniosacral therapy. In: _____ *Alternative medicine*: the definitive guide. Puyallup: Future Medicine Publishing, 1993.

FELDENKRAIS, M. *Consciência pelo movimento*. São Paulo: Summus, 1977.

KODISH, B. I., Ph. D. *Back pain solutions:* how to help yourself with posture-movement therapy and education. Pasadena: Extensional Publishing, 2001.

KRAPP, K.; LONGE, J. L. (eds.). *The galé encyclopedia of alternative medicine*. Farmington Hills: The Gale Group, 2000.

MACDONALD, G. *The complete illustrated guide to the Alexander technique:* a practical program for health, poise and fitness. Shaftestury, Dorset; Boston: Element Books, 1998.

MCFARLANE, S. *The complete book of t'ai chi*. New York: DK Publishing, 1997.

RAMSEY, S. M., PT, MA. Holistic manual therapy techniques *Complementary and Alternative Therapies in Primary Care*, v. 24, n. 4, Dec. 1997.

ROLF, I. P. *Rolfing*: reestablishing the natural alignment and structural integration of the human body for vitality and well-being. Rochester: Healing Arts Press, 1989.

SARNO, J. E. *Healing back pain*: the mind-body connection. New York: Warner Books, 1991.

WEINTRAUB, W. *Tendon and ligament healing*: a new approach through manual therapy. Berkeley: North Atlantic Books, 1999.

WRIGHT, S. M. The use of therapeutic touch in the management of pain. *Reviews Registry, enl, Complementary Medicine Program.* v. 22, p. 705, 1987. Disponível em: <http://registry.ummc.umaryland.edu/RIS/RISWEB.ISA>.

Jano Cohen

13 – Alimente-se melhor para se sentir melhor

Nenhum alimento pode eliminar a dor, mas alguns podem ajudá-lo a ser uma pessoa mais ativa, focada e satisfeita. Os alimentos certos podem ajudá-lo a administrar seu humor, diminuir a percepção da dor e lhe dar a energia necessária para você viver sua vida plenamente.

Com muita frequência, o estresse provocado pelo traumatismo e o processo de recuperação levam a distúrbios no comportamento alimentar. Essas perturbações criam um estresse adicional, perpetuando o ciclo de disfunção metabólica. A terapia nutricional pode reduzir drasticamente a dor e o estresse pós-traumáticos e ajudá-lo a se sentir melhor, física e mentalmente. Quando você se sentir melhor com relação a si mesmo e àquilo que está fazendo na vida, se concentrará em suas realizações e atividades de lazer e não em sua dor.

Desejos

Sabemos que o estresse prolongado muitas vezes é acompanhado pelo ganho de peso e os pesquisadores registraram uma relação entre dor, estresse e a química do corpo que pode nos fazer ganhar peso. O estresse estimula a liberação de serotonina, um neurotransmissor localizado no cérebro que regula o humor e o apetite. A liberação da serotonina faz a glândula suprarrenal estimular a produção de uma substância neuroquímica no cérebro denominada neuropeptídeo Y (NPY). Como o nível de serotonina cai e o nível de NPY sobe, aumenta-se o desejo por carboidratos – especialmente doces.

O consumo contínuo de doces aumenta e diminui muito rapidamente o nível de insulina, provocando sentimentos que vão da euforia à depressão: 1 minuto após comer um doce você se sente revigorado e 10 minutos depois toda energia vai embora. O nível baixo de energia o leva a focalizar mais sua dor e estresse, drenando sua energia.

Neste capítulo você conhecerá pacientes que aprenderam a usar a terapia nutricional para diminuir a dor e o estresse pós-traumáticos. Você conhecerá diversos tipos de desequilíbrios alimentares e aprenderá algumas estratégias para equilibrar os seus hábitos alimentares.

Padrões de alimentação

Um dia, uma paciente chamada Roberta veio ao meu consultório queixando-se de dor persistente nos joelhos e nas costas após ter se ferido em um acidente de carro havia um ano. Apesar dos extensos tratamentos médicos, ela ainda não conseguia lidar com sua dor pós-traumática.

Roberta confessou que estava consumindo grandes quantidades de açúcar para se consolar. Como resultado, ela ganhara 13 kg desde o acidente. Com 1,55 m de altura, Roberta acrescentara mais peso do que sua constituição física poderia sustentar confortavelmente, colocando mais pressão sobre os joelhos e as costas. Esse ganho de peso também afetara seu humor; ela estava um pouco deprimida, porque sempre que se olhava no espelho ela podia ver como seu corpo inchara desde o acidente.

Em nossa primeira consulta, Roberta e eu discutimos um planejamento alimentar que a ajudaria a alcançar dois objetivos. O primeiro seria livrar-se daqueles 13 kg. O segundo objetivo seria encontrar uma maneira satisfatória e gratificante para perder esse peso de modo que ela mudasse seu foco de "viver para comer" para "comer para viver". Eu não queria exilar Roberta em uma terra de privação e fome; queria que ela fosse capaz de se sentir bem com relação a seu progresso sem sentir fome.

Uma de nossas estratégias foi diminuir sua depressão e estresse pós-traumático. Nós começamos identificando seu "padrão alimentar", um conceito que desenvolvi nos meus 16 anos de experiência com perda de peso e administração do estresse.

Se você conseguir lhe dar um nome, você pode ganhar o jogo. A minha pesquisa mostrou que a identificação do padrão alimentar permite que você focalize as suas necessidades alimentares individuais. A seguir, quatro padrões de alimentação típicos que eu descobri serem os mais comuns; você pode reconhecer a si mesmo em mais de uma categoria.

Os *lambiscadores* comem o dia inteiro, nunca se sentam para fazer uma refeição. Eles preferem lanches e comidas acondicionadas e embaladas. Tendem a comer em pé ou enquanto falam no telefone e gostam de qualquer alimento que possam comer com as mãos. Um lambiscador está sempre provando e testando alimentos durante o processo de preparação, talvez comendo metade dos biscoitos enquanto ainda estão esfriando na forma. Os lambiscadores consomem grandes quantidades de qualquer tipo de lanche, incluindo os com pouca gordura.

Os *comedores constantes* têm muito em comum com os lambiscadores, mas eles fazem refeições regulares, bem como lanches entre as refeições. Os comedores constantes pensam que não têm tempo para comer, apesar de comerem o tempo todo. Diferente dos lambiscadores, um comedor constante nunca para de comer.

Os *limpadores de prato* acham que precisam acabar com tudo o que está em sua frente. Quando crianças, provavelmente os pais mandavam que limpassem o prato.

Os *justificadores* não comem nada o dia inteiro para poder comer qualquer coisa que desejarem a noite inteira: eles morrem de fome o dia inteiro para poder empanturrar-se à noite. Eles consomem a maior parte de seu alimento após as 18 h. Ninguém os vê comendo.

Planejamento alimentar para um lambiscador
Foi fácil identificar Roberta como uma lambiscadora. Durante o dia inteiro, lambiscava doces açucarados como biscoitos, balas, sorvete e iogurte. O primeiro passo para Roberta foi reconhecer e aceitar que era uma comedora de açúcar negligente. Eu lhe pedi para começar a assinalar a quantidade de alimento que consumia do lado de fora de cada recipiente e ela ficou surpresa quando se tornou consciente da quantidade de alimento que estava consumindo. Ela percebeu que tendia a lambiscar quase inconscientemente enquanto assistia TV, falava ao telefone ou se envolvia em outras atividades.

O próximo passo foi Roberta reconhecer e usar o conceito de encerramento – encerramento da alimentação. Ela precisava decidir o que ia comer e qual seria a quantidade para que tivesse um ponto para parar e encerrar as sessões de lambiscada. Por exemplo, Roberta aprendeu a separar 16 balas de goma, colocá-las em um prato, e lembrar a si mesma que escolhera 16 e decidir em quanto tempo ela iria comê-las.

Na primeira vez que tentou, ela comeu todas as 16 balas de goma em menos de 1 minuto. Eu sugeri que da próxima vez que comesse balas ela pegasse as 16 e as dividisse em duas porções de oito. Ela colocou essas porções em pequenos sacos plásticos. Isso permitiu que ela lambiscasse com mais frequência sem aumentar a quantidade. O próximo passo foi dividir as balas de goma em quatro sacos. Isso diminuiu a quantidade ingerida e também sua dependência do açúcar, permitindo também que ela continuasse a consumir as balas de goma para se sentir bem e lidar com a dor pós--traumática sem os resultados prejudiciais do ganho de peso.

Em um mês, usando o conceito de encerramento para todos os seus lanches, Roberta emagreceu 3,6 kg. Ela estava contente consigo mesma e a perda desses quilos a motivou a continuar seu programa de perda de peso.

A chave para o sucesso de Roberta foi o planejamento: este é mais forte do que a força de vontade. A ingestão moderada de lanches com carboidratos pode ajudar qualquer lambiscador que se sente tenso ou que tem dificuldade de concentração. As boas escolhas de lanches incluem 16 balas de goma, seis biscoitos tipo *cracker*, uma xícara de cereais sem leite ou uma maçã cortada em diversas fatias para parecer uma quantidade maior.

Roberta conseguiu mudar sua maneira de pensar, não apenas a maneira de comer. Esse pensamento lhe permitiu perder os 4,5 kg seguintes. Eu sugeri que ela recompensasse a si mesma saindo e gastando o máximo de tempo possível escolhendo um presente para si mesma e que não estivesse relacionado à comida – joias, um xale, um livro, perfume, ou qualquer coisa que ela poderia aproveitar como lembrete de seu sucesso. Roberta comprou um lindo par de brincos, mas recebeu um presente mais precioso do que qualquer joia: percebeu que durante todo esse tempo ela não se concentrara em sua dor pós-traumática porque estava focalizando suas novas possibilidades.

Quando nos acalmamos ingerindo alimentos, poucos de nós ansiamos por sanduíches com carne grelhada ou queijo. Ao contrário, desejamos a gratificação imediata de coisas doces ou salgadas que vêm em uma caixa ou saco – biscoito, bala, bolo e salgadinhos. Mas o conforto que encontramos nesses alimentos doces ou salgados dura apenas um instante. Isso resulta na tendência a comer demais, momento após momento, aumentando o nosso peso, o que aumenta o nosso nível de estresse, que pode aumentar a nossa dor, especialmente se ganhamos mais peso do que os nossos ossos podem sustentar com facilidade.

O sal e o açúcar são tranquilizantes universais: nunca retrucam, nunca apresentam dificuldades e nunca o decepcionam – até você tentar resistir. Não desista! Outras pessoas aprenderam como e o que comer para emagrecer e se sentir melhor apesar de sua dor e você também pode.

Planejamento alimentar para um comedor constante
O dia que Mark entrou no meu consultório pela primeira vez, ele tinha um rosto triste. Ele se sentia estressado e aborrecido com o novo estilo de vida que fora forçado a adotar em consequência de um acidente sofrido quando estava esquiando. Sentia dor e tinha dificuldade para caminhar e se equilibrar. Mark sentia falta dos jogos de golfe, mais ainda do que de esquiar. Ele estava de luto pela perda das atividades físicas.

Como resultado da inatividade, Mark tornou-se um comedor constante. No decorrer do ano anterior, engordara 7 kg, sendo a maior parte deles concentrada no abdome. Para os homens, o ganho de peso na área do estômago representa uma séria ameaça à saúde: pode causar aumento do colesterol, da pressão sanguínea, diabetes, doença cardíaca e outros problemas de saúde.

Eu achei que podíamos nos ajudar. Recentemente, eu voltara de uma semana em um campo de golfe (na verdade, para mim mais parecia um campo de treinamento). Embora tivessem me dito que quando deixasse o campo eu teria o *swing* do golfe, quando conheci Mark esse *swing* ainda não tinha se desenvolvido. Fiz um acordo com Mark: eu o ajudaria a perder peso e a lidar com o hábito de comer constantemente, e, ao mesmo tempo, o ajudaria a diminuir sua dor pós-traumática.

Em troca, eu lhe perguntei se ele me ajudaria com o meu *swing*. Apesar de Mark não ser capaz de jogar golfe, ele era mais do que capaz de me instruir, particularmente porque tinha um *handicap* de cinco. Nós fechamos o acordo. Eu sabia que estava em boas mãos.

Eu disse a Mark que depois de perder os 7 kg ele seria capaz de voltar a jogar golfe. Ele poderia não ser capaz de jogar durante tanto tempo ou com tanta frequência quanto antes do acidente, mas poderia jogar. Quando lhe perguntei se ele achava que o aumento do abdome poderia estar atrapalhando seu *swing* no golfe, bem como contribuindo para sua dor pós-traumática, ele concordou envergonhado.

A primeira coisa que Mark e eu discutimos foi seu cardápio regular em um dia comum. Ele concordou em manter um diário daquilo que consumiu no café da manhã, no meio da manhã, no almoço, no meio da tarde, antes do jantar, no jantar, após o jantar e nos lanches da hora de dormir; essa era a frequência com que ele estava alimentando-se.

O diário de Mark mostrou que as suas refeições consistiam principalmente de manteiga, alimentos gordurosos como embutidos, queijos, comida pronta e sobras, como macarrão e queijo. Ele adorava o McDonald's e o Burger King e comia tão depressa que mal percebia o que estava comendo. Só quando eu lhe pedi para guardar o saco das batatas fritas é que ele percebeu que não somente estava comendo batatas fritas gordurosas, mas também consumindo a maior porção disponível.

Os alimentos gordurosos retardam o processo digestivo, provocando preguiça e aumento do cansaço e da depressão. Os alimentos ricos em proteínas como peixe, frango e carne eram necessários para acrescentar mais tirosina, um aminoácido, à dieta de Mark. A tirosina estimula a produção de duas substâncias químicas no cérebro, a dopamina e a norepinefrina, que melhoram a habilidade mental e estimulam a sensação de bem-estar. Os alimentos ricos em proteínas também demoram mais tempo para ser digeridos e, quando Mark começou a acrescentá-los à sua dieta diária, ele começou a se sentir mais satisfeito por períodos de tempo mais longos.

Mark descobriu que realmente perdera a capacidade de diferenciar entre estar satisfeito e estar empanturrado. Eu queria que ele comesse mais devagar para poder aprender a reconhecer mais rapidamente quando estava satisfeito. São necessários 20 minutos para digerir o alimento e para os nervos enviarem uma mensagem ao cérebro informando que você está satisfeito. Mark ficou consciente da diferença entre estar satisfeito e estar empanturrado, aprendendo a comer mais lentamente e demorando pelo menos 20 minutos (usando um *timer*) para terminar cada refeição. Ele ficou surpreso com o prazer que sentiu ao reservar mais tempo para se alimentar.

A perda de peso começou verdadeiramente na cabeça. Mark compreendeu isso, mas se queixava que o alimento era o único conforto com o qual podia contar para ajudá-lo a lidar com a dor e o estresse pós-traumático durante o dia. Ele compreendeu que estava usando o alimento como um remédio para a dor para lidar com sua nova vida. Mas ele não sabia como modificar esse comportamento.

Para mudar a escolha dos alimentos, nós começamos com o café da manhã. Mark gostava de um bom café da manhã com frutas e cereais, ovos, *bacon* e torradas. Primeiro, eu lhe pedi para trocar a torrada feita com farinha branca pela torrada de trigo integral ou de centeio. Nós decidimos dividir seu café da manhã em duas refeições: o primeiro café da manhã consistiria de torrada, *bacon* e cereal ou ovos. O segundo, que deveria terminar mais ou menos na metade da manhã, seria composto de frutas – uma maçã, laranja ou toranja.

> **Dicas para comer mais devagar e aproveitar uma refeição sem pressa**
>
> • Corte o alimento em pedaços pequenos.
> • Beba um pouco de água enquanto come.
> • Apoie o garfo entre as mordidas.
> • Converse um pouco durante a refeição.
> • Se possível, faça a refeição com alguém que coma mais devagar do que você.

O próximo passo de Mark foi administrar a hora de se alimentar: ele devia almoçar antes de se passarem quatro horas de seu primeiro café da manhã. O seu novo almoço consistia de alimentos ricos em proteínas como peixe, frango ou carne com salada ou em um sanduíche, a serem consumidos em vinte minutos.

Outro desafio para Mark foi evitar comer uma quantidade enorme de alimento enquanto decidia o que comer na próxima refeição. Resumindo, ele precisava aprender três coisas: "o que, quando e onde comer?". Ele precisava predeterminar o que ia comer antes de cada refeição; isso o ajudaria a manter seu planejamento sem comer excessivamente. Se sentisse muita fome antes do almoço, ele comeria uma maçã fatiada.

Em duas semanas Mark afivelou seu cinto em um furo a menos que o de costume e podia abaixar-se com mais facilidade para amarrar os sapatos. Ele ficou estimulado e surpreso ao ver que sua fome e a constante necessidade de comer estavam diminuindo. Finalmente ele se sentia satisfeito após uma refeição e percebeu que com menos gordura no corpo ele estava sentindo menos dor.

Mark aprendeu por experiência própria que o planejamento é mais forte do que a força de vontade. Embora ele tenha necessitado de mais ou menos vinte semanas para perder 7 kg, eu só precisei de dez semanas para melhorar o meu *swing* no golfe. Ambos nos tornamos vencedores.

Planejamento alimentar para um limpador de prato
Sua mãe ou sua avó sempre lhe diziam para comer tudo o que estava em seu prato ou para "pensar nas crianças famintas do mundo"? Agora que você pode escolher o tamanho das suas porções, encha seu prato conscientemente e aprenda a saber quando você está satisfeito.

Fred é um policial cujos hábitos alimentares foram modificados pelo traumatismo. Uma tarde, enquanto estava de folga, ele viu um assalto ocorrendo em uma loja de conveniência. Devido ao treinamento, ele automaticamente entrou em ação e enfrentou o ladrão, jogando-o no chão. Fred salvou a vida dos operadores de caixa e dos clientes, mas o ladrão atirou nele antes de ser dominado e atingiu sua perna. Esse ferimento provocou um dano permanente e uma dor persistente na perna.

Fred ficou confinado a uma escrivaninha e após diversas cirurgias e fisioterapia extensiva, percebeu que seu papel como policial estava alterado para sempre. Infeliz e agitado, ele se consolava com comida. Mesmo antes do acidente, Fred fora um limpador de prato; agora ele colocava pilhas de comida no prato e ainda assim achava que tinha de comer cada bocado. Ele ficou fora de forma, sem fôlego e sem controle dos seus hábitos alimentares. Quando entrou no meu consultório, estava deprimido, amargo, letárgico, zangado, com dor e com vergonha de si mesmo.

Depois de conversar com Fred, percebi que o problema não era o que ele estava comendo – era a quantidade que ele estava comendo. O planejamento para ajudá-lo a perder peso, diminuir a dor e recuperar a autoestima exigiria que aprendesse novas técnicas de alimentação. Ele sempre seria um limpador de prato, mas poderia colocar menos comida no prato. Então, ele poderia terminar a refeição como sempre fez sem ganhar peso.

Fred não ficou feliz com a perspectiva de comer menos. Eu sugeri que ele colocasse a quantidade habitual de comida no prato, dividindo-a ao meio, colocando-a em dois pratos. Então, ele devia esperar pelo menos sete minutos após terminar o primeiro prato antes de começar o segundo. Para Fred, sete minutos pareciam uma eternidade. Mas, para sua surpresa, depois de aprender a esperar por sete minutos, ele descobriu que nem sempre queria toda comida do prato número 2. Quando ele comia toda a comida do prato número 2, sentia-se estufado e desconfortável.

A seguir, Fred aprendeu a combinar os dois pratos de comida com uma quantidade menor em um dos pratos. Mas, ele sabia que depois de fazer isso poderia terminar aquele prato de comida.

Fred ainda era um limpador de prato, mas agora comia menos. Os quilos diminuíram facilmente e Fred começou a gostar mais de si mesmo. Ele estava menos letárgico e tinha mais mobilidade. A pressão sobre a perna diminuiu. Sua dor diminuiu também. Quando começou a se sentir melhor, ele conseguiu caminhar distâncias mais longas, o que também o ajudou a perder peso, fortalecer os músculos da perna e administrar a dor.

Planejamento alimentar para um justificador
Diferentes dos lambiscadores, comedores constantes e limpadores de prato, os justificadores passam fome o dia inteiro para se sentirem no direito de comer toda e qualquer coisa a noite toda.

Esse era o problema de Sara. Ela fora uma criança obesa e uma adolescente obesa e se tornara uma adulta obesa. Sua obesidade provocou dor crônica nas costas e a deixou deprimida. Sara tentara todas as dietas rápidas para perda de peso, desde as dietas de proteínas até as de pouco carboidrato; ela contou pontos e calorias. Nada funcionou. Sara ainda precisava lidar com o fato de estar alimentando a dor psicológica de ser uma criança obesa e infeliz. Ela também não tinha consciência de seu padrão de alimentação.

O prazer de comer e o conforto que a comida lhe proporcionava, física e psicologicamente, se manifestavam apenas à noite, quando ela estava sozinha. Os primeiros 10 minutos depois de chegar em casa tornaram-se um período perigoso para ela.

Os seus colegas nunca a viam comer. O dia inteiro, Sara não comia; ela não tinha fome porque comia a noite inteira. O fato de não comer o dia inteiro lhe dava uma sensação de superioridade, tornando-a merecedora de comer a noite inteira quando chegava em casa. Para suavizar sua solidão e sua dor, comia sem controle.

Surpreendentemente, Sara admitiu que consumia a comida em todos os ambientes de seu apartamento *com exceção* da cozinha. Ela comia enquanto assistia televisão. Ela comia enquanto falava no telefone. Ela comia na cama. Sara até me contou, muito constrangida, que ela mantinha uma pequena geladeira no quarto para não ter de andar muito para pegar um lanche. Para Sara, a comida se tornara um cobertor de segurança.

A primeira prioridade era ajudar Sara a se tornar consciente de seu comportamento. Eu lhe pedi para identificar e relacionar todos os alimentos que ela consumia durante a noite, numerando-os na ordem. Então escolhemos as dez primeiras opções, com o objetivo de eliminar todas as outras. Sara estava muito relutante para desistir de tantas comidas que a consolavam, mas concordou em tentar.

A seguir, Sara concordou em sentar à mesa da cozinha ou da sala de jantar, para fazer todas as refeições. Ela começou programando o café da manhã. O almoço também se tornou obrigatório e ela teve permissão para fazer um lanche com frutas a caminho do trabalho para casa. Sara também foi instruída a arrumar a mesa onde jantaria assim que chegasse em casa. Enquanto decidia o que iria jantar, ela poderia comer outra fruta fatiada. Ela estava aprendendo onde comer, quando comer e como distribuir proporções realistas.

No início, foram estabelecidas restrições relacionadas aos horários. Sara podia jantar e beliscar das 19h às 23h, mas sempre à mesa. O próximo grande obstáculo foi retirar a geladeira de seu quarto: a nova regra não permitia nenhum alimento ou bebida no quarto. Ela concordou corajosamente.

Sara me usou como conselheiro para fazer uma verificação com ela toda semana e lembrá-la de sua responsabilidade por seu progresso. Ela começou a perder 900 g por semana. Ela mal podia acreditar! Toda dieta que tentara antes só a fizera sofrer mais. Ela estava animada por ter começado a vencer seu hábito de comer constantemente a noite toda.

Sara começou a almoçar com os colegas do escritório. Quando aprendeu a administrar os horários de alimentação, ela começou a perder a gordura corporal. Isso diminuiu a dor nas costas e a motivou a continuar seu planejamento. Ela tem trabalhado em seu planejamento há um ano e agora há consideravelmente menos Sara. Ela passa mais tempo participando de atividades sociais que não estão relacionadas à comida e está criando sua agenda social. Ela está muito mais feliz e sente menos dor.

Estresse

Como o estresse provoca dor? Você já ouviu essas frases: "Ele está nas minhas costas o dia inteiro por causa do trabalho"; "Eu vou ter de carregar essa responsabilidade"; "Cerre os dentes e faça"; "Não tenho estômago para isso". Não é de se estranhar que sintamos dor! Mas você pode fazer alguma coisa a respeito.

Primeiro, observe onde sua dor está localizada. Depois de reconhecer as suas dores, você será mais capaz de lidar melhor com elas. A seguir, alguns problemas físicos que muitas vezes resultam da dor e do estresse pós-traumático:

- dor nas costas;
- dor na perna e nas articulações;
- bruxismo;
- indigestão;
- enxaquecas;
- gripes e resfriados constantes;
- tendência a sofrer acidentes, o que provoca fraturas nos ossos e traumatismo nos tecidos moles;
- falta de energia.

Não há nenhuma receita mágica para refrear os efeitos do estresse, mas você pode diminuir a dor dando a seu corpo os nutrientes de que ele necessita para se curar e ter uma ótima saúde. A seguir, alguns alimentos que proporcionam benefícios extras:

• Os pães integrais ajudam a levar o aminoácido triptofano para o cérebro. Lá, o triptofano aumenta os níveis de serotonina, que age como um sedativo.

• As laranjas são ricas em potássio, um eletrólito que conduz os impulsos nervosos e ajuda os neurotransmissores do cérebro a funcionar adequadamente.

• Os peixes são ricos em vitaminas B, assim como as batatas e a carne bovina. Quantidades insuficientes dessas vitaminas têm sido associadas à ansiedade, irritabilidade e mudanças de humor.

• O arroz é rico em tiamina. Alguns pesquisadores relacionaram a deficiência de tiamina à depressão. Você também pode obter a tiamina necessária na carne de porco, peixe, vagens, pães enriquecidos, cereais e sementes de girassol.

• O espinafre e outras verduras de folhas verdes como acelga e alcachofra têm muito magnésio, um mineral crucial para a defesa geral do corpo contra o estresse. Germe de trigo, amendoim, soja e banana são outras excelentes fontes de magnésio.

A escolha de alguns desses alimentos diariamente aumentará sua energia, melhorará seu humor, diminuirá o estresse e permitirá que você seja mais ativo.

Crie seu planejamento alimentar

Para usar os alimentos a fim de se sentir melhor, você precisa identificar seu tipo de alimentação. Você é um lambiscador, um comedor constante, um limpador de prato ou um justificador? Como Roberta, Fred, Mark e Sara, você pode usar estratégias para tornar seu planejamento em um sucesso. Depois de dar o primeiro passo, você descobrirá que é possível se tornar mais saudável e mais magro e diminuir sua dor.

Muitos estudos confirmaram que a ingestão diária dos alimentos corretos relaxa cada aspecto do nosso corpo, das ondas cerebrais à tensão muscular. Mesmo quando estamos concentrados na nossa dor e nos sentindo tensos e agitados, podemos usar o alimento – com moderação – como uma maneira de nos acalmar e diminuir a dor. A administração dos horários de refeição regula o açúcar no sangue e o ajudará a ficar mais relaxado.

Deixe o alimento exercer seu efeito calmante em você. Descubra quais são os melhores alimentos para você em momentos de estresse e viva seu planejamento.

Gloria Horwitz, M.S.

14 – Fitoterapia para a dor crônica

As flores, folhas e raízes de plantas têm sido usadas por milhares de anos por seres humanos buscando melhorar a qualidade de sua vida cotidiana. Um Homem do Gelo, cujo corpo contava 5.300 anos quando foi encontrado nos Alpes suíços, continha um fruto silvestre de um tipo de fungo, conhecido por suas propriedades antibióticas e laxantes, entre os seus pertences. Muitas culturas incorporaram as ervas nativas aos cerimoniais tradicionais, religiosos e às práticas médicas por conta de suas propriedades farmacológicas. Algumas das suas utilizações, por exemplo, na medicina chinesa ou ayurvédica continuam fazendo parte da prática moderna. Algumas ervas estão sendo redescobertas pelos consumidores nas prateleiras de lojas de produtos naturais. Por esse contexto cultural ou histórico, um consumidor pode pegar uma garrafa de extrato de ervas e se perguntar: "Isso irá me ajudar a me sentir melhor?". Neste capítulo, vamos abordar diversos aspectos da utilização de medicamentos à base de ervas para o tratamento da dor crônica.

Contudo, durante essa discussão, é importante lembrar que os tratamentos à base de ervas com frequência envolvem o uso de ingredientes biologicamente ativos. Isso significa que os tratamentos à base de ervas produzem efeitos no corpo humano que podem ser fisiologica e funcionalmente significativos. Afinal, os extratos de plantas têm sido utilizados há milênios porque têm efeitos reais e não apenas imaginados. Algumas vezes isso significa que as ervas serão benéficas no tratamento da condição para a qual elas se destinam. Algumas vezes isso quer dizer que elas terão efeitos colaterais significativos, mas talvez adversos e inesperados. Portanto, os tratamentos à base de ervas precisam ser considerados como quaisquer outros medicamentos. Devemos prestar atenção à dosagem correta, à distribuição das dosagens, ao potencial para efeitos colaterais e possíveis interações com outros medicamentos.

Além disso, não é provável que um único tratamento à base de ervas, assim como uma única droga, alivie toda a dor. Tomar cada vez mais medicamentos à base de ervas, vitaminas ou outros suplementos não significa necessariamente que você irá obter cada vez mais alívio da dor. Isso é exemplificado por uma paciente que veio me ver com dor crônica e debilitante, osteoartrite e fibromialgia. Sua dor começara há 12 anos, após uma queda. Ela desenvolveu dor crônica na região lombar das costas e, mais tarde, dor no tórax, no joelho e depois dor generalizada na perna. À medida que ela ficava cada vez mais incapacitada pela dor, ela buscou os cuidados de diversos profissionais alternativos. Cada um deles "prescreveu" aquilo que considerava ser o tratamento adequado e a paciente simplesmente somava cada sugestão às outras. Ela chegou à primeira consulta com uma lista de 57 diferentes vitaminas, minerais e ervas que estava tomando, sem experienciar mais alívio da dor do que quando não tomava nenhum deles. Esse exemplo mostra que o uso de medicamentos à base de ervas deve ser colocado no contexto do planejamento global de administração da dor. Os medicamentos à base de ervas não são um substituto para outros componentes do planejamento de administração, como exercícios, habilidades para lidar com as dificuldades ou aparelhos auxiliares. Com a melhora de sua visão de mundo e do senso de autoeficiência, um programa de exercícios intensificados e uma reposição total do joelho, minha paciente conseguiu reduzir a ingestão de suplementos em 80%. A atenção aos aspectos gerais do tratamento, não apenas a quantidade de pílulas contendo "curas" naturais provou ser a abordagem mais eficiente.

O que tem dentro da garrafa?

Cada vez mais, os medicamentos à base de ervas são uma das opções escolhidas por pacientes com dor. A disponibilidade de preparações de ervas para o consumidor aumentou com a aprovação do Dietary Supplement and Health Education Act. Essa legislação permitiu que os medicamentos à base de ervas fossem classificados como "fitoterápicos" e não como drogas. Isso, por sua vez, permitiu que os fabricantes os comercializassem como "suplementos alimentares" não sujeitos à rigorosa avaliação científica que ajuda a garantir a segurança e a eficácia de medicamentos controlados. É importante lembrar que, apesar de estarem disponíveis em quase todas as farmácias e drogarias, sem mencionar os milhares de *sites* na internet, os produtos à base de ervas de venda livre não são regulados da mesma maneira como os medicamentos controlados. Isso significa que os consumidores não têm a mesma garantia com relação ao que está no frasco no que se refere aos ingredientes reais, sua pureza, sua potência ou se a preparação funciona e, se funciona, como e por que ela funciona. Isso tem levado a diversas consequências.

Primeiro, os consumidores não podem estar totalmente seguros daquilo que estão obtendo quando compram drogas à base de ervas de venda livre. A pesquisa médica sobre os medicamentos à base de ervas também foi refreada. Com frequência, os pesquisadores não sabem qual é o ingrediente ativo em uma preparação de ervas. Além disso, mesmo quando um produto é testado, as conclusões a respeito de todos os produtos contendo o suposto ingrediente ativo podem ser inadequadas porque a composição dos produtos de venda livre pode variar muito. Por fim, algumas preparações são adulteradas durante o processo de fabricação, com consequências devastadoras. Agora, sabe-se que uma preparação de ervas chinesa fitoterápica, para perda de peso, feita com *Stephania tetrandra,* por exemplo, foi contaminada com *Aristolochia fangchi,* uma erva que inicialmente provocou insuficiência renal em algumas pessoas que a tomaram e que agora está provocando câncer em outras.

Ao escolher um medicamento à base de ervas, que orientações podem ser seguidas para assegurar que elas sejam empregadas do modo mais eficaz e seguro possível? Provavelmente é melhor escolher fabricantes com uma boa reputação. Algumas companhias farmacêuticas atualmente estão no ramo dos produtos naturais, vendendo preparações de ervas com venda livre de marcas bem conhecidas. Se possível, verifique se houve ou não testes laboratoriais independentes dessas marcas. Essa informação pode estar disponível em publicações populares. Informações adicionais estão disponíveis em diversos *sites*. Particularmente, é útil saber se o teste confirmou a presença do ingrediente ativo e a quantidade presente em determinada marca. Os consumidores sempre devem ler o rótulo para verificar a lista de ingredientes. Potenciais compradores devem evitar produtos que não tenham rótulos com uma linguagem que eles compreendam. Deve-se ter cuidado ao obter preparações de ervas de fornecedores alternativos que manipulam as preparações. Para tratamentos prontos para uso, os consumidores nunca devem exceder a dosagem recomendada pelo fabricante; essa pode ser a única orientação disponível para a dosagem adequada.

Quem utiliza a fitoterapia?

Apesar das advertências relacionadas à fitoterapia, ela continua sendo uma escolha entre muitas pessoas que sentem dor. Na verdade, as pessoas com dor crônica têm maior probabilidade de usar os tratamentos à base de ervas do que aquelas sem dor crônica, bem como inúmeras outras opções de métodos de tratamentos da medicina alternativa e complementar (MAC). Como sabemos disso?

A classe médica está começando a avaliar a magnitude da utilização da MAC – quem está usando e por quê. Isso ocorre porque os pesquisadores estão começando a perguntar aos pacientes a respeito de sua utilização. A primeira análise da medicina convencional a respeito desse assunto foi publicada em 1993 e chamou a atenção da classe médica tradicional norte-americana para a dimensão da utilização das terapias da MAC. Muitos médicos ficaram surpresos ao descobrir que cerca de um em cada três pacientes escolhia uma terapia alternativa par ajudar a tratar sua condição. Curiosamente, quase todos os pacientes que relataram a utilização de tratamentos da MAC também buscavam os tratamentos dos médicos tradicionais. A maior parte dos pacientes que utiliza quiropraxia, massagem, acupuntura, homeopatia e outros tratamentos da MAC também estão sendo assistidos pela classe médica. Muitas pesquisas realizadas desde 1993 confirmaram essas tendências. Elas também revelam que poucos pacientes contam aos médicos a respeito da utilização da MAC, e que poucos médicos perguntam. Apesar disso, a pesquisa de 1993 mostrou que 34% das pessoas que consultavam um médico por causa de dor crônica usavam a MAC, assim como 36% das pessoas com dor crônica nas costas. Uma pesquisa de acompanhamento publicada em 1997 mostrou que as taxas de utilização eram ainda mais elevadas.

As pesquisas no mundo inteiro continuaram e mostraram que o fenômeno da utilização de terapias alternativas não está restrita aos Estados Unidos. Na verdade, em alguns países, o uso daquilo que seria considerado terapia alternativa é mais elevado do que nos Estados Unidos, particularmente no que se refere às terapias à base de ervas. Isso pode estar relacionado a práticas históricas e tradições culturais. Mesmo nos Estados Unidos, o tipo de terapia escolhida varia de acordo com o grupo étnico ou nacional. Por exemplo, os hispânicos do sudoeste podem usar preparações tópicas de folhas de maconha embebidas em álcool para aliviar a dor. Os afro-americanos rurais da Carolina do Norte podem usar tratamentos com veneno de cobra ou ferrão de abelha. Os habitantes das cidades do meio-oeste podem recorrer às pulseiras de cobre.

Tratamentos individuais à base de ervas

A seguir uma discussão sobre alguns tratamentos individuais à base de ervas que são usados por pacientes com dor, alguns dos quais são tópicos e outros que podem ser tomados por via oral.

Aloe vera

A *Aloe vera* é um ingrediente comum em inúmeros cremes, loções e pomadas de venda livre cujo objetivo é suavizar a pele. Ela é produto de plantas da família do lírio e as preparações comerciais derivam da *Aloe barbadensis*. A *Aloe vera* tem sido usada desde a época da Grécia antiga como um tratamento tradicional para cura de feridas, queimaduras e problemas de pele como eczema e psoríase. Muitos compostos farmacologicamente ativos estão presentes na *Aloe vera*, alguns com propriedades anti-inflamatórias. Contudo o uso da *Aloe vera* pode não ser adequado para todos os problemas de pele.

Há mais de sessenta anos, a *Aloe vera* é considerada benéfica para pacientes que foram tratados com radiação e como resultado desenvolveram erupções cutâneas. Entretanto, estudos mais recentes cuidadosamente controlados não conseguiram demonstrar qualquer benefício da utilização da aloe vera em pacientes que fazem radioterapia. Na verdade, outros estudos indicaram que a *Aloe vera* pode ser prejudicial no tratamento de feridas cirúrgicas. Em um estudo com mulheres em fase de recuperação de cortes de cesariana ou de cirurgias ginecológicas, as pacientes tratadas com *Aloe vera* demoraram quase 60% mais tempo para se curar do que as pacientes tratadas com os procedimentos padrão. Entretanto, as circunstâncias nas quais a *Aloe vera* pode ser útil são na cura de aftas e no início do surgimento de herpes genital. O uso tópico da *Aloe vera* para dor generalizada em pacientes com dor pós-traumática jamais foi estudado. Contudo, devido aos seus benefícios bastante modestos em um número limitado de problemas de pele, provavelmente ela não teria muitos benefícios de forma geral. No momento, a *Aloe vera* é considerada melhor como um ingrediente que proporciona alívio com pouco potencial curativo.

Os produtos de aloe vera para uso interno também estão disponíveis. É melhor evitá-los, uma vez que há pouca evidência científica de que eles são benéficos, podendo provocar dor gastrointestinal, diarreia, danos no trato gastrointestinal e interações com outros medicamentos.

Capsaicina

Os produtos contendo capsaicina podem ser mais promissores como auxiliares tópicos para pacientes com dor difusa. Esse ingrediente deriva do gênero de plantas *Capsicum*, também conhecida como pimenta-vermelha. Ele também está disponível em drogarias nas prateleiras de produtos que afirmam diminuir a dor do herpes-zóster, lesões causadas pela prática de esportes e artrite, entre outras doenças. A capsaicina parece ter diversas propriedades para aliviar a dor. Ela pode levar à liberação de endorfinas, substâncias que aliviam a dor e que são naturalmente produzidas pelo corpo. Ela também inibe a liberação da substância P, um neurotransmissor que estimula as fibras nervosas da dor. Os pacientes que usam produtos contendo capsaicina a princípio experienciam uma sensação de queimação. Essa sensação diminui com o tempo, com o uso repetido e com diversas aplicações diárias, a dor pode começar a diminuir. Contudo, é necessário o uso repetido, uma vez que os efeitos benéficos da capsaicina duram pouco.

Como essa substância deriva de pimenteiras, aconselha-se ter cuidado ao aplicar a capsaicina na pele. Ela não deve ser aplicada em feridas abertas ou na pele rachada. Ao iniciar o uso de capsaicina, deve-se aplicá-la em uma área limitada do corpo, por exemplo, sobre uma única articulação, até o usuário avaliar os seus efeitos benéficos e efeitos colaterais. As mãos devem ser lavadas após o uso para evitar o contato acidental do produto contendo capsaicina com os olhos, nariz ou boca. Por fim, a aplicação de um produto contendo capsaicina não deve ser seguida pela aplicação de calor, uma vez que isso pode provocar uma sensação de queimação intensa e desagradável.

Casca de salgueiro

Muitos dos produtos à base de ervas descritos neste capítulo, incluindo a casca de salgueiro, provavelmente devem suas propriedades para o alívio da dor ao fato de serem anti-inflamatórios. Contudo, é importante perceber que um produto pode ter um efeito anti-inflamatório de muitas maneiras diferentes. Nem toda inflamação é igual, nem os medicamentos anti-inflamatórios. Isso é ilustrado pelo fato de que diferentes tipos de inflamação estão presentes em condições tão variáveis como febre do feno, asma, eczema e artrite reumatoide. Algumas vezes é difícil saber o quanto a inflamação está relacionada à determinada condição, como um disco herniado muito doloroso. Nós sabemos que a dor pode estar presente na ausência de inflamação. Se esse for o caso, os tratamentos anti-inflamatórios à base de ervas, por mais eficazes que sejam contra a inflamação, provavelmente não serão úteis para o controle da dor.

O chá de casca de salgueiro tem sido utilizado desde a Antiguidade no tratamento da dor. Os derivados da casca de salgueiro continuam sendo ingredientes populares em preparações de venda livre para a artrite, nos Estados Unidos e na Europa. Isso não é surpreendente quando consideramos que a casca de salgueiro é fonte de salicina, que está quimicamente relacionada ao ácido acetilsalicílico, o ingrediente ativo na aspirina. Assim considera-se que a casca de salgueiro funcione de maneira semelhante à do ácido acetilsalicílico e das drogas anti-inflamatórias não esteroides (Aine), incluindo os modernos inibidores COX_{-2}.

As pesquisas demonstraram que as preparações contendo casca de salgueiro podem ser úteis no tratamento da dor da osteoartrite, a forma mais comum de artrite. Outros trabalhos demonstraram que a casca de salgueiro pode ser útil na dor da região lombar. Nós poderíamos esperar, embora estejam faltando pesquisas nessa área, que uma condição dolorosa que poderia responder ao ácido acetilsalicílico ou ao ibuprofeno também poderia responder a uma preparação de casca de salgueiro. Não se espera que as condições que não responderam a drogas semelhantes à aspirina possam sair-se melhor com o tratamento com a casca de salgueiro.

Alguns pesquisadores acham que a casca de salgueiro pode ter menos efeitos colaterais do que as drogas anti-inflamatórias não esteroides. Talvez isso aconteça porque as preparações de casca de salgueiro de venda livre simplesmente são menos potentes do que as Aine vendidas com prescrição médica. A quantidade menor do ingrediente farmacologicamente ativo poderia significar um risco menor de efeitos colaterais. Entretanto, um paciente que teve um efeito colateral inaceitável com as Aine de venda livre ou sob prescrição médica não deve confiar que a casca de salgueiro possa ser mais segura. Os pacientes que tiveram úlcera péptica, sangramento do trato gastrointestinal, inchaço nos pés, elevação da pressão sanguínea ou problemas nos rins em virtude dos Aine devem evitar os produtos de casca de salgueiro.

Os pacientes com alergia ao ácido acetilsalicílico devem evitar preparações contendo casca de salgueiro uma vez que podem ter uma reação cruzada. Em outras palavras, eles podem experienciar o mesmo tipo de reação alérgica à casca de salgueiro.

Boro
O boro é um mineral que ocorre naturalmente, presente em quantidades mínimas nos ossos. Ele também está presente em frutas, verduras, legumes e frutas oleaginosas.

Alguns defensores sugeriram que o boro poderia ser útil no tratamento da dor associada à osteoartrite. Outros sugeriram que ele pode ser utilizado para diminuir o risco de osteoporose associada à menopausa. Entretanto, há poucas informações sobre o papel exato do boro no corpo em circunstâncias normais, muito menos sobre qual poderia ser seu papel na prevenção ou no tratamento de doenças.

O principal proponente do boro como tratamento para a artrite é Rex E. Newham, D.O., N.D., Ph.D., que se convenceu de sua eficácia após ter usado o boro. Ele relata que o boro aliviou a dor, o inchaço e a rigidez causados pela artrite e que também fez o mesmo por milhares de outras pessoas. Ele reuniu algumas evidências baseadas na observação pessoal para sustentar as suas afirmações, mas não foram realizadas pesquisas controladas, em ampla escala, para comprovar sua utilidade. Outros pesquisadores sugeriram que os ossos ficam mais fortes com o boro e, portanto, que esse mineral poderia ser bom para mulheres na menopausa. Mas, pelo menos um estudo demonstrou que os suplementos de boro provocaram mais ondas de calor, mais problemas de sono, incluindo suores noturnos e mais sintomas gerais associados à menopausa.

Também é sabido que é possível desenvolver uma síndrome de intoxicação por boro que leva à perda do controle motor, sonolência, confusão e, em estágios mais avançados, ataques. Isso foi descrito em animais e em seres humanos que receberam uma overdose de boro, sugerindo que é melhor evitar o boro até que sejam realizadas mais pesquisas.

Glicosamina e condroitina
Embora a glicosamina e a condroitina não sejam produtos à base de ervas, elas estão entre os produtos naturais mais comumente utilizados e que os americanos estão procurando cada vez mais para lidar com a dor crônica. Elas têm sido utilizadas na Europa há décadas e ganharam popularidade desde a publicação da obra *A cura da artrite* de Jason Theodosakis, M.D., em 1997. Contudo, a glicosamina e a condroitina não são úteis para todos os tipos de dor. Elas parecem ter alguns efeitos no corpo, mas seu principal benefício parece estar no tratamento da dor da osteoartrite.

A glicosamina (mais comumente disponível como sulfato de glicosamina) é um componente normal das articulações e do tecido conectivo circundante. Ela é um componente da cartilagem e sua quantidade diminui na cartilagem afetada pela osteoartrite. A glicosamina disponível à venda no varejo é feita de quitina, a concha dura e externa dos crustáceos. Portanto, na teoria, aqueles que têm alergia a frutos do mar e que estão pensando em usar a glicosamina, devem ter cuidado. Mas não há relato de casos de reações adversas em indivíduos alérgicos a frutos do mar que tomaram glicosamina. Do mesmo modo, alguns cientistas levantaram a questão teórica de que as pessoas com diabetes podem ter uma perda do controle de açúcar se tomarem glicosamina porque ela está envolvida no metabolismo da glicose. Novamente, isso não foi relatado na literatura médica como um efeito colateral significativo.

A maneira como a glicosamina funciona não está clara, apesar de muitos estudos de curto prazo terem demonstrado que ela é eficaz para auxiliar no alívio da dor da osteoartrite. Algumas comparações em situações semelhantes com medicamentos prescritos sugeriram que a glicosamina também funciona, mas não tão rápido quanto as drogas anti-inflamatórias não esteroides. Foram verificadas melhoras na intensidade da dor, bem como na capacidade funcional. Curiosamente, a glicosamina pode ter efeitos benéficos semanas após seu uso ter sido interrompido. Os efeitos colaterais registrados em estudos de curto prazo publicados são menores. Em geral, esses efeitos colaterais incluíam problemas gastrointestinais, mas não com frequência maior do que os provocados pelo placebo.

Um estudo de longo prazo foi publicado, mas os seus resultados continuam controversos. Nesse estudo de três anos, conduzido na Bélgica, os pesquisadores descobriram que a ingestão da glicosamina estava associada a uma taxa reduzida da progressão da artrite. Aqueles que tomaram glicosamina apresentaram menos perda de cartilagem nos raios X do que os que tomaram um placebo. Mas, médicos e cientistas continuam céticos quanto à restauração da cartilagem ou mesmo se ela se torna mais saudável quando a glicosamina é ingerida, como sugerem os rótulos de muitos produtos naturais. A glicosamina nunca foi estudada para a verificação dos seus efeitos na neutralização de outros tipos de dor. Contudo, a tremenda popularidade da glicosamina a tornou o suplemento sobre o qual os próprios profissionais da saúde mais perguntam em minha atividade médica. Um médico de reabilitação timidamente me perguntou se a glicosamina "funcionava" para a artrite. Quando eu disse que ela podia ser útil, ele admitiu que já a estava utilizando e achou que ela fora bastante eficaz para a dor em seu joelho. Um outro colega médico a utilizou para sua dor crônica no pescoço devida à doença degenerativa de disco. Ela funcionou tão bem que ele acabou usando-a em seu cão com artrite, com considerável sucesso.

A condroitina (em geral vendida como sulfato de condroitina) também é um componente normal da cartilagem. Ela também é anormal na cartilagem de pessoas com osteoartrite. Novamente, o consumidor poderia achar lógico que a substituição de um componente anormal da cartilagem por um suplemento poderia ser útil. Contudo, sabemos tão pouco sobre a condroitina quanto sobre a glicosamina. Foram realizados menos estudos com a condroitina do que com a glicosamina. Mesmo assim, aqueles que experimentaram a condroitina sugerem igualmente que ela pode ser útil para aliviar a dor. Aqui, o benefício também é comparável ao das drogas anti-inflamatórias não esteroides e não foram relatados efeitos colaterais significativos. A condroitina é feita da cartilagem de gado e isso levantou a questão teórica de que a doença da vaca louca poderia espalhar-se com sua utilização. Nunca houve nenhum caso sobre essa ocorrência. Novamente, a condroitina não foi estudada para verificar se ela funcionará em outras dores que não a da artrite. Entretanto, ela realmente parece ser benéfica para alguns indivíduos com osteoartrite e apresenta um risco muito baixo de efeitos adversos.

Extrato de óleos insaponificáveis de abacate e soja

Disponíveis na Europa, os extratos de óleos insaponificáveis de abacate e soja (IAS) são populares para o tratamento da dor da osteoartrite. Essa preparação é feita de um extrato de um terço de óleo de abacate e dois terços de óleo de soja; entretanto, seu verdadeiro ingrediente ativo é desconhecido. Em experiências de laboratório foi descoberto que esse extrato é uma poderosa droga anti-inflamatória. O IAS bloqueia os efeitos de produtos químicos produzidos pelo corpo que provocam inflamação e lesão da cartilagem. Coelhos que receberam IAS não tiveram artrite. As pessoas que tomaram o IAS em um ambiente experimental tiveram uma redução da dor e conseguiram diminuir a dependência de medicamentos prescritos. Os pacientes com artrite no joelho ou no quadril foram sujeitos a um estudo e melhoraram significativamente a capacidade funcional após tomarem IAS durante dois meses. O IAS está disponível na Inglaterra e na França, mas não nos Estados Unidos. Ele continua sendo estudado por pesquisadores da artrite.

Óleo de borragem e óleo de prímula da noite

Além da preparação de abacate e soja, os outros tipos de óleos derivados de plantas têm sido investigados pelos pesquisadores para verificar as suas propriedades anti-inflamatórias. Diversas plantas são fontes de um determinado tipo de ácido graxo que pode ser convertido pelo corpo em agentes anti-inflamatórios. Esse ácido graxo ômega-6 é chamado de ácido gama-linolênico (GLA, sigla em inglês) e está presente no óleo de semente de borragem, no óleo de prímula da noite e no óleo de semente de groselha preta. O óleo de borragem tem a maior concentração dessa substância. Contudo, não foi comprovado cientificamente que esfregar esses óleos no corpo ou nas articulações faça alguma diferença no que se refere à dor. Mas relatos de diversos estudos clínicos bem realizados documentam que pelo menos o óleo de prímula da noite e o óleo de borragem podem diminuir a dor e o inchaço em pacientes com artrite reumatoide. Os pacientes com artrite inflamatória também conseguiram diminuir a necessidade de medicamentos prescritos ao utilizar esses óleos. Nós não sabemos se esses óleos derivados de plantas são úteis quando ingeridos para aliviar quaisquer outros tipos de dor.

Os efeitos colaterais incluíram aumento no risco de hemorragia, pois esses óleos podem provocar o afinamento do sangue*. Trata-se de um risco ainda mais significativo em pacientes que tomam outras drogas que interferem na coagulação do sangue. Essas drogas incluem a varfarina (Coumadin), a heparina, a heparina de baixo peso molecular (Lovenox), a aspirina, as drogas anti-inflamatórias não esteroides e os medicamentos à base de ervas que exercem efeitos no sangue (alho, gengibre e açafrão).

Óleo de peixe
As plantas não são a única fonte de óleos anti-inflamatórios. Os peixes – particularmente aqueles de águas profundas do oceano – também contêm óleos anti-inflamatórios. Muitos estudos científicos demonstraram que o óleo de peixe pode diminuir a dor e a inflamação em pacientes com artrite reumatoide. Contudo, ainda não houve estudos para saber se o óleo de peixe funciona com outros tipos de artrite ou outros tipos de dor. Os óleos de peixe contêm ácidos graxos ômega-3, incluindo o ácido eicosapentaenoico (EPA, sigla em inglês) e o ácido docosahexaenoico (DHA, sigla em inglês). A semente de linhaça contém um ácido graxo que é um componente do EPA, mas que ainda não foi estudado como os óleos de peixe. Esses ácidos graxos são uma parte normal da parede celular. Eles podem ser usados pelas células para produzir substâncias anti-inflamatórias. Como ocorre com os óleos derivados de plantas mencionados anteriormente, as pesquisas mostram que o óleo de peixe pode diminuir a dor e a inflamação em pessoas com artrite reumatoide. Os pacientes com artrite reumatoide também conseguiram diminuir a dependência de drogas anti-inflamatórias não esteroides ao tomar óleo de peixe.

São necessárias doses grandes de óleo de peixe para obter benefícios anti-inflamatórios consideráveis. Em geral, as doses têm efeitos colaterais gastrointestinais inaceitáveis. Além disso, ao escolher o óleo de peixe como um anti-inflamatório é preciso ter cuidado, como ocorre com os óleos derivados de plantas: pode ocorrer afinamento do sangue. Trata-se de um importante efeito colateral potencial na ausência de qualquer outra doença ou medicamento. Ainda mais seriamente devem ser considerados os pacientes que tomam outros medicamentos que podem afinar o sangue ou os pacientes que tiveram problemas de saúde que causaram hemorragia.

---

* Afinamento do sangue significa que ele se torna menos coagulável, o que pode provocar hemorragia. (N. T.)

Os medicamentos que poderiam interagir com o óleo de peixe incluem a varfarina (Coumadin), a heparina, a heparina de baixo peso molecular (Lovenox), a aspirina, as drogas anti-inflamatórias não esteroides e os medicamentos à base de ervas que têm efeitos no sangue (alho, gengibre e açafrão). Qualquer histórico de hemorragia, incluindo um acidente vascular cerebral hemorrágico ou úlcera péptica, deve ser considerado. Qualquer pessoa que esteja pensando em tomar óleos derivados de plantas ou de animais que possam causar hemorragia deve discutir sua utilização com o médico.

Sharon L. Kolasinski, M.D.

15 – Medicina ayurvédica

O termo *ayurveda* significa conhecimento (*veda*) da vida (*ayur*) em sânscrito, antigo idioma indiano. Durante o antigo período pré-bíblico da civilização hindu, os textos ayurvédicos eram escritos em sânscrito (considerado a mãe de todos os idiomas usados atualmente na Índia). Séculos depois, esses textos ainda existem, mas provavelmente muita coisa foi perdida ou mudada. A origem de grande parte do atual texto ayurvédico é atribuída ao período de 6.000 a 1.000 a.C. Contudo, a ayurveda é um sistema medicinal próspero e popular na Índia. A ayurveda possui a própria rede de faculdades e hospitais com um programa bem estabelecido para estudos de graduação e pós-graduação.

A ayurveda é uma ciência holística que estimula a saúde por meio de dieta e estilo de vida adequados. Os exercícios e a higiene pessoal são enfatizados. A disciplina, o controle mental e a aderência a valores morais e espirituais são pré-requisitos para a boa saúde. A ayurveda também estimula as práticas de rejuvenescimento (*rasayana*) e virilização (*vajikarana*) na vida diária. A compreensão da *prakriti* de todo indivíduo é importante para a saúde e a doença. Embora prakriti signifique "constituição" ela também significa "natureza" e unifica conceitualmente toda matéria.

A teoria *tridosha* (*tri* significa três e *dosha* é equivalente a um humor biológico) é o conceito central na saúde e na doença. Os três *doshas* – isto é, *vata*, *pitta* e *kapha* – governam a atividade biomotora, metabólica e de preservação (homeostase), respectivamente, como as principais forças fisiológicas. Cada *dosha* tem as suas próprias expressões anatômicas, fisiológicas e psicológicas características. A *prakriti* de cada indivíduo é guiada pelo *dosha* dominante e qualquer desequilíbrio nos três doshas causa a doença.

A teoria *tridosha* é fundamental para a compreensão da doença na ayurveda. O tratamento ayurvédico é bastante individualizado porque os antigos acreditavam que não havia dois indivíduos que sofressem de doenças aparentemente semelhantes. Assim houve muita ênfase no diagnóstico (*nidan*), que se baseia no histórico detalhado, no exame clínico e, mais importante, nas conclusões com relação ao dosha desordenado e à *prakriti* do indivíduo. Os desvios na dieta e no padrão de comportamento das normas ayurvédicas também são avaliados na escolha da terapia.

Terapia básica

Algumas das terapias ortodoxas na prática atual quase não sofreram mudanças em relação aos tratamentos antigos; além de serem complexas e demoradas, elas são difíceis de ser padronizadas e administrá-las é excessivamente trabalhoso.

Em geral, o tratamento começa com os dois processos básicos – *svedna* (transpiração e calor) e *snehana* (lubrificação). Enquanto são usados banhos diaforéticos, sauna e outros para a execução do primeiro, são administradas preparações oleosas por via oral e/ou massagens e enemas com medicamentos para a execução do segundo processo. Esses processos visam limpar e purificar o corpo. Os medicamentos são administrados aos pacientes por múltiplas vias, simultânea ou sequencialmente. Em geral, são acrescentados extratos de plantas medicinais ao veículo (óleos, manteiga, coalhada e leite) e administrados como enemas. Orientados pela resposta terapêutica, os diversos procedimentos descritos anteriormente com frequência são repetidos ciclicamente.

As restrições alimentares formam a base do tratamento e os exercícios físicos e a ioga são defendidos para estimular a recuperação e a cura. Com frequência, sugere-se a alguns pacientes com condições reumáticas-musculoesqueléticas dolorosas ou artrite inflamatória que façam jejum (*langhana*) no estágio inicial para fortalecer os sistemas digestivo e metabólico. Igualmente, alguns pacientes recebem uma dieta especial, de fácil digestão.

A dor é considerada uma dimensão multifacetada e seu alívio é o fator mais importante. Os fatores neuropsicológicos foram descritos na literatura antiga e alguns métodos de cura fascinantes foram defendidos; por exemplo, "o paciente deitado em uma cama, umedecido com orvalho de raios do luar coberto com linhaça e folhas de lótus e arejado com a brisa refrescada pelo contato da praia de areia deve ser cuidado por mulheres queridas e carinhosas com os seios e as mãos cobertos de sândalo e com toque frio e agradável que elimina a sensação de queimação, dor e exaustão". Nós não temos conhecimento de que tais técnicas estejam sendo atualmente praticadas em qualquer lugar da Índia, mas elas estimulam a enfatizar os meios não farmacológicos de diminuir a dor que parecem ter sido esquecidos pela medicina moderna.

Alguns dos extratos de plantas medicinais usados para aliviar a dor e a inflamação na medicina ayurvédica estão relacionados na Tabela 15.1 (p. 227). As aplicações locais em regiões doloridas do corpo são muito populares e os emplastros fechados em folhas de algumas dessas plantas medicinais são aplicados livremente. Os emplastros também são um importante componente de diversos sistemas de medicina tribal praticados atualmente na Índia.

As formulações ayurvédicas comerciais abaixo do padrão geralmente são vendidas como medicamentos de venda livre e algumas vezes, após um teste, é comprovada a presença de esteroides e Aine que foram ilicitamente adicionados. Muitas vezes os médicos ayurvédicos prescrevem medicamentos modernos para obter uma resposta rápida.

A antiga ayurveda lidava com os componentes da dor e do inchaço do traumatismo e muitos outros distúrbios. Atualmente, parece que as qualidades analgésicas de algumas formulações ayurvédicas em uso, comparadas com as dos analgésicos modernos, são modestas mas extremamente seguras a longo prazo. As propriedades anti-inflamatórias das formulações ayurvédicas à base de minerais ou plantas são mais impressionantes.

Tabela 15.1 – Extratos de plantas isoladas usadas para aliviar a dor e a inflamação

Nº	Planta	Efeito dominante
1	Ajmoda (*Carum roxburghianum*)	analgésico
2	Arka (*Calotropis procera*)	analgésico, anti-inflamatório
3	Aragvadha (*Cassia fistula*)	analgésico, anti-inflamatório
4	Karpoor (*Cinamomum camphora*)	analgésico
5	Jyotishmati (*Celastrus paniculata*)	analgésico
6	Nimba (*Azadirachta indica*)	anti-inflamatório
7	Lavang (*Syzygium aromaticum*)	analgésico
8	Vacha (*Acorus calamus*)	analgésico, anti-inflamatório
9	Shigru (*Moringa oleifera*)	analgésico, anti-inflamatório
10	Peelu (*Salvadora persica*)	analgésico, anti-inflamatório

Publicações recentes tentaram transportar a aplicação da ciência das plantas medicinais ayurvédicas às necessidades dos tempos modernos. Os antigos e complexos tratamentos ayurvédicos precisariam ser clinicamente validados antes de poder satisfazer as necessidades dos seres humanos. Contudo, no Oriente, já começou a surgir um sistema médico futurista da medicina moderna/medicina ayurvédica.

Leituras sugeridas

CHOPRA, A. Ayurvedic medicine and arthritis. *Rheumatic Diseases Clinics of North América* v. 26, n. 1, p. 133-144, 2000.

GOGTE, V. M. *Ayurvedic pharmacology and therapeutic uses of medicinal plants*. Mumbai: Bharatiya Vidya Bhawan, 2000.

LELE, R. D. Ayurveda through modern eyes In: _____ *Ayurveda and modern medicine*. Bombaim: Bharatiya Vidya Bhawan, 1986.

SHARMA, S. *The system of ayurveda*. Delhi: Low Price Publications, Delhi, 1995.

Arvind Chopra, M.D.
(com Jayshree Patil, M.D.)

16 – Tratamento quiroprático

A ideia de restaurar a saúde aplicando uma vigorosa pressão em uma área da coluna vertebral existe há séculos, datando, pelo menos, da Grécia antiga. Em 400 a.C. Hipócrates recomendava aos pacientes com corcunda nas costas que se deitassem em uma cama de madeira enquanto um médico ou um assistente forte e habilidoso fazia pressão sobre a área saliente para diminuí-la. As descrições de Hipócrates do posicionamento da mão e da direção da pressão são incrivelmente semelhantes aos procedimentos usados atualmente pelos quiropráticos.

O dia 18 de setembro de 1895 é considerado a data do nascimento da profissão quiroprática, quando Daniel David ("D.D.") Palmer estava tratando um paciente que se queixava de perda de audição. Palmer relatou que quando aplicou uma pressão em uma protuberância no pescoço do paciente, a audição do paciente foi restaurada. Inspirado por esse resultado, Palmer criou o termo "quiropraxia" com a ajuda de um sacerdote, combinando as palavras gregas *chiros* (mãos) e *praktikos* (relacionada à ação). Assim, quiropraxia, uma palavra que pode ser usada como substantivo ou adjetivo significa "feito pela mão". Palmer fundou diversas escolas quiropráticas, incluindo a Palmer School of Chiropratic, que ainda existe em Davenport, Iowa.

Atualmente, a quiropraxia é a terceira maior profissão relacionada à saúde nos Estados Unidos, depois da medicina e da odontologia. Diferente da medicina e da odontologia, a profissão quiroprática permanece livre de drogas e cirurgia. Cerca de 60 mil profissionais graduados em Quiropraxia (D.C.) atuam nos Estados Unidos.

Localizando a causa da dor

A princípio, uma visita a um quiroprático pode parecer um pouco confusa. Por exemplo, se seu braço dói, você pode ficar imaginando por que um quiroprático trabalharia em seu pescoço. Ou poderia perguntar-se: "O que as minhas costas têm a ver com a queimação em minhas pernas?". Os quiropráticos utilizam um amplo sortimento de técnicas e terapias; entretanto, sua prática baseia-se na crença de que uma coluna vertebral e um sistema nervoso funcionando adequadamente permitirá que o corpo cure a si mesmo da maior parte dos problemas.

Um paciente que consulta um quiroprático e um médico pelos mesmos problemas de saúde receberá dois tratamentos diferentes. Por exemplo, Gary se feriu em um acidente de carro. Apesar de estar usando o cinto de segurança, ele sofreu contusões quando o corpo bateu no volante. Os músculos das suas costas e do pescoço estavam rígidos e ele tinha dores de cabeça frequentes. Quando Gary consultar um médico, ele dará informações sobre traumas e doenças anteriores e será examinado. Ele também pode tirar uma radiografia ou fazer exame de sangue e urina. Cada um desses exames ajudará o médico no diagnóstico.

Os médicos usam o diagnóstico para propiciar um meio sistemático para descrever traumas ou doenças, que então eles tratam. Junto com o diagnóstico – como uma contusão (equimose) do tórax (peito) – o médico anota os sintomas associados como dor, sensibilidade e inchaço. Supondo que Gary não tenha ossos quebrados ou outros ferimentos graves, ele poderia receber um medicamento como um analgésico para diminuir a dor de cabeça e no corpo, um relaxante muscular para ajudar na rigidez e comprimidos anti-inflamatórios para ajudar a diminuir o inchaço.

Compare essa abordagem com a experiência de Gary quando ele consultar um quiroprático. O quiroprático anotará seu histórico e fará um exame físico semelhante ao do outro médico, mas prestará mais atenção nos ossos, músculos e outros tecidos próximos da coluna vertebral. É muito provável que, o quiroprático não anote o mesmo diagnóstico que o outro médico. Na verdade, muitos estados restringem os quiropráticos de fazer esses diagnósticos porque eles não têm o treinamento específico necessário para isso. Assim, o quiroprático procurará principalmente desalinhamentos dos ossos nas articulações de Gary. Se forem encontrados desalinhamentos, o quiroprático tentará realinhar as articulações. Por exemplo, uma costela poderia estar fora de lugar, causando dor, ou um osso nas costas poderia estar torcido, resultando em espasmo muscular.

A filosofia da quiropraxia baseia-se no conceito de que os desalinhamentos articulares podem resultar em dor, desconforto, interferência nos nervos e até mesmo em doenças, e que o realinhamento das articulações pode eliminar os sintomas desses distúrbios. Enquanto um médico provavelmente prescreverá pílulas para ajudar Gary a diminuir os sintomas de dor, inchaço e rigidez, um quiroprático buscará eliminar a *causa* dos sintomas. É por isso que os quiropráticos dizem que não "tratam" doenças, mas buscam aliviar a fonte subjacente do problema.

Muitos quiropráticos também oferecem tratamento preventivo na crença de que a colocação da coluna vertebral e de outras articulações em perfeito alinhamento significará menos problemas de saúde no futuro. Assim como uma boa higiene oral pode evitar a queda dos dentes, muitos quiropráticos acreditam que a boa postura e exames regulares feitos por um quiroprático poderiam ajudar a manter a saúde. Contudo, o papel do quiroprático na prevenção não é bem aceito fora da profissão, ou mesmo dentro dela.

A maior parte dos quiropráticos concordaria que seu principal papel é detectar e subsequentemente corrigir ou diminuir deslocamentos parciais da coluna vertebral. The Association of Chiropractic Colleges, representando todas as 17 escolas quiropráticas na América do Norte, define a prática quiroprática da seguinte maneira: "A quiropraxia focaliza o relacionamento entre estrutura (principalmente da coluna vertebral) e função (conforme coordenada pelo sistema nervoso) e como essa relação afeta a preservação e a restauração da saúde".

A posição relativa das articulações é essencial para essa relação. Uma articulação anatômica é o lugar onde dois ou mais ossos se juntam, separados por tecido, como cartilagem, ou pelo líquido chamado fluido sinovial. Quando os ossos de uma articulação são movidos o suficiente para que as suas superfícies não fiquem mais em contato, ocorre um deslocamento ou luxação. Há mais de trezentos anos, a literatura médica começou a se referir a um deslocamento parcial, em que os ossos estão deslocados, mas ainda em contato, como uma subluxação.

Atualmente, o termo "subluxação vertebral complexa" é usado com frequência para descrever não somente o deslocamento da articulação mas também mudanças associadas nos músculos adjacentes, vasos sanguíneos, nervos e tecidos conectivos. Entretanto, o termo "subluxação" muitas vezes é usado simplesmente para se referir a um deslocamento que um quiroprático procura corrigir.

Exame feito por um quiroprático

Como os quiropráticos agem como clínicos gerais, os pacientes podem consultá-los sem serem encaminhados por um médico ou outro profissional da saúde. Contudo, é comum que médicos, massagistas e outros encaminhem os seus pacientes para quiropráticos, especialmente para aliviar a dor nas costas e no pescoço. Os quiropráticos podem ser encontrados em listas telefônicas e outros meios de comunicação, em organizações estaduais e nacionais e na internet. Em geral, é preciso agendar um horário, embora alguns quiropráticos consultem pacientes sem hora marcada.

Durante a primeira consulta, um quiroprático começará fazendo uma série de perguntas a respeitos dos aspectos de sua saúde que mais o preocupam, bem como perguntas sobre seu histórico de saúde e de traumatismo, seu histórico médico familiar, a sua dieta e rotina de exercício, os seus hábitos de sono, seu trabalho e os fatores de estresse da sua vida. Depois disso ele fará um exame físico, dando uma atenção especial às costas e ao pescoço.

Um quiroprático está interessado principalmente no posicionamento relativo dos ossos que sustentam o corpo, incluindo os ossos do crânio; os ossos da pelve (quadris); e as 27 vértebras que formam a coluna vertebral: três sacrais (cauda), cinco lombares (região inferior das costas), doze torácicas (metade superior das costas) e sete cervicais (pescoço).

Os quiropráticos usam muitos métodos para detectar padrões de movimento e de alinhamento anormais na coluna vertebral. Mais comumente, os graduados em quiropraxia usam as mãos para palpar (tocar) os tecidos ao redor da coluna vertebral. Eles procuram áreas sensíveis, inchadas ou inflamadas. Eles examinam as vértebras para ver se elas estão fora de alinhamento ou se seu movimento é anormal ou está dificultado algo. Além disso, muitos quiropráticos avaliam a amplitude de movimento, a simetria postural e as deficiências nos movimentos para caminhar. Com o paciente deitado, o quiroprático também procura verificar se uma perna parece mais longa do que a outra, o que poderia indicar que os músculos de um lado do corpo estão girando a pelve.

Os quiropráticos também podem usar uma série de outras técnicas ou estudos para fazer um diagnóstico. As mais comuns são as radiografias, que frequentemente são realizadas em novos pacientes, bem como nos pacientes que desenvolveram uma nova condição. A radiologia é uma parte fundamental na educação quiroprática e algumas técnicas quiropráticas de ajustamento utilizam a radiografia para identificar desalinhamentos. As radiografias também podem identificar condições em que o ajustamento quiroprático em determinada área pode ser perigoso, como osteoporose grave ou tumor espinhal. Outras técnicas por imagem, como tomografia computadorizada (TC) ou imagem por ressonância magnética (IRM), são usadas com menos frequência. Muitos quiropráticos também usam exames de laboratório de urina e de sangue, especialmente para excluir condições perigosas.

Diagnóstico

O principal diagnóstico que os quiropráticos obtêm com seus exames é o de subluxação na coluna vertebral. Esse diagnóstico independe dos motivos que levam o paciente a buscar tratamento e dos sintomas que eles descrevem. Outros diagnósticos comuns incluem tensões, torções, tendinite, problemas com discos intervertebrais que amortecem choques entre as vértebras, degeneração das articulações e outras condições relacionadas principalmente à coluna vertebral.

Muitos quiropráticos têm ampla formação e podem diagnosticar doenças e condições comuns. Entretanto, eles não têm o conhecimento e o equipamento necessários para diagnosticar condições raras ou complicadas, e, nos Estados Unidos, a legislação de muitos estados os proíbe de fazer diagnósticos. Se um quiroprático achar que há uma doença ou condição que exige os cuidados de outro profissional da saúde, na profissão quiroprática ou de outra profissão, ele encaminhará o paciente para um profissional da saúde adequado. Contudo, em geral os quiropráticos estão dispostos a cuidar de pessoas com uma variedade de doenças, desde que haja evidências da necessidade de ajustamentos espinhais.

Mesmo que haja um encaminhamento, um quiroprático em geral oferecerá os cuidados quiropráticos. Por exemplo, ao examinar um paciente, um quiroprático poderia suspeitar de uma doença no sangue, o que requer um especialista médico. Mesmo assim, ele ainda irá querer corrigir quaisquer desalinhamentos espinhais que poderiam estar interferindo na capacidade funcional máxima do corpo.

Técnicas de ajuste

Os profissionais da saúde utilizam alguns termos para descrever diversas terapias para a coluna vertebral. A "mobilização" é a técnica de movimentar uma articulação dentro da sua amplitude normal de movimento e é praticada com muita frequência por fisioterapeutas, massagistas e osteopatas. Por exemplo, se uma articulação espinhal está fixa ou "presa" de modo que não haja possibilidade de movimento, um fisioterapeuta usando a terapia da mobilização aplicará força na articulação até "quebrar" a fixação e a articulação fica livre para se movimentar novamente por meio dos movimentos normais de girar e inclinar.

A "manipulação" em geral se refere à aplicação de força para levar uma articulação para além da sua amplitude normal de movimento. Esse método, usado por todos os profissionais que aplicam pressão manual na coluna vertebral e outras articulações com frequência resulta em um estalo, como o som que você ouve quando estala os nós dos dedos. O termo "terapia manipulativa espinhal" é um termo geral que descreve métodos manuais para movimentar as vértebras.

A maioria dos quiropráticos prefere o termo "ajuste", que sugere um procedimento de alinhamento para restaurar as funções dos sistemas esquelético e nervoso. Muitas vezes os quiropráticos fazem uma analogia com o funcionamento de mecanismos delicados: a manipulação dos controles pode mudar o funcionamento de uma máquina, embora de maneira bastante aleatória, enquanto o ajuste dos controles pode fazer a máquina trabalhar com maior eficiência.

A profissão quiroprática reconhece pelo menos uma centena de técnicas de ajuste, muitas das quais são nomeadas pelos pioneiros que desenvolveram sistemas para avaliar cada tipo de desalinhamento, bem como procedimentos para corrigi-los. A maior parte dessas técnicas destina-se a corrigir desalinhamentos espinhais, mas os mesmos princípios podem ser aplicados a outras articulações, especialmente nos braços e nas pernas.

Vale a pena observar que a sensação de dor ocorre no cérebro. Cada receptor da dor na pele, nos músculos e nos órgãos está ligado à medula espinhal por um neurônio, que se liga a um segundo neurônio que se desloca para o cérebro. Quando você sente dor em determinado local, pode ser que o receptor da dor esteja sendo estimulado, ou pode ser que um dos dois neurônios ligando o receptor a seu cérebro esteja sendo estimulado. Em outras palavras, uma dor que você sente no pé pode ser causada por alguma coisa pressionando a sua medula espinhal. Por essa razão, um ajuste quiroprático em determinado nível da medula espinhal poderia afetar a sensação de dor (e as funções de músculos e outros tecidos) em todos os nervos que entram na medula espinhal *abaixo* do nível que está sendo ajustado. Assim, uma dor ou um espasmo muscular no pé poderia ser causado por um traumatismo no pescoço.

Todos os quiropráticos usam técnicas de ajuste, mas cada profissional as utilizam de três maneiras diferentes. Na primeira delas, ele identifica o local onde o paciente sente dor ou desconforto e ajusta a área da coluna vertebral de onde os nervos saem da medula espinhal e vão para a área afetada. Por exemplo, depois de escorregar e cair no gelo, uma pessoa pode queixar-se de dor aguda e persistente nas nádegas. Um quiroprático, sabendo que as células nervosas que percebem a dor nas nádegas entram na medula espinhal, na parte superior da vértebra na região lombar, aplicaria ajustes quiropráticos nesse segmento espinhal para aliviar a pressão sobre a raiz nervosa que sai da medula espinhal.

Categorias de técnicas de ajuste

1. Técnicas que abrangem toda a coluna vertebral, para ajustar vértebras no ponto onde os nervos da área de dor entram na medula espinhal.

2. Técnicas que abrangem toda a coluna vertebral usando informações de radiografias para ajustar vértebras na coluna que estão em desalinhamento com vértebras adjacentes.

3. Técnicas para ajustar uma área principal da coluna vertebral, como as vértebras superiores, para realinhar toda a coluna vertebral.

A segunda categoria de técnicas de ajuste está relacionada àquelas que se baseiam no diagnóstico de desalinhamentos específicos identificados na coluna vertebral. Fundamentado principalmente na análise de radiografias, mas, também, no exame pelo toque e análise da postura, os profissionais ajustam as vértebras que parecem desalinhadas com relação às vértebras localizadas diretamente acima e abaixo. O objetivo é alinhar a coluna vertebral para que ela fique tão reta quanto possível, com a expectativa de que a dor e/ou outros sintomas desapareçam.

Não é incomum que um quiroprático ofereça cuidados idênticos a dois pacientes com motivos muito diferentes para buscar ajuda. Uma pessoa poderia queixar-se de fadiga constante, ao passo que outra poderia queixar-se de problemas de estômago. Entretanto, após o exame, o quiroprático pode descobrir que em ambos os casos a sexta vértebra cervical (um osso do pescoço) está deslocada para o lado. Então, o quiroprático tentaria realinhar essa vértebra e um ou ambos os pacientes poderiam beneficiar-se.

As duas primeiras categorias de técnicas de ajuste incorporam as chamadas técnicas da "coluna total", na qual um quiroprático pode ajustar uma ou mais vértebras na coluna vertebral. Os quiropráticos que usam a terceira categoria preferem fazer o ajuste em um local específico, independentemente do motivo pelo qual o paciente buscou tratamento. A filosofia dessa técnica é a de que se os ossos nesse local específico estão alinhados, consequentemente o restante da coluna responderá e se alinhará.

Um bom exemplo: uma dor nas costas

Após sofrer pequenos traumas em um acidente de carro, Elena consulta um quiroprático por causa da dor na região lombar.

O profissional que ela consulta é um especialista na parte superior da coluna cervical que ajusta principalmente apenas as duas primeiras vértebras do pescoço. Ao observar a postura em pé de Elena e as radiografias da sua coluna, ele vê que Elena tem duas curvas laterais, uma no pescoço e outra na região inferior das costas. A do pescoço, a curvatura principal, é causada pelo desalinhamento do crânio com a primeira vertebral cervical. Isso tem o efeito de inclinar a sua cabeça para a direita. Mas Elena vive no mundo moderno, dirigindo, lendo e assistindo televisão, coisas difíceis de fazer com a cabeça inclinada para um lado. Assim, sem perceber, ela estava tentando compensar inclinando-se para a esquerda e desenvolveu uma curvatura secundária na região lombar das costas na direção oposta, colocando os olhos em seu nível original. A curva secundária na região inferior das costas é responsável por sua dor.

O quiroprático será bem-sucedido no realinhamento do crânio com a primeira vertebral cervical de Elena. Isso tem o efeito temporário de inclinar a cabeça dela para a esquerda, em virtude da curvatura secundária ainda existente. Contudo, em cerca de uma semana, a curva nas costas desaparecerá e, com ela, a dor.

Nesse exemplo, o paciente consultou um especialista na parte superior da coluna cervical. Mas, alguns quiropráticos ajustam principalmente a pelve ou a base da coluna vertebral, com a ideia de que se a base da coluna está reta, o restante da coluna também endireitará.

Muitas técnicas quiropráticas individuais são utilizadas dentro das três categorias de técnicas de ajuste, variando nos métodos de análise e na maneira como a força é aplicada na articulação. A maior parte das técnicas envolve o posicionamento das mãos para aplicar força diretamente na vértebra, usando os processos espinhosos – os pequenos pedaços de osso que se projetam das vértebras – como alavancas para gerar movimento e rotação. A força pode ser aplicada rápida ou lentamente. Além disso, um quiroprático pode usar uma mesa personalizada equipada com segmentos móveis que sobem e descem para auxiliar na execução do movimento desejado enquanto o ajuste está sendo realizado. Outras técnicas incluem o uso de instrumento montado na mesa ou portátil para liberar a força. Por fim, algumas técnicas aplicam pressões nos músculos ligados à vértebra, semelhantes à massagem, provocando relaxamento e estimulando indiretamente o movimento dos ossos.

Além de realizar ajustes espinhais, os quiropráticos usam outros métodos, como a utilização de bolsas de gelo. Outras formas de tratamento usadas por mais da metade dos profissionais, em ordem descendente da frequência de uso, são: a terapia do ponto-gatilho (uma forma de massagem para músculos e nervos), massagem, bolsas de água quente, tração, estimulação elétrica, descanso na cama, elevação dos calcanhares, terapia de mobilização, ultrassom, acupressão ou terapia dos meridianos e medicamentos homeopáticos.

Um plano de tratamento

A maioria das condições exigirá múltiplas visitas a um quiroprático. A primeira consulta em geral é mais longa, porque é quando o quiroprático anota o histórico do paciente e realiza um exame físico. Isso é muito importante para identificar condições que necessitam de atenção urgente.

Após examinar o histórico médico do paciente e analisar radiografias e outras informações por imagem e laboratoriais, o quiroprático faz um diagnóstico inicial e criará um plano de tratamento em que algumas visitas deverão ser agendadas nos dias e semanas subsequentes.

Na maioria dos casos, o primeiro ajuste é feito logo no primeiro dia. Em geral, os ajustes são feitos com o paciente posicionado sobre uma mesa especificamente planejada para auxiliar determinadas técnicas quiropráticas. O paciente pode ficar deitado de bruços, de costas ou de lado; algumas técnicas usam uma mesa sobre a qual o paciente se inclina na posição ajoelhada. O posicionamento preciso é muito importante, uma vez que ajuda a abrir a articulação que está se ajustando, diminuindo a quantidade de força necessária para o ajuste. O quiroprático pode alongar ou massagear uma articulação para facilitar seu movimento. O ajuste é realizado pela produção de uma força, com as mãos ou com um instrumento. Isso pode repetir-se até ele perceber que o movimento vertebral desejado foi executado.

Em geral, o ajuste não é doloroso, embora possa causar algum desconforto. O ensino quiroprático enfatiza as relações cordiais entre médico e paciente, e com frequência os pacientes apreciam as sessões com quiropráticos. Diversos estudos mostraram que os pacientes ficam mais satisfeitos com os seus quiropráticos do que com os seus médicos, provavelmente porque em geral os quiropráticos ficam mais tempo com os pacientes e têm mais contato físico com eles.

Após realizar o ajuste, muitos quiropráticos pedem ao paciente para permanecer sobre a mesa ou para se dirigir a outro local confortável para um período de descanso. Com base no sucesso do tratamento inicial, o profissional agenda outras sessões. Nesse momento também são oferecidos conselhos sobre exercício, dieta, posição para dormir, ergonomia e atividades a serem evitadas.

Não há como saber quantas visitas serão necessárias para corrigir determinada condição. Isso dependerá de muitos fatores, incluindo a gravidade da condição, a técnica quiroprática utilizada e a resposta individual do paciente. Em geral, o quiroprático está mais interessado em ver os pacientes "manter um ajuste". Os quiropráticos tentam corrigir desalinhamentos espinhais e por algum tempo após um ajuste, a coluna vertebral tende a retornar a seu estado fora de alinhamento. Alguns acreditam que um único ajuste é suficiente para a maioria dos pacientes; outros preferem que os pacientes retornem periodicamente pelo resto da vida. Em geral, inicialmente a frequência das sessões será alta, talvez duas ou três sessões por semana durante algumas semanas, diminuindo aos poucos, talvez para uma vez por mês, sendo as sessões interrompidas quando quiroprático e paciente concordarem que ocorreu a melhora máxima.

A fase de tratamento tem três estágios: agudo, reconstrutivo e preventivo/manutenção. Na fase aguda, os pacientes com dor pós-traumática sentem sensibilidade, inflamação e restrições nas atividades normais devido à dor e ao inchaço. Durante essa fase, usam-se terapias para ajudar a diminuir a dor e a inflamação, como a utilização de bolsas de gelo, e a aplicação de determinadas técnicas de ajuste nesse estágio pode ser impraticável.

Durante a fase reconstrutiva, o quiroprático focaliza o ajuste da coluna para eliminar desalinhamentos. Quando os pacientes começam a "manter" os ajustes por períodos de tempo mais longos, a frequência das sessões diminui.

A fase de manutenção/prevenção ocorre após o paciente ter alcançado a melhora máxima e é solicitado a ajudar a otimizar a saúde corrigindo desalinhamentos antes do surgimento de sintomas. Um bom quiroprático avalia o plano de tratamento a cada sessão e verifica se o paciente está obtendo um progresso adequado. Se não houver progresso, o plano de tratamento deve ser alterado ou o paciente deve ser encaminhado para outro profissional da saúde.

Benefícios e segurança

A comunidade científica concluiu que o tratamento quiroprático é benéfico em diversas situações. Com base em pesquisas, a Agency for Healthcare Research and Quality (AHRQ), uma parte do U.S. Department of Health and Human Services, descobriu que para dor aguda nas costas, sem complicações e com menos de três meses de duração, os pacientes preferiam o tratamento quiroprático. As evidências demonstram que o tratamento quiroprático resulta em maior probabilidade de recuperação e que os benefícios duram mais do que o alívio oferecido na forma de medicamentos. Para aqueles com dor crônica nas costas – com duração de mais de três meses – a quiropraxia ajuda a diminuir a dor, mas os seus efeitos a longo prazo não foram esclarecidos.

Para o alívio da dor no pescoço, os estudos demonstraram que a manipulação pode diminuir a sensação de dor e aumentar a mobilidade do pescoço. Pesquisas sobre dor de cabeça também mostraram que a quiropraxia é benéfica: em um estudo, pacientes que receberam tratamento quiroprático experienciaram maior alívio das dores de cabeça do que aqueles que receberam o medicamento amitriptilina. Além disso, o grupo quiroprático experienciou um alívio duradouro, enquanto os efeitos do medicamento desapareceram assim que os pacientes pararam de tomá-lo. A quiropraxia parece ser benéfica para dores de cabeça e enxaquecas.

Os pacientes com traumatismo em chicotada também são bons candidatos para o tratamento quiroprático. O traumatismo em chicotada é um resultado comum do traumatismo, especialmente em acidentes de carro, mas é difícil diagnosticá-lo porque os danos provocados nos tecidos com frequência não aparecem nas radiografias. Embora muitas pessoas se recuperem do traumatismo causado pelo efeito chicote sem tratamento, outras sentem dor e restrição da mobilidade durante meses ou até mesmo anos. A imobilização com colares cervicais não é recomendada, pois isso causa adesões nos tecidos, o que poderia restringir permanentemente o movimento. Em vez disso, as evidências indicam que a mobilização e a manipulação ajudam a aumentar a amplitude de movimento e que a manipulação resulta em maior diminuição da dor.

Embora a profissão quiroprática não tenha meios sistêmicos para se responsabilizar por complicações sérias após tratamento, estimativas baseadas na quantidade de casos sérios relatados em comparação com a quantidade de ajustes realizados indicam que o tratamento quiroprático é seguro, especialmente em comparação com os tratamentos envolvendo medicamentos ou cirurgia.

O caso sério mais comum é o comprometimento da artéria vertebrobasilar, que resulta em acidente vascular cerebral ou morte em cerca de um em um milhão de ajustes. Algumas evidências sugerem que os ajustes por rotação do crânio podem ser responsáveis pela maior parte desses casos.

Já ocorreram complicações após ajustes no pescoço, mas elas são raras. Ainda mais rara é a Síndrome da Cauda Equina, que envolve os nervos espinhais na base da coluna vertebral e que ocorre em cerca de 1 em 100 milhões de ajustes na região lombar. Normalmente, a descompressão cirúrgica diminui os sintomas da Síndrome da Cauda Equina, mas deixa os pacientes com constipação branda ou paralisia parcial.

Estudos por imagens como radiografia e tomografia computadorizada impõem um risco pequeno, porém reconhecido, de câncer. Atualmente, nenhuma forte evidência demonstra que o tratamento quiroprático com base na análise de radiografias seja superior ao tratamento que não utiliza radiografias. Mesmo assim, deveríamos reconhecer que a análise de radiografias é fundamental para muitas das técnicas usadas na quiropraxia e a exclusão da radiografia de um plano de tratamento antes de serem realizadas mais pesquisas sobre a sua eficácia comparativa provavelmente é prematura.

Outra questão de segurança é a falta de habilidade dos quiropráticos para detectar condições mais graves que exigem atenção médica urgente. Os pacientes com lesões resultantes de traumatismo grave são aconselhados a procurar cuidados médicos antes ou além do tratamento quiroprático. Naturalmente, você também deveria procurar cuidados médicos se desconfiar que tem uma doença que ameaça a sua vida.

A quiropraxia está associada com poucos efeitos colaterais prejudiciais e foi demonstrado que ela é benéfica no tratamento de determinadas lesões. Caso a sua utilização resulte na diminuição de medicamentos associados a efeitos colaterais prejudiciais, sua utilidade aumenta nitidamente.

Leituras sugeridas

BIDOS, S.; BOWYER, O.; BRAEN, G. et al. *Acute low back problems in adults. clinical practice guideline n. 14*. Rockville, MD: Agency for Health Care Policy and Research, Public Health Service, U.S. Department of Health and Human Services, Dec. 1994. n. 95-0642.

CHIROPRACTIC IN the United States: training, practice and research. Research Summary. Agency for Health Care Policy and Research. Rockville, MD. Informações e pedidos: http://www.ahrq.gov/clinic/chiropr.htm. Disponível em: <www.chiroweb.com/archives/ahcpr/uschiros.htm>.

KAPTCHUK, T. J.; EISENBERG, D. M., Quiropractic: origins, controversies and contributions. *Archives of Internal Medicine*, v. 158, n. 20, p. 2214-2215, 1998.

LAWRENCE, D. Chiropractic medicine. In: JONAS, W. B.; LEVIN, J. S. (eds.). *Essentials of complementary and alternative medicine*. Filadélfia: Lippincott Williams and Wilkins, 1999.

REDWOOD, D. (ed.). *Contemporary chiropractic*. New York: Churchill Livingstone, 1997.

Bruce Pfleger, Ph.D.

17 – IOGA

Você pode pensar em um praticante de ioga como alguém sentado na posição de lótus com as pernas cruzadas, ou alguém de cabeça para baixo. Entretanto, a ioga é mais do que a execução de contorções estranhas, caminhar sobre carvão quente ou morar em cavernas. A ioga é uma prática antiga e tradicional para todos que precisam de energia, força e clareza mental.

A ioga provocou melhora em diversas condições e na capacidade funcional, como a elevação do limiar da dor e da resistência. Pode ser útil para tratar a dor pós-traumática; acalmar o cérebro e os nervos, reduzindo a expectativa da dor; e permite que o sistema humano funcione com mais eficiência. Esse método de terapia demora mais, mas os resultados podem ser mais duradouros. O objetivo não é apenas curar o sistema específico, mas também tratar a causa. A beleza de um método como a ioga está no fato de que uma ação que focaliza uma camada do nosso sistema pode influenciar outra camada de maneira positiva.

A ioga é uma técnica eficiente para liberar a tensão do corpo e desenvolver uma mente calma. É um sistema voltado para o desenvolvimento total – físico, mental e espiritualmente – para qualquer pessoa que queira uma vida mais equilibrada e harmoniosa. Ela é ideal para explorar o nosso íntimo: para sabermos como a nossa mente e o nosso corpo respondem a diversas experiências. Aprender a dominar o corpo e assumir o controle da mente nos proporciona independência nos diversos desafios da vida. De acordo com BKS Iyengar, "a ioga é a chave de ouro que abre a porta para a paz, a tranquilidade e a alegria".

As pressões e exigências da vida cotidiana muitas vezes criam dor e estresse mental e físico. Esse estresse é sentido no corpo. Fraqueza, rigidez e perda de mobilidade e de força podem ser deprimentes. Se o fluxo de energia é interrompido, ficamos tensos. O antigo sistema de técnicas de ioga pode ajudar a estimular a força, a energia, a flexibilidade e a estabilidade emocional.

A ioga pode complementar qualquer forma de exercício, esporte ou diversos tipos de terapia. Por meio de uma sequência de posturas (*asanas*), o corpo físico é alongado com percepção de alinhamento, precisão e equilíbrio. Os músculos são alongados, a circulação melhora e a energia aumenta. A prática regular de asanas melhora a concentração, beneficiando o corpo e a mente. Quando a ioga é praticada mais profundamente, a leveza pode ser sentida no corpo. Nós podemos desenvolver uma maneira mais saudável de comer, pensar e agir. É possível mudar o comportamento, a atitude e a abordagem geral à vida. A ioga não é simplesmente um exercício físico. Ela pode ser usada efetivamente para alcançar a paz pessoal e a liberdade e para melhorar o bem-estar físico e mental. A prática da ioga visa superar as limitações do corpo e oferece o objetivo e os meios para isso.

A filosofia da ioga

Antigos profetas, místicos e sábios usaram a ioga por um período de mais de 5 mil anos para alcançar a harmonia do corpo, da mente e do espírito. Essa prática, originária da Índia, consiste de disciplinas físicas e mentais que nos tornam saudáveis, alertas e receptivos. Podemos transformar a nossa percepção do mundo e nossa maneira de viver nele. A ioga evoluiu e foi continuamente modificada ao longo de milhares de anos para satisfazer as condições mutantes da humanidade. Ela sempre foi direcionada para permitir que o indivíduo alcance seu potencial total como ser humano e então ir além, para a consciência espiritual.

A palavra "ioga" vem da raiz em sânscrito *yug*, que significa unir, ligar e reunir. Ela implica um modo de vida ou disciplina para unir corpo, mente e espírito. Existem diversas ramificações da ioga como a *Hatha* ioga, *Raja* ioga, *Jnana* ioga, *Bhakti* ioga, *Mantra* ioga, *Laya* ioga e *Tantra* ioga. Essas ramificações estão intimamente inter-relacionadas. Não é possível praticar uma dessas ramificações com exclusão das outras. A prática da *Hatha* ioga pode nos levar naturalmente ao envolvimento com a *Karma*, a *Raga* ou qualquer outra ramificação. Os caminhos estão entrelaçados de modo que o praticante da ioga aspira unir conhecimento e devoção enquanto o corpo é mantido como um templo saudável para o espírito. Este capítulo se refere especificamente à *Hatha* ioga, a ramificação que usa o corpo físico pela execução de *asanas* para canalizar as energias da mente. *Ha* e *tha* são as sílabas em sânscrito que significam sol e lua. Elas se relacionam às forças opostas no universo: masculino-feminino, positivo-negativo, passivo-agressivo. Ao equilibrar e conciliar essas forças espera-se alcançar a serenidade e a totalidade. A Hatha ioga pode ser um caminho atraente para quem gosta de um desafio físico para cultivar o corpo e a mente.

O contexto histórico da ioga está principalmente na tradição hindu. Quando os iogues atingem o *Samadi*, ou consciência cósmica, de acordo com os hindus isso é interpretado como um contato com Brahma, o Espírito Universal. A ioga não é uma religião e não exige a adesão a nenhum dogma. Qualquer pessoa de qualquer religião pode ser um iogue. A ioga é uma técnica de desenvolvimento pessoal que existiu muito antes de qualquer sistema de filosofia. Ela também é usada para a saúde e a cura. A maneira mais simples para descobrir a ioga é praticá-la. Assim, você pode reconhecer os muitos aspectos e ideias enquanto elas são descritas em livros históricos como os *Vedas*, os *Upanishads*, o *Mahabharata*, o *Bhagavad Gita* e os *Sutras*. Esses textos trazem consciência espiritual e orientação para a vida do *sadhaka* (buscador espiritual) para que a vida cotidiana possa ser enfrentada e vivida com coragem e ação correta.

Os sutras da ioga reunidos e sistematizados pelo sábio hindu Patanjali resumem a filosofia, os princípios e práticas iogues. Os sutras, ou fios, são frases curtas, claras, concisas e cheias de significado. Transmitidas pela tradição verbal para manter a pureza do conhecimento, posteriormente elas foram escritas. Existem muitas traduções e interpretações. Os sutras são compostos de quatro capítulos ou *Padas*: (I) o *Samadi Pada* descreve o conceito e a essência da ioga. (II) o *Sadana Pada* comenta sobre as práticas que preparam o aspirante (*sadhaka*), física e mentalmente. (III) o *Vibhuti Pada* discute como são adquiridos os poderes iogues (*siddhis*). (IV) o *Kaivalya Pada* explica os passos para a liberação final das limitações da vida humana. Patanjali dá as diretrizes para viver uma vida de pouco estresse e visão de mundo prática. Essas diretrizes básicas são chamas *Ashtanga* ioga, significando os "oito pilares". (Atualmente, a *Ashtanga* ioga tem um significado totalmente diferente que não tem nada a ver com a ioga clássica.) Os oito passos para a união com Deus são: 1) disciplinas éticas (*yama*); 2) regras de conduta (*niyama*); 3) disciplina física e postura (*asana*); 4) controle da respiração e da energia sutil (*pranayama*); 5) retirada dos sentidos e internalização da mente (*pratyahara*); 6) concentração (*dharana*); 7) meditação (*dhyana*); e 8) superconsciência (autocompreensão ou *samadhi*).

A ioga abrange um grupo de princípios éticos e preceitos morais incluindo dieta, exercício e aspectos meditativos baseados nos *yamas* e *niyamas*. Os *yamas* são as disciplinas éticas observadas com relação aos outros na vida cotidiana. Os *niyamas* são regras de conduta que trazem disciplina à nossa vida pela observação e prática desses dois componentes da *Ashtanga* ioga. As perturbações da mente e do corpo são reduzidas e posteriormente eliminadas. Nós podemos destruir as impurezas do corpo e da mente e alcançar a paz interior e a felicidade. A boa saúde é o resultado do equilíbrio do bem-estar físico e emocional.

Terapia da ioga

Se você tem dificuldade para relaxar e seu corpo está rígido e dolorido ou se você tem dores de cabeça frequentes, dor crônica no pescoço, no ombro ou na região inferior das costas, a ioga pode lhe ser útil. A ioga é usada pela medicina oriental e ocidental para tratar diversos problemas de saúde e para melhorar a saúde. O sistema de cura da ioga baseia-se na premissa de que o corpo pode funcionar tão naturalmente quanto possível. A visão iogue de saúde e doença é única. Ela considera o sistema humano uma estrutura abrangente, consistindo de diferentes camadas das quais o corpo físico é apenas uma parte. A ioga sugere que o sofrimento pode surgir em qualquer camada e afetar outras. Ela sugere a necessidade de ir além de lidar com os sintomas.

Uma sequência de *asanas* (posturas) é recomendada de acordo com a doença e a condição física e emocional do paciente. Elas devem ser executadas sob orientação de um professor (guru) que tem o conhecimento, o treinamento e a compreensão das *asanas* e dos seus efeitos no sistema corporal. Se a sequência for inadequada, há mais prejuízos do que benefícios. Recomenda-se que o tratamento seja feito sob o direcionamento de um professor experiente. A efetividade da cura depende do tipo de doença, da sua progressão, da constituição do paciente e do comprometimento com o tratamento. A terapia da ioga baseia-se na escolha e na sequência de uma série de asanas que alongam partes específicas do corpo e bloqueiam outras. Em muitos casos, dependendo da natureza do problema, é possível aliviar um pouco do sofrimento associado com a condição. As condições graves podem ser mais complicadas e demorar muito mais para melhorar e se recuperar. O paciente pode ser ativo no processo de cura e ser motivado a participar na cura.

A ioga no Ocidente

As *asanas* da ioga junto da meditação se tornaram populares no Ocidente, e a ioga foi "ocidentalizada". As posturas são ensinadas como fins em si mesmas para curar uma doença, diminuir o estresse ou melhorar a aparência de quem as pratica. A ioga é considerada um exercício calistênico e vigoroso. Não mais situada em seu contexto clássico, a ioga assumiu significados contemporâneos. Muitos americanos estão praticando ioga por seus benefícios para a saúde ou porque ela é popular e bem divulgada. Vídeos, livros, roupas, suplementos alimentares e utensílios são vendidos em nome da ioga. Muitos profissionais da saúde estão encaminhando os pacientes para professores de ioga para ajudar em doenças relacionadas à administração do estresse e outros distúrbios psicológicos. A ioga é considerada uma abordagem holística à saúde que não somente aumenta a flexibilidade, a força e a energia, mas também estimula a autoconsciência e a paz mental. Ela se tornou uma palavra familiar no Ocidente e milhões de homens e mulheres frequentam aulas e seminários de ioga e executam os exercícios físicos pelos quais a ioga é famosa. Nitidamente, a ioga está viva e florescendo na atual sociedade ocidental. Muitas pessoas acreditam que isso é ioga e não percebem a totalidade da ioga como uma filosofia de vida.

A *Hatha* ioga, a ioga da atividade, é o caminho seguido pela maior parte dos ocidentais. Existem diversos estilos de *Hatha* ioga, e cada um possui características específicas que refletem a abordagem particular de um professor com relação aos *asanas*, como Iyengar, *Kundalini*, *Kripalu*, Bikram, Sivanda e outras. Iyengar, um estilo popular no Ocidente, baseia-se nos ensinamentos do mestre de ioga BKS Iyengar. O método é progressivo. As posturas são adaptadas às necessidades e condições físicas do aluno, necessárias para colocar o corpo em posição. (Este autor é aluno e professor do método Iyengar de ioga.)

Estudos clínicos sobre a prática da ioga

A prática da ioga é reconhecida por sua capacidade de lidar com muitas coisas, desde reverter doenças cardíacas, aliviar sintomas da menopausa e tratar e prevenir a osteoartrite. Ela também pode ser uma outra forma para lidar com doenças crônicas e atenuar a dor crônica. As pessoas que sofrem de dor crônica experienciam mais do que apenas a dor. Elas lutam contra a depressão, a ansiedade e o uso de medicamentos. Um estudo realizado na Califórnia descobriu que voluntários sofrendo com dor crônica de enxaquecas e osteoartrite, após combinar técnicas meditativas de respiração (conhecidas como *pranayama*) com os *asanas* da ioga, pediram aos médicos para diminuir as dosagens de medicamentos. Assim, a ioga foi eficaz no alívio da dor.

Diversos livros de ioga incluíram recomendações específicas para o tratamento de diversos tipos de artrite. Os efeitos benéficos podem ser atribuídos ao alongamento e ao relaxamento, criando tranquilidade mental. Os gurus dizem que não somente os sintomas e os sinais podem ser identificados e tratados, como também as causas originais das doenças.

Há informações a respeito de como o método Iyengar da *Hatha* ioga pode ser usado como um suplemento para outras medidas no tratamento de problemas musculoesqueléticos. As posturas em pé podem fortalecer e alinhar os ossos e os músculos. A tração e o alinhamento ativo proporcionados pelo uso dos próprios músculos, quando possível, podem ser preferíveis à tração passiva pela utilização de posturas externas.

Os sistemas derivados do método Iyengar da *Hatha* ioga são descritos em alguns livros direcionados a diversos tipos de problemas físicos e mentais, incluindo estresse e dor. Embora ainda não tenhamos nenhuma documentação científica real, há incontáveis testemunhos daqueles que se beneficiaram com esses programas. A doença determinará o método a ser usado e os detalhes e exemplos oferecem essa informação. Por exemplo, a ioga para problemas no joelho lida com alinhamento, flexibilidade e fluxo de sangue no ciclo *virasana*; os tornozelos, joelhos e quadris precisam estar adequadamente alinhados para descansar as pernas e os joelhos. Para doenças metabólicas específicas como gota, não devem ser feitos exercícios durante ataques agudos. A terapia da ioga pode ser usada durante fases assintomáticas e dizem que ela ajuda a dissolver depósitos de ácido úrico no revestimento da articulação, desde que o dano esteja em estágio muito avançado.

A ioga recebeu poucas avaliações objetivas. Entretanto, foram encontradas referências a estudos abertos sobre asma, hipertensão, administração da dor e do humor. Um estudo observou a diminuição da pressão sanguínea com a ioga, mas não foi encontrado nenhum estudo de acompanhamento controlado. O relaxamento da *Hatha* ioga diminuiu os batimentos cardíacos na insuficiência cardíaca crônica, diminuiu a dispneia (dificuldade para respirar) e, segundo consta, produziu uma melhora na troca de gás pulmonar e na execução de exercícios. Nas doenças reumáticas, os dois pequenos estudos controlados que realizamos parecem ser os únicos exemplos. Ambos empregaram o método Iyengar da *Hatha* ioga, descrito anteriormente.

Na osteoartrite dos dedos, elaboramos e conduzimos um programa de dez semanas baseado no método Iyengar em que o grupo de intervenção recebeu exercícios de alongamento e fortalecimento enfatizando a extensão e o alinhamento da parte superior do corpo. O grupo de ioga mostrou uma diminuição significativa na dor e na sensibilidade e melhorou a amplitude de movimento. Mais recentemente, elaboramos e avaliamos um programa de Iyengar ioga e técnicas de relaxamento que ofereceram um tratamento alternativo eficaz para pacientes com Síndrome do Túnel do Carpo. A ioga foi considerada um tratamento eficaz, uma vez que o alongamento pode aliviar a compressão no túnel do carpo, uma melhor postura da articulação pode diminuir a compressão intermitente e o fluxo sanguíneo pode melhorar no nervo mediano. Quatro semanas após a conclusão do programa, o grupo de ioga relatou que manteve a melhora nos sintomas do túnel do carpo. São necessários outros estudos para verificar os efeitos a longo prazo em sintomas dolorosos da Síndrome do Túnel do Carpo e no desconforto dos pacientes.

No sistema Iyengar da *Hatha* ioga, o aluno é solicitado a trabalhar dentro de habilidades simples bem definidas para dirigir energia consciente a locais específicos de seu corpo/mente. A consciência é subjetiva (da mente), enquanto a energia é objetiva (do corpo).

Juntas, elas formam uma união corpo/mente capaz de gerar e esclarecer o conhecimento. Os alunos as utilizam como uma "sonda" para sistematicamente entrar em contato com todas as partes do campo corpo/mente. Pela colocação precisa das partes do corpo e das suas atividades nas posturas (*asanas*), o aluno é capaz de gerar vetores específicos de energia, matéria, consciência e intenção. Se tudo der certo, haverá uma consciência crescente e uma integração profunda e abrangente do corpo e da mente. O aluno ou paciente pode trabalhar dentro de suas capacidades e obter clareza, consciência e autoajuda. Sob a orientação de um professor capaz e competente, o aluno pode começar a compreender a profundidade e o potencial de uma asana.

Os resultados desse esforço são evidentes no número crescente de alunos de ioga nos Estados Unidos e no resto do mundo. O ser total de uma pessoa, envolvido na ioga, pode desabrochar e se libertar da dor e da doença. Podemos ficar mais fortes para lidar com outros desafios da vida. Muitos médicos, cientistas, advogados, donas de casa, atletas, mulheres e homens de outras profissões e até mesmo crianças se beneficiaram durante quase três décadas com a ioga ensinada por nós. Tendo viajado para a Índia como aluno, paciente e pesquisador do método da ioga, estamos convencidos de que a ioga é uma maneira eficaz para tratar e prevenir a dor traumática.

Os efeitos da ioga

Quando a mente está tranquila e o corpo relaxado, há leveza, saúde, estabilidade e bem-estar geral. A ioga ainda não está na corrente predominante da medicina, mas alguns médicos estão aconselhando seus pacientes a frequentar aulas de ioga. Muitos acham que a ioga pode ser uma parte importante de um programa de tratamento bem-sucedido. No caso da Síndrome do Túnel do Carpo, ou mesmo da dor na região lombar das costas, a cirurgia pode ser necessária em alguns casos, mas a ioga pode ser uma opção favorável.

Os benefícios da ioga podem começar com o alívio da dor, mas vão muito além. Em primeiro lugar, a ioga pode diminuir a ansiedade que muitas vezes acompanha a dor. Ela pode trazer ordem ao caos. Quando tudo a seu redor está desmoronando, a ioga pode ajudá-lo a encontrar paz dentro de si mesmo e proporcionar força interior. A ioga o ensina a ter uma atitude positiva e a fazer o que puder por si mesmo. Você não precisa correr e se submeter a uma cirurgia imediatamente. Com a ioga, os pacientes podem obter um senso de controle benéfico sobre seu corpo. Eles podem aprender a respirar e a relaxar. Isso é fundamental para a diminuição da dor.

Todos os dias, milhões de americanos ingerem pílulas para aliviar dores de cabeça, pescoço e costas e/ou dores relacionadas ao estresse. Muitos acabam tomando drogas diariamente para lidar com os efeitos da dor crônica, pós-traumática e outras. Ainda piores são os potenciais efeitos colaterais negativos relacionados a essa rotina diária. A prática da ioga não é invasiva, é fortalecedora. Você pode desenvolver uma atitude positiva e deixar a dor ser seu professor. Você pode assumir o controle e administrar a sua dor, bem como aliviar sintomas de ansiedade e depressão. Sejam quais forem as ferramentas utilizadas para combater a doença, é a sua atitude com relação a todo o processo de cura que pode diminuir seu sofrimento.

Contraindicações e precauções

Os *asanas* da ioga executados incorretamente, sem preparação ou supervisão podem causar doença e contribuir para outros problemas. Para pessoas com artrite, os *asanas* devem ser desenvolvidos lentamente quando as articulações ou a coluna estiverem rígidas. Dependendo da natureza da dor pós-traumática, uma sequência específica de *asanas* deve ser cuidadosamente elaborada. Há uma variedade de abordagens à ioga e uma grande variação entre os praticantes de ioga que desejam oferecer tratamentos baseados na ioga. Os *asanas* baseiam-se nas posturas humanas em pé, sentada e deitada. Não são uma sequência de movimentos a serem seguidos mecanicamente. As posturas têm uma lógica que deve ser internalizada se quisermos praticá-las corretamente. O professor precisa conhecer a estrutura do *asana* e saber como ajustar o corpo anatômico do paciente, especialmente os membros. Desse modo, o corpo é moldado para se adequar à estrutura do *asana*. Não pode haver estresse excessivo em nenhum órgão, músculo, osso ou articulação.

Alguns exemplos dos sistemas mencionados anteriormente são a *Kundalini*, ioga desenvolvida pelo iogue Bhajan; a *Kripalu*, desenvolvida pelo iogue Amrit Desai e caracterizada por uma abordagem voltada para o interior; a Bikram ioga, ou "ioga quente", desenvolvida por Bikram Choudhury, em que a temperatura da sala é de pelo menos 26ºC ou mais, e as posturas são realizadas vigorosamente; a ioga integral, desenvolvida por Swami Satchidananda, em que é seguido um padrão estabelecido de alongamentos suaves meditativos, relaxamento e respiração, terminando com a meditação; e a *Ashtanga vinyasa* ioga, desenvolvida por K. Pattabhi Jois – não deve ser confundida com o caminho óctuplo ou a Ashtanga ioga – que envolve uma série de sequências de posturas e exige a criação de calor – ou tapas "para queimar".

A Iyengar ioga é a *Hatha* ioga praticada da maneira prescrita pelo mestre iogue BKS Iyengar. Ela provavelmente é a abordagem à *Hatha* ioga mais amplamente reconhecida no Ocidente. Ela é precisa e dinâmica. O posicionamento dos pés, mãos e pelve e o alinhamento da coluna, braços e pernas recebe muita atenção. As posturas na posição em pé são enfatizadas e depois que o aluno adquire alguma habilidade com as posturas, a *pranayama* é ensinada. Iyengar desenvolveu alguns suportes para a ioga – blocos, bancos, almofadas, faixas e cordas – para auxiliar um sistema de apoio a atingir a maior extensão e habilidade na postura. Esses auxiliares são úteis para alunos fracos, rígidos ou com diversos problemas de saúde. A postura final é alcançada quanto todas as partes do corpo estão posicionadas corretamente com consciência e inteligência. Iyengar é reconhecido por seu profundo conhecimento e desenvolvimento das aplicações terapêuticas da ioga.

A escolha de um instrutor de ioga é ainda mais difícil que escolher um médico. Existem certificações, mas há pouca concordância com relação ao que elas significam. Para a maior parte das pessoas com artrite ou dor pós-traumática, dependendo da sua natureza, parece ser mais sensata uma abordagem gradativa, mais conservadora com relação às posturas. Executada corretamente, a ioga pode ter um efeito benéfico no corpo inteiro. Os *asanas* podem tonificar músculos, tecidos, ligamentos e articulações e também manter o funcionamento e a saúde dos sistemas corporais. O corpo e a mente podem relaxar enquanto a ioga estimula a recuperação da fadiga e do estresse da vida cotidiana. Com a prática contínua, você pode experienciar a alegria dos benefícios da ioga.

Estudos sugerem que a ioga pode funcionar no tratamento da osteoartrite do joelho, alongando totalmente o joelho e fortalecendo o quádriceps. Diversos suportes como cordas, blocos de madeira e cintos podem ser usados para aumentar o alongamento dos músculos. Além das observações clínicas, há uma crescente quantidade de informações sugerindo que as ações mecânicas podem ter efeitos fisiológicos no âmbito celular. As mudanças resultantes na função celular estão apenas começando a ser compreendidas. Os efeitos da pressão mecânica e flexível nas estruturas, como cartilagens, também sugere que as posturas da ioga podem melhorar a função articular. Em ambientes de experimentação, o bom movimento da articulação pode preservar a cartilagem perdida pela imobilização. Para evitar o uso indevido da articulação e a dor, um programa de ioga corretamente supervisionado pode ser uma maneira de proporcionar movimento e força às articulações necessárias para preservar a integridade.

Lembre-se, nem toda ioga é igual e, como mencionado anteriormente, ainda não se definiu uma maneira correta de escolher uma aula ou um instrutor adequados. Muitas apresentações ocidentais sobre a ioga parecem fazer afirmações extravagantes, inadequadas, que devem ser encaradas com muita cautela. A não ser que alguma coisa seja documentada, as pessoas precavidas devem se orientar pelos conceitos da ioga que se encaixam na nossa compreensão fisiológica. Os programas que se desenvolvem gradativamente, a partir de *asanas* supervisionados e seguros, parecem razoáveis. Aqueles que fazem afirmações extravagantes sem comprová-las devem ser considerados com cautela. Atualmente, há um tremendo interesse na conscientização relacionada à saúde. Muitas respostas podem ser encontradas em terapias como a ioga. Com frequência, a medicina convencional não é adequada para ajudar as pessoas a obter uma boa forma física e equilíbrio mental. As pessoas estão buscando abordagens naturais, menos invasivas, para melhorar a saúde e aliviar a dor. A ioga pode ser praticada em qualquer lugar e está ganhando espaço no sistema de saúde por seu valor terapêutico. Pela abordagem terapêutica de alguns *asanas* básicos e do *pranayama*, torna-se possível o bem-estar físico e mental. A ioga pode captar a sabedoria do corpo para trazer a saúde para a superfície.

A ioga hoje

Atualmente, no Ocidente, a maior parte das pessoas pratica ioga por inúmeros motivos. A ioga é divertida, popular e acessível. Ela está em todo lugar. Existem férias de ioga, viagens de ioga, suplementos alimentares da ioga, acampamentos de ioga, roupas para ioga, materiais para ioga e ioga em quase tudo. Em vez de buscar o espiritual, podemos procurar a ioga para relaxar ou apenas nos divertir. As posturas da ioga são um método maravilhoso de exercício físico e relaxamento. Logo, fica claro que a tensão física está intimamente relacionada à tensão mental. A execução das posturas exige concentração e tranquilidade mental. Você precisa concentrar-se para executá-las, uma vez que determinadas posturas físicas expressam estados mentais. Um exemplo simples é o reflexo da tensão mental no pescoço, na cabeça e em ombros tensos.

A ioga enfatiza os relacionamentos entre todas as coisas e não as divisões. Ela reflete tudo no ambiente, assim como a forma dos objetos é definida pelo espaço a seu redor. Cada respiração, cada ação, cada pensamento reflete o ambiente. Muitas pessoas veem a si mesmas como pequenas unidades separadas em um mundo estranho, apegando-se à sua identidade e sentindo-se desamparadamente insignificantes. Sua percepção é matizada pelos desejos, ansiedades e preconceitos pessoais. Elas não veem as coisas claramente em um sentido unificado. A ioga pode ajudar a clarear a mente de pensamentos e emoções egocêntricos. Aprendendo a olhar e aceitar sem julgamentos, nós nos tornamos receptivos à verdadeira natureza das coisas, incluindo o nosso "eu" e vemos o mundo e aqueles que se encontram nele como um todo harmonioso.

A dor é parte natural da vida, mas não um estado no qual se deva permanecer. Historicamente, os benefícios da ioga têm sido conhecidos por ajudar e curar. A prática da ioga pode acabar com a dor e proporcionar um estado de bem-estar. A ioga é o antídoto para a "competição destrutiva". Ela não é competitiva. Cada pessoa conhece as próprias realizações e habilidades e não deve ser julgada por padrões exteriores. Na ioga, não pode haver fracasso desde que haja a tentativa. De acordo com Patanjali: "O sucesso é imediato quando o esforço é intenso". Nós podemos começar a praticar ioga em qualquer lugar e nos beneficiarmos dela. A ioga não é simplesmente um meio para alcançar um fim, mas uma maneira de viver.

Embora não possa haver dúvida de que certas variedades de drogas prescritas tenham contribuído para o bem-estar geral da humanidade, muitas pessoas sentem que a sociedade moderna está tornando-se excessivamente dependente dos produtos farmacêuticos. Ainda que eles continuem sendo uma das formas mais eficazes de tratamento terapêutico para muitos tipos de doença e dor pós-traumática, têm pouca ação no que diz respeito aos poderes preventivos. A maior parte dos especialistas concorda que por ignorância abusamos e nos esquecemos de nós mesmos durante metade da nossa vida e então reagimos com indignação, surpresa ou tristeza quando nos descobrimos com doenças, dores, rigidez e artrite. Em muitos casos, a escolha de uma terapia alternativa como a ioga pode diminuir e talvez eliminar a necessidade de medicamentos prescritos.

A ioga nos mantém saudáveis, pois ajuda a respiração, a digestão, a eliminação e a circulação. Ela mantém o corpo flexível, alonga a coluna vertebral e fortalece os músculos. Em geral, pequenas indisposições e sintomas psicossomáticos desaparecem. Você se torna mais consciente do ambiente a seu redor uma vez que a ioga estimula todo o organismo. Você se sente mais "vivo". Seja qual for o problema de uma pessoa – comer demais, fumar, comportamentos compulsivos, dor, tristeza – a ioga pode ajudar ao restaurar o equilíbrio entre as funções naturais do corpo e da mente. Com a prática regular, uma pessoa entra em sintonia consigo mesma e pode provocar mudanças na vida pessoal.

Posturas da ioga (*asanas*)

As posturas da ioga são anatômica e fisiologicamente seguras. Elas orientam a variedade de movimentos que o corpo humano pode executar. No método Iyengar da *Hatha* ioga, os asanas foram categorizados de acordo com o nível de dificuldade para o aluno iniciante e avançado. As posturas estão agrupadas de acordo com o posicionamento do corpo: em pé, sentado, de bruços, girando, de costas, invertido e ao equilibrar-se. Elas incorporam movimentos rápido e lento e a imobilidade. Como toda a estrutura orgânica é revigorada e tonificada pela prática das posturas, há efeitos terapêuticos significativos. O tônus muscular melhora e há energia e agilidade.

No nível psicológico, as posturas são desafiadoras e podem "animar" uma pessoa letárgica e deprimida ou acalmar uma pessoa ansiosa e aflita. A ioga pode curar partes do corpo que foram prejudicadas e traumatizadas. Ela envolve movimentos que estimulam as partes prejudicadas do corpo e também aumentam a capacidade de suportar a dor e até mesmo reduzi-la.

Orientações para a prática da *Hatha* ioga

Local e hora
Escolha um local limpo e tranquilo, de manhã cedo ou à tarde. Pela manhã, você pode sentir-se vigoroso e cheio de energia, porém rígido. À tarde, você se sentirá mais solto, porém pode estar cansado. Adapte-se de maneira adequada. Não é aconselhável praticar na areia ou no sol, pois a base não é firme e o calor do sol é desidratante.

Roupas e equipamento
As roupas não podem restringir os movimentos e devem permitir inclinações e alongamentos. Os pés devem estar descalços para ter liberdade de movimento e estabelecer um contato firme com o solo ou com uma esteira não escorregadia.

Comida e bebida
Estômago, bexiga e intestinos devem estar vazios. A ioga deve ser feita 3 ou 4 horas após uma refeição principal ou 1 hora após um lanche leve. Se você estiver com fome, tome uma xícara de café, chá ou leite meia hora antes. Não beba água durante a prática.

Prática constante
Tente praticar diariamente durante períodos curtos e regulares. É mais recompensador passar 15 minutos todos os dias praticando ioga do que praticar uma vez por semana durante duas horas ou intensamente por dois ou três dias.

Atitude
Encontre prazer na sua prática e não julgue a si mesmo se não conseguir fazer tudo imediatamente. Aprecie seu corpo como ele é no momento. Pense positivamente.

Atenção
Nós não podemos praticar apenas uma ramificação da ioga excluindo as outras. A prática da *Hatha* ioga pode nos envolver naturalmente na *Karma*, *Raga*, ou em qualquer outra ramificação. Os caminhos estão entrelaçados para que o praticante de ioga aspire a mesclar conhecimento e devoção enquanto o corpo é mantido como um templo saudável para o espírito.

Consciência
Evite alongar demais. Preste atenção na dor. Ela é uma excelente professora e o manterá alerta para saber como seu corpo responde. Mantenha os olhos abertos, mas relaxados, e relaxe também as orelhas. Relaxe o rosto e o maxilar.

Suportes
Cadeiras, paredes, mantas, cintos, cordas ou blocos são usados para facilitar os alongamentos. Usar uma cadeira é bom para pessoas rígidas, machucadas ou fatigadas. Usar suportes pode levar o corpo à sua extensão total. Eles não são "muletas", pois ajudam a colocar o corpo na postura. Os suportes devem ser usados como um auxílio temporário e posteriormente podem ser deixados de lado.

As posturas da ioga diferem do exercício uma vez que consistem em colocar-se em uma posição e mantê-la. Com frequência, elas estão sincronizadas com a respiração e trabalham cada parte do corpo incluindo dedos e articulações, órgãos internos, glândulas e os sistemas circulatório e respiratório. Seu objetivo é restaurar a flexibilidade original do corpo, permitindo total amplitude de movimento. Algumas posturas são descontraídas, outras são dinâmicas e vigorosas. Fique atento às suas limitações e nunca force o corpo em uma posição.

Respiração
Se possível, respire sempre pelo nariz. Normalmente, um movimento que requer esforço é executado em uma expiração antecedido por uma profunda inspiração. Nunca prenda a respiração. Deixe a respiração trabalhar com seu corpo. Respirar profunda e livremente ajudará a facilitar a execução das posturas. Inspire quando estiver usando movimentos para cima, de abertura, de expansão, para longe do corpo. Expire quando executar movimentos de torção, fechados, em direção ao centro do corpo.

Cuidados
Comece lentamente. É melhor repetir os movimentos duas ou três vezes do que manter uma posição. Essas posturas devem ser confortáveis. Podem ser necessários ajustes. Pare se houver tensão exagerada no rosto, nas orelhas, nos olhos ou na respiração.

As pessoas com problemas de coração, pressão elevada ou baixa, descolamento da retina, cirurgia recente ou qualquer condição especial anormal devem consultar um médico, assim como mulheres grávidas. Lembre que há posturas benéficas para quase todas as condições, mas algumas devem ser evitadas em condições especiais. As mulheres não devem praticar posturas invertidas durante a menstruação.

Após cada sessão de ioga, devemos relaxar em *savasana* (posição de cadáver) durante alguns minutos para obter relaxamento, recuperação e recompensa.

Orientações para encontrar um professor e um estilo de ioga adequados
• Pergunte sobre a formação do professor e o treinamento e estilo de ioga que são ensinados. O treinamento e a certificação do professor variam muito.
• Discuta com o professor o que você está buscando.
• Faça aulas de diferentes estilos para descobrir aquele que lhe agrada. As aulas variam de professor para professor e de estilo para estilo.
• Certifique-se de que o professor sabe quais são as suas dores e de que está qualificado para ajudar. Lembre-se de que os professores de ioga não são médicos. Se necessário, obtenha permissão de seu médico.
• Depois de ter encontrado um estilo no qual você se sente confortável permaneça nele.

O efeito dos asanas na mente é relaxante. Nas palavras de BKS Iyengar, "Só o corpo deve estar ativo enquanto o cérebro deve permanecer passivo, vigilante e alerta". A ioga não é uma cura para tudo que o aflige. Se praticada diligentemente e com comprometimento, ela pode fazer uma diferença importante e profunda na sua vida.

Leituras sugeridas

IYENGAR, B. K. S. *Light on pranayama*. New York: Crossroad Publishing, 1981.
Um guia prático para arte iogue da respiração.
_____. *Light on yoga*. New York: Shocken Books, 1979.
Um texto clássico sobre a filosofia e a prática da ioga.
_____. *Yoga:* the path to holistic health. London: Dorling Kindersley, 2001.
IYENGAR, G. S. *Yoga:* a gem for women. New Delhi: Allied Publishers Private Limited, 1985.

Descrição detalhada dos benefícios e aplicação terapêutica da ioga para mulheres.
MEHTA, S.; Mehta, M.; Mehta, S. *Yoga the Iyengar Way*. New York: Alfred A. Knopf, 1990.

Marian Garfinkel, ED.D.

18 – Incapacidade *versus* deficiência

A medicina progrediu muito para tratar efetivamente doenças que anteriormente estavam além do nosso controle. Algumas dores incapacitantes eram consideradas condições sem esperança para as pessoas afligidas por elas. Muitos exemplos ilustram a capacidade de melhorar ou eliminar uma doença quando ela pode ser identificada e um sistema de tratamento estiver disponível. Considere, por exemplo, varíola, tuberculose, poliomielite ou Aids. A varíola foi praticamente erradicada por meio da vacinação. A tuberculose já foi considerada incurável. Agora, se tratada precocemente, há relativamente poucos efeitos colaterais após a terapia com antibióticos. Algumas pessoas podem continuar incapacitadas – particularmente se o tratamento demorou a ser iniciado. Nesse caso, elas experienciarão limitações físicas. As modificações em seu estilo de vida e ambiente serão de acordo com essas limitações. A poliomielite foi erradicada por meio da vacinação. A fisioterapia, as adaptações e a intervenção psicológica permitiram às vítimas que sofrem de deficiência residual causada pela poliomielite ou pela Síndrome Pós-Pólio atuarem produtivamente como parte integral da sociedade. A Aids ainda é uma doença fatal, mas a qualidade e a quantidade de vida melhoraram com o tratamento farmacêutico eficaz. Os direitos legais desses indivíduos foram protegidos da discriminação provocada por preconceitos e conceitos errôneos sobre a doença. Grupos de apoio ajudam os indivíduos a lidar com interações pessoais e culturais associadas à doença, diminuindo a sensação de isolamento.

Além das doenças infecciosas, há muitas condições que antigamente condenavam aqueles que eram afetados por elas a uma vida de dependência e, em alguns casos, de isolamento. Os centros para tratamento de traumatismos transformaram-se em instalações para múltiplas especialidades que salvaram vidas e membros do corpo anteriormente considerados sem salvação. As próteses permitiram que muitas pessoas continuassem autossuficientes após a perda de uma ou mais extremidades. As descobertas farmacêuticas em reumatologia ajudaram a diminuir a progressão de alguns tipos de artrite. Foram desenvolvidos procedimentos cirúrgicos ortopédicos para substituir articulações muito afetadas e para recuperar uma função próxima da normal.

Se você sofre de um distúrbio de dor crônica e não tem uma "doença" real como as já mencionadas, pode estar se perguntando de que maneira isso se relaciona a você. Na verdade, não é muito diferente. Por motivos que iremos discutir, o tratamento da dor – especificamente a dor crônica – também avançou. A perspicácia no diagnóstico e os métodos terapêuticos melhoraram. Modernos produtos farmacêuticos e técnicas de procedimento e abordagens mais abrangentes e modernas foram desenvolvidos. Como resultado, a administração da dor tornou-se uma subespecialidade envolvendo diversas disciplinas. São prescritos medicamentos e terapia com injeções para controlar a dor nos estágios iniciais. Se, na conclusão desse tratamento forem reconhecidas deficiências residuais, são estabelecidas as necessidades atuais e futuras no ambiente em que a pessoa irá atuar. Quando necessário, e se possível, pode-se modificar fisicamente o ambiente para ajustá-lo a essas necessidades. Quando apropriado, podem ser oferecidos aparelhos auxiliares adaptados às exigências da vida cotidiana para facilitar o retorno à função máxima. Os medicamentos ainda podem ser prescritos, mas eles podem ser diferentes das prescrições anteriores no que se refere a tipos e quantidades.

Identificando o problema

O ponto de partida deve ser a identificação do problema, que pode ser uma doença ou um traumatismo associado à dor ou a um importante distúrbio da dor. No primeiro caso, a dor é o resultado secundário da condição subjacente. Pense por exemplo na fratura de um membro que se complica por uma infecção crônica do osso (osteomielite) e que não se cura. A dor em graus variáveis continuará até que a fratura seja curada e a infecção eliminada ou contida. O principal distúrbio da dor, como a distrofia simpático-reflexa ou a fibromialgia, até onde sabemos, é caracterizado por uma condição de dor com manifestações físicas e psicológicas secundárias. A dor torna-se a doença, e não o resultado dela. Elas foram recentemente classificadas pela American Medical Association como síndromes da dor regional complexa.

Nem sempre se consegue identificar uma causa para a dor crônica, uma vez que algumas condições não estão claramente definidas. Entretanto, na maioria dos casos, é possível fazer um diagnóstico – mesmo que seja para um processo de doença associado à dor de alguma maneira desconhecida. A identificação, até onde pode ser feita, dará alguma orientação para o tratamento. Os pacientes tendem a ser mais receptivos se tiverem condições de rotular seu planejamento. Ele é autenticado se eles conseguirem responder a uma pergunta a seu respeito com um diagnóstico "oficial". Como veremos, é igualmente importante reconhecer que é possível dar muita ênfase ao diagnóstico. Se isso acontecer, pode-se criar ou perpetuar um comportamento passivo-dependente que eventualmente venha a tornar-se contraproducente com relação ao tratamento. O tratamento físico é iniciado, baseado nessa impressão clínica, assim como com qualquer outra entidade patológica. Depois de terminado o tratamento, são tratadas a dor crônica residual e qualquer limitação física associada à incapacidade. Quando a dor ocorre após um traumatismo, pode ser chamada de dor pós-traumática ou se encaixar na categoria dos distúrbios de dor pós-traumática. O tratamento prolongado é o mesmo que o utilizado para qualquer outro tipo de deficiência e o indivíduo que ela afeta.

Compreendendo os distúrbios da dor crônica

Alguns conceitos devem ser descritos se quisermos compreender o prolongado progresso da administração do distúrbio da dor crônica. Primeiro, vamos definir dor aguda *versus* dor crônica. As definições mais simples diferenciam as duas em relação ao tempo. Uma condição aguda é aquela que ocorreu recentemente. O modelo bioquímico de tratamento é aplicável ao problema agudo. Ele é abordado sobretudo por meios físicos, embora possa haver efeitos secundários psicológicos ou culturais que também precisem ser tratados. Esse tratamento pode incluir medicamentos, hospitalização ou cirurgia.

Um distúrbio crônico tem sido definido como aquele que continua por um período de tempo prolongado – talvez seis meses ou mais. Por nossas experiências clínicas na profissão médica e outras profissões relacionadas, no decorrer dos anos, nos tornamos mais sensíveis aos efeitos secundários de uma doença crônica. Assim, há uma ênfase maior com relação às consequências psicossociais que caracterizam o distúrbio da dor crônica. O modelo usado para tratá-la poderia ser adequadamente denominado biopsicossocial em lugar de biomédico. A dor aguda pode estar associada a um traumatismo visceral ou doença subjacente, como uma fratura, apendicite ou tumor. Em geral, ela responde ao tratamento para a sua causa e à medicação analgésica até que o tratamento esteja completo. A dor crônica, no entanto, continua após o tratamento inicial.

A persistência da dor como parte da Síndrome da Dor Crônica pode não ter uma explicação clara. Portanto, os efeitos da dor crônica e das suas causas não a diferenciam da condição aguda apenas por uma relação temporal.

Com frequência, os pacientes que sofrem de um distúrbio de dor crônica podem desenvolver sintomas que superam a explicação física. Isso faz parte da psicologia envolvida na dor crônica. Não é incomum os pacientes irem de um médico a outro em busca de um diagnóstico. O profissional oferece tratamento só para depois decepcionar o paciente com a resposta habitual "você terá de viver com isso", quando fica evidente que não houve nenhuma mudança substancial e duradoura. Confiança exagerada em medicamentos, deterioração de relacionamentos pessoais, perda da autoestima e depressão são alguns dos problemas que precisam ser enfrentados durante a administração da dor crônica.

A dor crônica também pode ser diferenciada como maligna ou benigna. Pode ser razoável nos referirmos a uma condição cronicamente dolorosa como uma Síndrome de Dor Crônica, se ela não for causada por uma malignidade. Embora a dor de uma doença maligna possa ser prolongada e incapacitante, há uma diferença. Uma Síndrome de Dor Crônica pode ser a doença principal, em vez de ser secundária a outra doença evidentemente identificável. A dor crônica benigna provavelmente não tem um período de duração definido, enquanto a dor causada por malignidade, em geral, tem um ponto final definido pela doença principal.

Deficiência *versus* incapacidade

É necessário compreender a distinção entre deficiência e incapacidade. Em parte, é uma questão legal. Os profissionais da área de saúde determinam até onde a função corporal foi perdida por meio de exames e testes físicos. O sistema judiciário e suas agências sociais aplicarão essa informação às necessidades diárias e aos limites dos ambientes em que a pessoa incapacitada realiza essas atividades. No passado, antes de qualquer coisa, a amplitude de movimento, a força e outros parâmetros físicos óbvios definiam as capacidades físicas. Com o passar dos anos, a avaliação da função prejudicada tornou-se mais elaborada. Isso está muito evidente nas orientações publicadas pela American Medical Association (AMA). A função é avaliada pelos achados específicos dos exames físicos que são comparados com os esperados. Um compêndio dos valores normais foi relacionado no *Guides to the evaluation of permanent impairment* da AMA. Com base em um diagnóstico ou traumatismo específico, é atribuído um valor que representa a porcentagem de redução da função de uma extremidade, uma região ou do corpo inteiro com relação a seu valor total.

Contudo, duas pessoas com a mesma deficiência podem ser afetadas de maneiras totalmente diferentes. Embora a deficiência seja a base para a determinação da incapacidade, as duas não são sinônimas. Por exemplo, um motorista de ônibus que perde um dedo ficaria incapacitado para trabalhar de uma maneira totalmente diferente da de um músico com a mesma lesão e o mesmo tipo de deficiência. Apesar das exigências de trabalho, dois indivíduos com a mesma deficiência podem ter situações sociais totalmente diferentes que, em virtude das exigências cotidianas para as atividades de subsistência, podem precisar de níveis diferentes de função física ou de capacidade para atender a essas exigências. Consequentemente, a incapacidade é uma questão muito mais ampla da qual a deficiência é apenas um componente.

Influências psicológicas, sociais, ocupacionais e culturais desempenham papéis significativos na determinação da incapacidade. A interação entre os indivíduos e seu ambiente é dinâmica. Muitas disciplinas avaliarão o grau em que a deficiência residual resultante da dor crônica e do traumatismo, se aplicável, restringe a capacidade da pessoa para atuar de acordo com as exigências físicas impostas por trabalho, lar e ambiente social. Só depois que as informações fornecidas por todos esses profissionais tiverem sido analisadas é que será feita uma determinação da incapacidade. Em geral, fica a cargo do sistema judiciário chegar a um a conclusão com relação à incapacidade geral. Isso pode ser realizado pela mediação do setor de seguros, um grupo de médicos de arbitragem, o departamento de previdência social para determinação do grau de incapacidade ou uma vara cível. Em qualquer caso, não somente a dor, o traumatismo e a perda física devem ser considerados para verificação da deficiência, como também é necessária uma abordagem muito mais ampla das interações resultantes dessa incapacidade.

A história da deficiência de Albert
Albert trabalha em um supermercado. Ele está constantemente em pé e precisa entrar e sair de uma unidade de refrigeração. Após um incidente relacionado ao trabalho, ele desenvolveu dor incapacitante na região lombar que irradiava para a nádega e a coxa do lado direito. O reconhecimento de seu problema e o diagnóstico final demoraram por causa de um histórico anterior de dor nas costas e na perna que o levou a se submeter a uma cirurgia há alguns anos. Naquela época era a sua perna esquerda que estava envolvida e houve complicações da cirurgia. Quando os estudos diagnósticos foram concluídos, tornou-se evidente que os seus sintomas agudos eram causados pela herniação de um disco intervertebral em um nível totalmente diferente daquele que havia herniado há mais de 15 anos. Ele tinha medo de se submeter a outra cirurgia nas costas pelas complicações anteriores. Foram tomadas medidas de tratamento não cirúrgico, que aliviaram muitos dos seus sintomas. Ele atingiu um ponto em que se sentia muito mais confortável, mas a deficiência física residual resultante da recente herniação de disco permaneceu. A situação apresentava um conflito para Albert. A deficiência do antigo problema nas costas nunca o limitou no trabalho que ele fazia há anos antes do evento atual. Ele queria voltar ao trabalho, mas sabia que as atividades físicas exigidas para seu trabalho provavelmente estavam além das suas capacidades em virtude do traumatismo recente e das novas limitações causadas por ele. Além disso, era necessário um tratamento para a dor residual.

A maioria das pessoas que está lendo isso provavelmente reconhece a história de Albert porque passou por isso ou conhece alguém que passou. Em muitos casos, dizem aos pacientes que não há nada mais que possa ser feito e que por isso precisam viver com a dor. Houve uma época em que essa era uma prática aceita e não havia muito mais a ser oferecido. Sem a compreensão do paciente com dor crônica, essa continua sendo a maneira de pensar. Muitos são considerados casos perdidos porque não se consegue encontrar uma causa específica. Outros podem parecer ter um motivo para a dor, mas as suas queixas excedem os níveis esperados. Os profissionais podem dispensá-los como se as queixas estivessem em sua cabeça.

Sem saber, esses pacientes podem ter expressado uma importante característica do problema, mas não reconhecem isso. As queixas "na sua cabeça" ocorrem por um motivo. É preciso lidar com a interação entre o físico e o emocional. Muitas vezes, o problema subjacente escapa do delineamento completo por causa da ignorância e do esforço insuficiente de médicos ou outros profissionais.

Abordagem biomédica à administração da dor

A administração da dor pode lidar com os aspectos físicos da dor por meio do tratamento físico. Essa é a abordagem biomédica, que pode ser aplicada em diferentes níveis de sofisticação. Em um ambiente clínico, são prescritos medicamentos. Em um nível ligeiramente mais elevado, foram construídas clínicas em que podem ser oferecidas terapias com injeção, que incluem injeções epidurais de corticosteroides, injeções no ponto-gatilho e bloqueios do nervo simpático. A terapia com injeção é mais aceitável durante a fase aguda do tratamento. Para a maior parte dos pacientes, quando um estágio de dor crônica é atingido, essas terapias têm sido utilizadas com efeito limitado ou sem nenhum benefício. Deve-se ter cuidado para evitar estimular a dependência dos pacientes em relação a elas. É muito fácil se apoiar em métodos nos quais você desempenha um papel relativamente passivo. A terapia ablativa pode ser um outro nível de tratamento que oferece um alívio mais duradouro. Rizotomia é o termo técnico para esse procedimento. Em geral, é realizada com uma forma de ondas de alta frequência (radiofrequência semelhante às micro-ondas) que aumentam a temperatura em um segmento do nervo chamado gânglio da raiz dorsal e pode ser importante para articulações artríticas da coluna. Teoricamente, sem esses nervos, que carregam a sensação de dor, a dor não ocorre. Por melhor que pareça, nem sempre a rizotomia funciona efetivamente. Quando isso acontece, o alívio pode ser apenas temporário.

Administração holística da dor

Felizmente, a estrada não termina onde os métodos de tratamento biomédicos padrão não são mais eficazes. A administração holística da dor, como uma subespecialidade, envolve múltiplas disciplinas – medicina interna, fisiatria, cirurgia ortopédica, neurologia, neurocirurgia, psicologia, psiquiatria, serviço social, terapia ocupacional, fisioterapia, aconselhamento vocacional, e a lista continua. Isso exigirá muito de você, mas os recursos para tratar os sintomas da sua dor crônica estão disponíveis mesmo depois de você ter aparentemente atingido um ponto a partir do qual não há progresso. Assim que esse nível for identificado, é possível começar a avaliação e a administração em um centro multidisciplinar para administração da dor. Nós vamos discutir esse processo de administração holística da dor no restante deste capítulo.

Lidando com a sua dor
Primeiro, uma pessoa que sofre de dor crônica – seja uma Síndrome de Dor Regional Complexa ou uma Síndrome de Dor Crônica resultante de algum outro distúrbio – precisa lidar com ela. Enfrentar o fato real de que você tem um distúrbio de dor que talvez não seja curado é fundamental para um tratamento eficaz. A negação torna-se uma resposta normal a essa situação e ela precisa ser superada. Depois de cumprir a difícil tarefa de perceber essa realidade, o tratamento pode tornar-se muito mais simples. Em vez de se concentrar nos aspectos negativos das suas incapacidades, eu estimulo os meus pacientes a encarar sua doença e suas deficiências. Desse ponto em diante, após a aceitação de suas limitações físicas, podemos analisar os aspectos da sua vida cotidiana e avaliar se eles são ou não capazes de trabalhar dentro desses limites. Em vez de descartar uma atividade dizendo, "Eu não posso", nós olhamos para essa situação e dizemos "Eu posso?".

Reconhecimento da atitude
Quando você tem um resfriado ou uma febre, pode sentir-se muito infeliz. Você pode imaginar como seria se esses sintomas continuassem eternamente? Bem, essa é apenas uma indicação do que algumas pessoas sentem com a dor crônica. Após algum tempo, ela cobra seu preço. Cada dia torna-se um fardo. O trabalho torna-se fatigante. Os relacionamentos pessoais tornam-se tensos. A família, os amigos e os colegas de trabalho se distanciam de você. Se isso continuar, as consequências extremas são a perda dos seus direitos de cidadão – perda do companheirismo, desemprego, perda da autoestima e desespero. À medida que você se afasta, você tende a se isolar ainda mais. Amargo diante do que você considera seu maior problema, você chama a atenção para si mesmo, enfatizando a sua dor e manipulando o ambiente de acordo com suas necessidades. O resultado é chamado de comportamento de dor. As pessoas cuidam de você porque você representa dramaticamente esse desamparo. Contudo, elas podem ressentir-se de suas queixas incansáveis enquanto você continua buscando atenção por esse meio.

O paradoxo não é que você não consegue viver com a dor; o comportamento tornou-se tão arraigado que você precisa da dor para continuar a viver. Você aprende que, aparentemente, ela é a maneira mais eficaz para ter contato pessoal, mesmo se ela for autodestrutiva. Se isso continuar, o ciclo persistirá. Você manipula seu ambiente fazendo exigências; as pessoas cuidam de você, mas aprendem a evitá-lo; você fica mais isolado, zangado e deprimido, o que o leva ao mesmo comportamento. Não é que você deva sentir-se culpado por sentir dor. Ao contrário, parte do tratamento é perceber que você tem todo o direito de sentir dor. Mas a maneira apropriada para canalizar o comportamento é parte do tratamento extensivo para a dor crônica.

O reconhecimento da atitude não deve ser apenas responsabilidade sua; também deve ser responsabilidade do médico compreender os seus sentimentos a respeito da sua dor. Afinal, a não ser que as suas emoções sejam expostas e discutidas, elas não podem ser avaliadas. Se a maneira como você percebe a síndrome dolorosa for ignorada, a maior parte de seu tratamento será dedicada a falar para você em vez de falar com você. Com a discussão surge o entendimento; com o entendimento surge a compreensão e com a compreensão surge a mudança.

Atividade física

Agora você está pronto para estabelecer os objetivos para a sua reabilitação. Não há nada de errado em desejar limites que o forçarão a procurá-los. Entretanto, é importante que você não estabeleça limites muito elevados para si mesmo. Os pequenos passos sempre serão mais eficazes do que um grande salto. Você terá menor probabilidade de se sentir sobrecarregado e fracassar. E, mais importante, você terá maior probabilidade de se aproximar de seu objetivo. Então, o próximo objetivo pode ser colocado um passo acima. Em geral, os objetivos são dirigidos para tarefas específicas. Algumas envolverão atividades cotidianas. Na maior parte dos casos, esses objetivos serão direcionados para o trabalho, uma vez que ele faz parte de um grupo de atividades fundamentais que oferece um senso de valor pessoal e de interação social.

As atividades físicas são estimuladas o tempo todo. A extensão da administração da dor exige uma abordagem biomédica (isto é, voltada para o corpo) e uma abordagem psicossocial. As duas tornam-se inseparáveis devido ao efeito que a doença física tem no ciclo da nossa vida. A administração médica convencional costumava prescrever repouso quando alguém sentia dor. Isso era empregado nos sintomas de dor aguda e foi estendido para a administração da dor crônica. Nas últimas décadas, começamos a perceber que a atividade desempenha um papel fundamental na reabilitação – às vezes, até mesmo na recuperação – do indivíduo que sofre de dor crônica. Os efeitos fisiológicos do exercício estimulam a liberação de mediadores químicos que são produzidos no cérebro para realmente diminuir a dor. Essas substâncias químicas – chamadas analgésicos endógenos – são compostos orgânicos potentes liberados na circulação à medida que os níveis de atividade aumentam. Entre elas estão as substâncias químicas chamadas endorfinas e encefalinas. Intensidades significativas de dor podem ser toleradas devido a esses analgésicos naturais cuja produção é estimulada pelo exercício. Compostos semelhantes à adrenalina também são liberados durante o exercício, aumentando a frequência cardíaca, melhorando a circulação e aumentando a resposta física. Nós ficamos "altos" quando executamos determinadas atividades devido a esses compostos químicos produzidos internamente. Em resposta, fica mais fácil o corpo atuar em um nível mais elevado. Os atletas produzem doses elevadas dessas substâncias químicas. Em parte, é por isso que eles conseguem alcançar e suportar seus níveis de atividades físicas.

Embora as prescrições de analgésicos narcóticos – chamados opioides – sejam feitas com as melhores intenções, um dos efeitos adversos é que o corpo percebe a presença deles na circulação e para de produzir os próprios analgésicos. O corpo interpreta de maneira errada que uma quantidade suficiente foi produzida para conseguir aquele nível. Como resultado, as substâncias químicas do corpo que diminuem efetivamente a dor são secretadas em doses menores ou não são mais produzidas. São necessárias mais prescrições de medicamentos como substitutos.

Com repouso e inatividade prolongados, o corpo fica fora de forma. A atividade, por outro lado, estimula a flexibilidade e a força para alcançar uma condição melhor. O risco de uma série de doenças também pode diminuir por meio dos exercícios. Essas doenças incluem doença cardíaca, diabetes melito, osteoporose e lesão muscular. Geralmente, a falta de condicionamento é um grande problema para a maioria da população americana. Apenas 20% das pessoas praticam atividade física durante ao menos 30 minutos por dia em cinco ou mais dias da semana. Os problemas de limitação de movimentos, fraqueza, perda de resistência e perda de elasticidade dos tecidos são revertidos à medida que se intensifica a prática de exercícios.

Reabilitação física – work-hardening

A fisioterapia é o modelo convencional usado na reabilitação. Para o tratamento da dor crônica, modalidades físicas – ultrassom, bolsas de água quente, terapia com frio, estimulação eletromuscular, para citar apenas algumas – podem ser utilizadas, mas deve-se enfatizar um programa de participação ativa. Cada vez mais são formulados objetivos exigentes.

Antes do traumatismo ou do início dos sintomas da dor crônica, aqueles que estavam empregados interagiam com o local de trabalho. As habilidades utilizadas naquele ambiente são levadas para fora do local de trabalho. Elas não são utilizadas apenas em nossa profissão, mas também em nossas atividades diárias em casa e no lazer. Naturalmente, essas atividades podem não ser empregadas da mesma maneira ou no mesmo nível quando aplicadas a ambientes sociais ou de lazer mas, como galhos de uma árvore, elas se ramificam para a vida cotidiana. Com frequência as atividades de trabalho são os parâmetros usados em um programa de condicionamento porque elas se aplicam especificamente à parte predominante da vida diária daqueles indivíduos que estavam, ou ainda estão, empregados. Esse conceito de reabilitação dirigida a um objetivo é administrado naquilo que é chamado de sistema de *working conditioning* ou *work-hardening*.

O *work-hardening* utiliza a descrição de tarefas em seu emprego anterior. Nela, as atividades são categorizadas para verificar se poderiam ser executadas "ocasionalmente", "frequentemente" ou "constantemente". Estes são termos usados pelo U.S. Department of Labor para designar a fração de um dia de trabalho de oito horas que é gasto na respectiva atividade física. Por definição, o termo "ocasionalmente" significa a tarefa ou atividade que é executada até 33% do dia de trabalho de oito horas. Atividade "frequente" significa que ela é executada de 34 a 66% ou mais do dia de trabalho. Atividades como sentar, ficar em pé, caminhar e dirigir podem ser definidas nesses termos para o dia de trabalho completo. Além disso, um determinado número de horas pode ser registrado para qualquer uma dessas atividades a serem executadas por um período ininterrupto antes do descanso – o número de horas que a atividade é executada sem intervalo. Outras atividades escolhidas habitualmente incluem ações como inclinar, engatinhar, agachar, esticar e equilibrar. Os movimentos finos ou grosseiros são avaliados, assim como a utilização repetitiva das extremidades superiores e inferiores. A capacidade para erguer ou carregar peso em geral também é registrada na descrição de tarefas. As atividades que pedem o movimento de se esticar vão interagir com as exigências de executar o movimento de erguer. Uma explicação abrangente incluirá o movimento de erguer quantidades específicas de peso em determinados níveis de altura. Em geral, ela inclui o ato de erguer coisas do chão até a altura do assento de uma cadeira, abaixo ou na altura da cintura, acima da cintura até a altura do ombro e acima da altura do ombro. Carregar é diferente de erguer, uma vez que requer que o peso seja movido horizontalmente de uma posição para outra. Em sua definição clássica, é apresentada a analogia de carregar uma mala por uma determinada distância.

Com muita frequência, um conselheiro vocacional é designado ou escolhido para ajudar a administrar o processo de reabilitação. Infelizmente, há ocasiões em que essa pessoa não explora os recursos que estão à sua disposição. Felizmente, em geral essa é a exceção. Se for estabelecido um relacionamento profissional construtivo entre o conselheiro da reabilitação, o médico e o paciente, o curso do tratamento pode ser facilitado. Ele ou ela ajudará a arrumar uma colocação em um estabelecimento de reabilitação adequado. Embora parte da sua atitude mental possa tê-lo levado a desconfiar de muitas pessoas nessa posição, tente estabelecer uma ligação e você poderá descobrir que o relacionamento torna-se uma influência positiva na sua reabilitação geral.

No exemplo anterior, discutimos o sincero desejo de Albert de voltar ao trabalho, mas havia a questão do quanto ele seria capaz de fazer. Para Albert começar o programa de reabilitação, seu empregador forneceu uma descrição de tarefas. Inicialmente, ela foi um pouco vaga e não descreveu a sua posição em detalhes. Eu examinei a descrição e discuti as tarefas envolvidas em seu trabalho com o supervisor de seu tratamento e seu empregador, chegando a uma descrição razoável. Obviamente se ele nunca tivesse sido capaz de erguer frequentemente 30 kg até a altura da cintura antes de seu traumatismo, não seria aceitável esperar que ele conseguisse agora. Nós estávamos prontos para continuar com a sua reabilitação, uma vez que esses objetivos foram determinados. Isso não significava que ele alcançaria esses objetivos finais. Eles foram estabelecidos porque ele havia demonstrado anteriormente a habilidade para executá-los.

O *work-hardening* deve começar após recomendação e aceitação em um programa credenciado. Para começar, também é necessário determinar as suas atuais capacidades físicas. Isso oferece uma ideia razoável do nível em que você atualmente é capaz de atuar e qual é a diferença entre as suas capacidades e aquelas exigidas para a sua volta às atividades de trabalho. Há diversas maneiras para avaliar a capacidade funcional. Os testes rotineiros incluem a Avaliação da Capacidade Funcional de Key, a Avaliação da Capacidade Funcional de Blankenship e o Simulador de Trabalho ERGOS. É muito provável que você não execute todas as atividades necessárias para seu trabalho. O conhecimento dos seus padrões básicos permitirá uma avaliação objetiva de seu progresso.

Em geral, a consistência do desempenho é considerada como parte dessas avaliações. Espera-se que seu esforço seja uma representação válida das suas capacidades nessa ocasião. Para assegurar que isso aconteça, deve ser tolerado algum grau de dor. A avaliação de KEY vai um passo além, descrevendo o tipo de validade observada. Se um teste é "válido", ele é uma representação razoável das suas capacidades físicas *naquela ocasião*. Se seu desempenho geral for consistente, mas alguns aspectos do teste não o foram porque você não exerceu um esforço total, ele é classificado como "condicionalmente válido". Quando o desempenho é consistente e o examinando se esforça além desses limites, é denominado "condicionalmente inválido". Ele é uma representação inválida na medida em que parece mostrar que você é capaz de fazer mais do que as suas capacidades reais naquela ocasião. A distinção entre válido e inválido identifica se é seguro ou não atuar nos níveis demonstrados. O indivíduo "condicionalmente válido" é chamado assim porque está funcionando em um nível abaixo dos seus limites, mas pode desempenhar efetivamente aquelas atividades. A pessoa cujo desempenho superou as expectativas e cujos resultados demonstram ser "condicionalmente inválido" poderia se machucar se autorizada a se exercitar na intensidade que a daquela ocasião, porque está excedendo a sua capacidade. Por fim, um resultado "inválido" mostra que o desempenho não teve uma consistência razoável que demonstrasse um esforço representativo, podendo incluir o fato de que pessoa não está sendo franca ou está fingindo. Os pacientes identificados como "inválidos" não são candidatos razoáveis para o *work-hardening*. Não fique intimidado por essa avaliação. Lembre-se de que é um teste para as suas atuais capacidades.

No caso de Albert, ele foi submetido à Avaliação da Capacidade Funcional de Key, que mostrou que seu desempenho era uma representação válida das suas capacidades. Conforme o esperado, a sua descrição de tarefas excedeu consideravelmente as atividades e o tipo de trabalho que ele foi capaz de tolerar na época em que a avaliação foi completada. O conselheiro vocacional, o terapeuta ocupacional/fisioterapeuta e eu conversamos para planejar um sistema a ser seguido e para reforçar os limites que iriam ser estabelecidos como objetivos da sua reabilitação. Uma carta foi enviada a seu empregador e para a companhia de seguros para informá-los de que ele iria iniciar seu programa de tratamento e avaliação. Junto com a carta havia uma explicação do *work-hardening* e o período de tempo que seria administrado.

As tarefas envolvidas no ambiente de trabalho são reproduzidas no *work-hardening*. Podem ser executadas outras atividades que não parecem reproduzir aquelas executadas no trabalho. Superficialmente, esse pode parecer o caso, mas a intenção é estimular as atividades predominantes que são necessárias para executar uma tarefa sem ter de reproduzi-las de fato. Em geral há diversos participantes nas instalações do *work-hardening*, desempenhando os programas prescritos em diferentes estações de trabalho. A princípio, apenas algumas horas são gastas a cada dia nessas atividades. Você é tratado como um funcionário – bate o relógio de ponto quando chega, quando faz uma pausa e quando vai embora. O período diário aumenta progressivamente para seis a oito horas por dia, cinco dias por semana. Alguns pacientes podem precisar de apenas quatro semanas de tratamento. Eles podem ter deficiências muito específicas de um único membro ou das extremidades superiores e em geral estão em um estágio avançado de reabilitação que precisa ser ajustado. A maioria de pacientes envolvidos no *work-hardening* continua durante aproximadamente oito semanas. Durante esse período, você consultará periodicamente seu médico – talvez uma ou duas vezes – para monitorar seu estado clínico. Um paciente ocasional pode ser identificado como sobrecarregado e poderia beneficiar-se descansando um dia. Isso *só* deve ser feito com o total conhecimento e aprovação do médico.

Na conclusão do *work-hardening*, a avaliação da capacidade funcional é repetida. Provavelmente você sentirá desconforto no término da avaliação ou no dia seguinte, porque você foi pressionado até os seus limites físicos. Na maioria das circunstâncias, os sintomas desaparecem em alguns dias. É feita uma comparação com a avaliação básica para avaliar até onde as capacidades melhoraram. Os resultados da avaliação final também são comparados com a descrição de tarefas que foi apresentada no início para definir os seus objetivos. Se eles coincidirem, muito provavelmente você será capaz de retornar à sua ocupação anterior e à descrição de tarefas. Raramente, circunstâncias extenuantes podem retardar ou impedir seu retorno. Comumente, os pacientes com um distúrbio associado à dor crônica – seja uma Síndrome da Dor Regional Complexa ou secundária a um traumatismo subjacente ou doença benigna – mostrarão uma melhora com algumas limitações residuais que não são totalmente semelhantes à descrição de tarefas anterior.

Após completar o protocolo do *work-hardening*, Albert, seu conselheiro vocacional e eu discutimos os resultados e comparamos as descobertas com a informação fornecida por seu empregador. Não nos surpreendeu o fato de que ele não fosse capaz de desempenhar algumas das exigências de seu trabalho; particularmente, a necessidade de períodos de descanso mais frequentes em vez de ficar em pé durante todo o dia de trabalho. Ocasionalmente ele precisava erguer até 22 kg enquanto realizava seu trabalho na época do traumatismo. Albert atingiu um limite de cerca de 13 a 16 kg e a partir daí não houve progresso. Diversas atividades testadas, como engatinhar ou o uso repetitivo das mãos ou das extremidades inferiores, não eram necessárias para seu trabalho. Outras atividades registradas continuavam de acordo com as capacidades físicas demonstradas. Ele conseguiu retornar ao trabalho após apresentar um relatório das nossas opiniões que se basearam nesses resultados e em nossas discussões. Seu empregador forneceu adaptações que o mantiveram nas limitações recomendadas. Ele devia receber assistência sempre que uma situação excedesse as suas capacidades.

Quando se chega a um ponto em que, com certo grau de certeza, não há mais melhoras, ele é chamado de "nível de melhora máxima". Muitas das agências que recorrem a esses testes procuram esse ponto final. Com muita frequência, acredita-se que o término do *work-hardening* representa a melhora médica máxima. Contudo, há limitações na avaliação da capacidade funcional, ela é administrada em um ambiente não ameaçador. A situação para a qual o funcionário voltará pode representar um cenário mais intimidante. Ela depende da interação com a administração e os colegas, condições físicas no local de trabalho e a motivação do empregado.

Essa última consideração desempenha um importante papel que muitas vezes é ignorado ou descartado. Quanto mais você sente dor sem intervenção terapêutica, menor a probabilidade de voltar ao trabalho, *se você deixar isso acontecer*. Uma consequência normal da sua sensação de perda – além dos problemas de negação que já discutimos – é a raiva. Talvez você não consiga deixar de se sentir zangado em um sistema que foi incapaz de curá-lo ou apoiá-lo até agora. Você está zangado simplesmente porque ainda sente dor e parece que ninguém acredita ou se importa. Espera-se que você tenha começado a perceber que você é capaz de realizar mais do que já pensou e que será capaz de sobreviver apesar da sua dor. Muito daquilo que é feito não é para curar a sua dor, mas para ensiná-lo a viver com ela. Todo o conceito de administração da dor envolve a coordenação das suas necessidades pessoais, as suas limitações físicas e os recursos disponíveis que lhe permitirão lidar com isso e atuar com os seus sintomas crônicos. Agora você identificou suas limitações e pode concentrar-se em suas forças. Isso não pode ser alcançado a não ser que haja forte grupo de apoio para ajudá-lo a desenvolver e manter um nível de motivação que o manterá movendo-se para frente.

Não se deve simplesmente confiar nos resultados do *work-hardening* que determinam se um paciente está apto para retornar ao ambiente de trabalho anterior. O caso de Jerry, um paciente que obteve resultado positivo, ilustra esse preceito. Jerry era policial. Enquanto prendia um assaltante que estava atrás do volante de um carro, seu braço foi abruptamente puxado quando o motorista acelerou. Praticamente todo o músculo rotatório de seu ombro – o complexo de tendões que movimentam a articulação do ombro – foi arrancado dos ligamentos. Após se submeter a uma cirurgia para reparar o dano, começou um programa de fisioterapia. Ele chegou a um ponto em que parecia não fazer nenhum progresso. Parecia que a correção estava adequadamente curada; assim, foi inscrito no *work-hardening*. Quando terminou, a maior parte das atividades em sua descrição de tarefas se encontrava de acordo com suas capacidades físicas. Como estava com quase sessenta anos de idade, optou pela aposentadoria e começou a trabalhar como instrutor. Jerry chegara a uma idade em que sentia que estava na hora de diminuir o ritmo e evitar alguns dos riscos inerentes a sua profissão e que provocaram seu ferimento.

Aconselhamento psicológico

Antes de falarmos mais sobre os recursos que podem ser usados para levá-lo de volta ao trabalho, devemos igualmente considerar o outro lado da reabilitação. Anteriormente, neste capítulo, a descrição da dor crônica foi diferenciada pela maior ênfase nos aspectos psicossociais do distúrbio. A administração da dor, em uma perspectiva holística, ocupa-se das modalidades físicas do tratamento e também com a abordagem multidisciplinar dos aspectos psicossociais – um modelo biopsicossocial. O ambiente psicológico no qual sua dor continua sendo sobreposta influencia sua percepção e sua reação a ela. Todos nós temos dias bons e dias ruins. Eu sei que se eu já estivesse aborrecido com alguma coisa e tropeçasse, machucando o dedo do pé, provavelmente gritaria e diria coisas desagradáveis. Por que alguém que está cronicamente sentindo dor não reagiria de maneira semelhante? Você tem direito de sentir dor. A maneira como você reage aos efeitos que ela impõe precisa ser adequadamente supervisionada. Isso pode ser feito por aconselhamento em grupo, aconselhamento psicológico e outros sistemas de apoio. Aqui, o conselheiro vocacional, o médico e outros profissionais podem oferecer uma interação saudável entre você, a sua família e os seus amigos. O envolvimento da família com o paciente de dor crônica é importante por diversas razões. Uma delas é partilhar a compreensão da dor e das suas limitações. Outra é romper o ciclo passivo e dependente do comportamento provocado pela dor, reforçando uma interação mais adequada. As atitudes devem mudar para seguir uma direção mais positiva. Esse não é um conceito que pode ser abordado em um espaço e um tempo limitados. Ele foi mencionado porque é tão importante quanto qualquer outro aspecto da sua reabilitação – se não for *o* mais importante.

O estresse influencia consideravelmente os aspectos emocionais do paciente com dor crônica. O aconselhamento psicológico permite que você revele esses sentimentos. Ao fazê-lo, você não se sentirá tão isolado e seu nível de estresse diminuirá. As técnicas de relaxamento podem ser aprendidas para auxiliar a terapia. Se você fica mais relaxado ao discutir fatores que provocam estresse, provavelmente você continuará esse tratamento. Além disso, você associa essas condições estressantes com técnicas de relaxamento como uma resposta condicionada. O *biofeedback* é usado neste contexto e pode ser estendido para além das funções profissionais. Você é orientado a fazer exercícios de relaxamento em casa, dirigindo o carro ou quando estiver em um local público. Torna-se um comportamento aprendido para ser utilizado no dia a dia. Com menos estresse e maior relaxamento, a sua dor se torna menos opressiva.

Além do desempenho físico demonstrado no *work-hardening*, podem ser realizados testes adicionais para avaliar as suas capacidades e aptidões intelectuais. A questão é saber se você pode voltar a seu cargo anterior no trabalho, para outro cargo semelhante ou se deve ser considerado um cargo totalmente diferente. O centro multidisciplinar para administração da dor seria utilizado com esse propósito. A verificação dos resultados psicológicos pode ser feita para o aconselhamento vocacional. Um conselheiro vocacional pode já estar envolvido na administração da sua dor. Se não houver ninguém designado para isso, existem instituições que oferecem esses serviços.

Colocação no trabalho

O sucesso da sua reabilitação e adaptação à dor crônica, em geral, se baseia no local de trabalho. Primeiro, é realizada uma avaliação da sua capacidade para retornar à função anterior. Conforme mencionado, o paciente com dor crônica talvez não possa atuar no mesmo nível funcional. Aqui, o conselheiro vocacional desempenha um papel crucial, agindo como um contato para avaliar o local de trabalho. Uma modificação na sua descrição de tarefas pode bastar para seu retorno. É possível obter permissão para períodos frequentes de descanso, executar determinada atividade por menos tempo, mudanças no número de horas de trabalho ou ajustes na quantidade de peso a ser levantado ou carregado. Muitas vezes, os empregadores farão essas acomodações.

Se a sua incapacidade for maior, você pode solicitar algumas mudanças físicas no ambiente de trabalho ou alguns equipamentos que o ajudarão. Podem ser necessários acréscimos, onde possível. Esses acréscimos incluem rampas, corrimãos e mudanças que facilitam a acessibilidade. Você talvez precise de equipamentos adaptáveis para que haja uma manipulação precisa. O conselheiro vocacional pode garantir que esses equipamentos sejam providenciados e que possam ser usados no trabalho. Se necessário, um assistente poderá ser designado para algumas atividades.

O empregador pode não ser capaz de estabelecer essas mudanças ou o ambiente de trabalho pode não ser apropriado para aceitar essas acomodações. Desse modo, a colocação em uma função semelhante seria considerada. Solicitações de emprego e entrevistas seriam arranjadas pelo conselheiro e você receberia instruções para o processo de solicitação. Para isso, é necessário um pouco de informações sobre seu trabalho anterior.

Se nenhuma dessas opções estiver disponível, é considerada outra função no trabalho. Para isso, uma avaliação da sua formação educacional, aptidões, preferências e treinamento técnico ou profissional fornecerá uma ideia mais clara dos seus potenciais. O centro multidisciplinar da dor é o local ideal para realizar essa busca. Algum deles pode não estar disponível, desse modo, é feito um encaminhamento para um clínico particular. O conselheiro vocacional é responsável por conseguir a avaliação de um psicólogo e dos serviços sociais para os testes de inteligência e aptidão. Com base nos resultados dessas avaliações, a busca por uma vocação de acordo com seus interesses e capacidades será direcionada. Se necessário, será oferecido um treinamento vocacional.

Medicamento analgésico

Talvez o medicamento analgésico nunca seja abandonado. Alguns distúrbios da dor, particularmente a Síndrome da Dor Regional Complexa, podem requerer a prescrição de manutenção combinada aos outros métodos que foram discutidos. Não começarei uma discussão sobre os medicamentos prescritos, a não ser para dizer que alguns deles são medicamentos não narcóticos, como os anti-inflamatórios não esteroides, e outros são narcóticos, que são chamados de opioides. A dependência desses medicamentos sempre foi uma preocupação da medicina. Mas, se usados corretamente para Síndromes de Dor Crônica grave, eles são apropriados. Alguns estudos mostraram que pacientes que tomaram esses medicamentos são capazes de descontinuar o uso do opioide quando a síndrome da dor cessa.

Se possível, a dependência do medicamento para dor é minimizada. Certamente, haverá momentos em que esse tipo de medicamento será necessário. Após períodos de maior atividade ou no final do dia, antes de dormir, podem ser necessários medicamentos prescritos ou de venda livre.

Tratamentos menos convencionais

O propósito da reabilitação é contar com meios de administração da dor que não os medicamentos, como a modificação de atitude, o relaxamento, a atividade e o apoio psicossocial sempre que possível. As formas menos convencionais de tratamento podem ser regulares. A acupuntura, por exemplo, pode não curar o problema ou aliviar totalmente a dor, mas pode diminuir os sintomas. Alguns estudos clínicos sugerem que ela pode causar a liberação de analgésicos endógenos semelhante à liberação ocorrida durante exercícios físicos. Tenha cuidado com pessoas que se promovem com métodos não convencionais de tratamento cujo valor clínico não foi comprovado. Elas podem tentar aproveitar-se da sua situação defensiva. Por esse motivo, você deve manter um relacionamento constante com seu médico para discutir esses métodos de tratamento. O paciente com dor crônica deve ser capaz de obter um estilo de vida independente, mas o monitoramento periódico de seu médico é tão necessário quanto para qualquer outra doença crônica.

Leituras sugeridas

DELISA, J. A. *Rehabilitation and medicine, principals and practice*. 3. ed. Philadelphia: Lippincott-Raven Publishers, 1998.
LOESER, J. D.; BONICA J. J. *Bonica's management of pain*. Philadelphia: Lippincott Williams & Wilkins, 2001.
MAIN. C. J.; SPANSWICK, C. C. *Pain management:* an interdisciplinary approach. Edinburgh, New York: Churchill Livingstone, 2000.
SIMON, W. A.; EHRLICH, G. E. *Medicolegal consequences of trauma*. New York: Marcel Dekker, 1993.

Barry Snyder, M.D.

Conclusão

Em "Tale of the studious locust", uma versão irreverente de um capítulo do *Ramayana*, o livro sagrado hindu, escrita pelo autor anglo-indiano Aubrey Menen, o gafanhoto descobre que se estudarmos história podemos prever o futuro com exatidão – desde que as coisas não aconteçam de maneira diferente. Até certo ponto, isso se aplica ao diagnóstico médico. A medicina não é uma ciência exata, mas baseia-se nas probabilidades. De acordo com as queixas do paciente e seu contexto, o médico pode aplicar o conhecimento e a ampla experiência transmitida em compêndios e revistas médicas para sugerir uma previsão plausível do futuro. Mas a natureza pode querer variar ligeiramente essa previsão, pois sempre há situações que não se encaixam nos rumos mais prováveis.

Você chegou até aqui, seja lendo o livro inteiro ou folheando-o para encontrar capítulos que tratam dos seus problemas particulares. Você aprendeu que a dor aguda após um traumatismo pode provocar dor prolongada por vários motivos. Você se tornou consciente de que essa dor crônica pós-traumática pode levar a problemas físicos e emocionais, além da sua lesão original.

Embora geralmente os médicos tenham dificuldade para determinar a causa exata da sua dor, alguns tratamentos podem funcionar para você e outros não, quer eles façam parte do tratamento médico tradicional ou dos métodos alternativos de tratamento. Sua preocupação com o futuro é legítima, mas ninguém pode lhe dizer exatamente o que vai acontecer.

Essas variações nos resultados dos tratamentos em pacientes individuais são o que distorce as chamadas "avaliações de risco". Você sempre lê nos jornais que estudos médicos publicados determinaram que o risco disso e daquilo acontecer é estimado em alguma porcentagem de probabilidade. Contudo, todos nós tendemos a agir como se essas avaliações não tivessem nenhuma relação conosco. Por exemplo, agora está bem estabelecido que o fumo provoca câncer e que pode causar ou agravar outras doenças, algumas potencialmente fatais. Entretanto, uma considerável proporção da população ainda fuma cigarros. As pessoas que têm medo de voar devido ao perceptível risco de acidente irão dirigir, diariamente, os seus utilitários esportivos nas estradas lotadas, mesmo que o risco seja maior, e podem tomar um último drinque apesar da espantosa taxa de acidentes e mortes relacionados à ingestão de álcool.

O mesmo princípio se aplica a seu estado de saúde. A probabilidade de recuperação de traumas muito dolorosos é grande, enquanto a possibilidade de uma reação à droga durante o tratamento é mínima. Entretanto, algumas pessoas não se recuperam e realmente apresentam reações às drogas. Para maximizar suas chances de recuperação e minimizar a possibilidade de reação a fortes drogas analgésicas ou anti-inflamatórias, você precisa começar a ser honesto e sincero com os seus médicos e seguir recomendações sensatas.

Os exercícios moderados sempre são bons para você e deveriam ser iniciados após a cura das suas lesões agudas, e não ficar apenas na intenção. Parar de fumar é um importante aspecto da sua tentativa para "melhorar". O médico precisa saber o que você está levando para dentro de seu corpo além dos medicamentos prescritos. Os medicamentos à base de ervas são drogas, apesar de estarem disponíveis para venda livre ou em lojas de suplementos alimentares, e podem influenciar a sua resposta a outros medicamentos. A *Ginkgo biloba*, por exemplo, inibe a coagulação do sangue e se forem prescritos ácido acetilsalicílico ou outras drogas anti-inflamatórias não esteroides ou se você está tomando um medicamento anticoagulante, pode ocorrer uma hemorragia grave. Submeter-se a uma terapia manipulativa sem o conhecimento de seu médico pode causar complicações. E embora a medicina alternativa com frequência ajude a aliviar a dor crônica pós-traumática, como mostraram os capítulos anteriores, ela não deve tornar-se um substituto para o tratamento médico adequado; ela deve agir como um complemento. Nem a utilização do tratamento alternativo deve ser ocultada de seu médico (apesar de as estimativas sugerirem que quase metade dos pacientes não informa os seus médicos que utilizam a medicina alternativa).

Adote hábitos saudáveis. Use o cinto de segurança. Coma de maneira inteligente; poucos alimentos serão prejudiciais se forem ingeridos com moderação, mas mesmo a ingestão de alimentos saudáveis e as dietas podem causar danos se forem levadas ao extremo. Seja razoável. Concentre-se nas coisas que realmente importam e não exagere os riscos.

Talvez você devesse ler o livro de John Allen Paulo, *Innumeracy*, para obter uma perspectiva a respeito de quais riscos são reais e quais não são (você raramente aprende isso lendo as histórias assustadoras nos jornais ou ouvindo comentários dos noticiários na televisão). Um ponto importante a ser lembrado é que uma associação não precisa necessariamente significar causalidade. Com frequência, eventos comuns ocorrem ao mesmo tempo e, portanto, um relacionamento *causal*, que pode parecer senso comum, na realidade é simplesmente um relacionamento *casual*. Não seja uma das pessoas que alardeia "eu sou a evidência" de que um evento provocou o outro. A probabilidade esmagadora indica que você não é.

Certamente, os eventos trágicos de 11 de setembro de 2001 nos ajudaram a obter uma nova perspectiva da vida, a apreciar o que temos e a tentar viver cada dia com gratidão. Mantenha uma perspectiva realista; enfatize o quanto resta que nos torna humanos e quão pouco perdemos em consequência dos nossos traumas individuais. Ficar de olho nos elementos positivos da nossa vida ajudará a dissipar o pessimismo e a depressão e a levar a nossa dor a limites que podemos tolerar. Deixar a dor controlar a sua vida é definitivamente contraproducente.

Este livro tentou explicar a você um pouquinho mais a respeito de si mesmo. Ele ajudou a explicar as origens da dor pós-traumática e o informou sobre as diversas maneiras como as pessoas no mundo inteiro lidam com a sua dor. Nem todos os medicamentos neste livro foram verificados cientificamente, ou do ponto de vista médico, embora muitos sejam confirmados por testemunhos individuais. Entretanto, os editores acreditam que é importante falar sobre os diversos meios que outras pessoas utilizaram para obter alívio da dor crônica, apesar de não necessariamente defender o valor curativo de todas essas abordagens.

A melhor regra a seguir poderia ser confiar no profissional que cuida da sua saúde e na sua força pessoal de recuperação, ter esperança e seguir em frente com a sua vida produtiva.

Boa sorte!

George E. Ehrlich, M.D.

ÍNDICE REMISSIVO

A

A cura da artrite, Theodosakis, 217
Abandonar, 113
Abordagem biomédica à administração da dor, 258, 260
Aceitação de limitações físicas, 34, 259
Ácido docosahexaenoico (DHA), 220
Ácido eicosapentaenoico (EPA), 220
Ácido gama-linolênico (GLA), 219
Ácido mefenâmico (Ponstel), 135
Aconselhamento psicológico, 266-7
Aconselhamento vocacional, 258, 267
Acupuntura
    e contrações musculares, 179
    elétrica, 179-83
    estudo da, 159-60, 163-6
Adesivo Durasegic, 75
Adesivo Lidoderm, 75
Administração holística da dor, 13, 19, 258-9, 266
Afirmações, 13, 29, 84, 96, 121, 136, 217, 247
Aikman, Troy, 57
AINEs. *Ver* drogas anti-inflamatórias não esteroides
Ajmoda (*Carum roxburghianum*), 225
Ajustamento, quiroprática, 230
Álcool, e paracetamol, 133
Aleve (naproxeno sódico), 134-5
Alfaglobulinas, 138
Ali, Muhammad, 57
Alimentos gordurosos, 205
Alimentos ricos em proteínas, 205-6, 208
Aloe vera, 214-5
Alucinações, 59, 61, 69, 156
Ambição, perda de, 61, 69, 157
Ambiente
    e cérebro, 94, 106
    e incapacidade, 253, 256
    manipulação pelo comportamento de dor, 254, 259, 267-8
Amígdala, 105
Amputações, sensação fantasma, 87, 95
"Analgesia do campo de batalha", 82
Analgésicos endógenos, 260, 268
Analgésicos narcóticos, 75, 96, 137, 143, 165, 183, 261, 268. *Ver também* Analgésicos opioides
Analgésicos opioides, 89, 97, 261, 268. *Ver também* analgésicos narcóticos
Analgésicos tópicos, 135, 215
Analgésicos, 75, 96-7, 132-4, 137, 162, 165, 228, 261, 268
    ayurvédicos, 225
    endógenos, 88, 95, 106, 260, 268
    pomadas, 135-6
Andar desajeitado, 61, 65, 148
Andar oscilante. *Ver* Andar desajeitado
Anestesia, 30, 173
Anestésicos locais, e dor muscular, 178-80
Anormalidades reflexas, 50
Ansiedade, 18, 61, 65-6, 68, 79, 88-9, 91, 93-6, 103, 105, 107, 116-8, 147, 149-50, 156, 167-70, 186, 197-8, 210, 243, 245, 248
Apendicite, crônica, 50
Apetite, mudanças no, 61, 66, 87, 149
Aprendizagem de evitação, 90-1, 99, 105-6
Aprendizagem de fuga, 90
Aragvadha (*Cassia fistula*), 225

Arka (*Calotropis procera*), 225
Aromaterapia, 76, 169
Arroz, 210
Articulações
  espinhais, doença degenerativa das, 41
  tratamento quiroprático e, 228-31, 234
Artrite reumatoide, 122, 216, 220
Artrite, 39, 42, 45, 47, 52, 55, 122, 159, 162, 167, 195, 215-20, 224, 243, 245-6, 248, 253. *Ver também* Osteoartrite
Asanas (posturas de ioga), 239-40, 242-7, 249, 251
Ashtanga ioga, 241, 246
Aspectos psicossociais da dor crônica, 107, 266-7
Aspercreme, 135
Aspirina, 89, 122, 133-4, 143, 216, 220-1
Associação Internacional do Estudo da Dor (IASP), 107
Ataques de pânico, técnicas de relaxamento e, 86
Ataques, 44, 47, 54, 59, 61, 64-5, 67, 86, 88, 93, 103, 147, 151, 156, 217, 243
Atenção, 43, 45 47, 55, 70, 82-4, 91, 154, 250
Atitude positiva, ioga e, 239, 245
Atitude, 14, 18-9. 86, 93, 103, 128, 189, 245, 250, 259-60, 262, 266, 268
Ativan, 156
Atividade física, 88, 90, 204, 257, 260-2
ATOIMS (estimulação intramuscular automatizada para obter contração), 174, 181-2
Atribuição, 92, 106
Ausência, 65
Autoculpa, 92-3
Autoeficiência, 93, 212
Autoestima, perda da, 61, 70, 151, 154, 157-8, 189, 207, 255, 259
Avaliação
  da experiência de trabalho corporal, 199
  da ioga, 243-4
  de produtos à base de ervas, 212-3
Avaliação cognitiva, 92-3, 105-6
Avaliação da dor, 163

B

Bacon, Francis, 121
Banhos mornos, 139
Bebês, sacudir, 57
Beck, Aaron, 32, 93, 138
Ben Gay, 135
Benson, Herbert, 86
Biofeedback, 15, 76, 84, 86-7, 144-5, 151, 153, 156, 170, 197-8
Body synergy, 189
Boro, 217
Bosch, Hieronymous, 48
Boston Globe, 121
Botox (toxina botulínica), 137
Brucelose, 51

C

Cansaço, após concussão, 59, 61
Carbocaína, 144
Casca de salgueiro, 216-7
Cataflam (diclofenaco de potássio), 135
Catastrofização, 93, 106
Causalgia, 71-2
Causas da dor, busca pela, 14, 19-20, 29, 35, 37, 40-1, 43-6, 50-3, 54-5, 71-3, 96-7, 121-4, 126, 139, 141, 144, 164, 180, 227-8, 232, 254-6, 271
Centros para tratamento de traumatismos, 253
Cérebro
  e dor, 13-4, 43, 80, 83, 95-6, 166, 169, 231-2

mudanças no, 81, 93-4
traumatismo craniano, 117
Chi Kung (Qigong), 170, 191, 194, 196
Classificação Internacional de doenças (CID), 71
    e distrofia simpático-reflexa, 71
Clima, e dor crônica, 141
Clínicas para administração da dor, 101, 140-1, 258
Coagulação do sangue, drogas que afetam, 133, 220, 272
Codeína, 89, 137, 143
Colchão, e dor nas costas, 126
Colocação no trabalho, 267-8
Coluna cervical, nervos da, 43-4, 46, 173
Coluna lombar, nervos da, 42-5
Coluna torácica, nervos da, 43-4
Coluna vertebral
    anormalidades da, 37-9, 122
    condições degenerativas, 37-9, 181
    infecção da, 122
    terapia manipulativa, 161, 231-7
    tratamento quiroprático e, 111, 161, 227-3
Comedores constantes, 202, 204, 208, 210
Comida, prazer na, 208
Complicações do tratamento quiroprático, 236
Componente cognitivo-avaliativo da dor, 80
Componente emocional-motivacional da dor, 80
Componente sensorial-discriminativo da dor, 80
Comportamento de dor, 92, 259
Comportamento de evitação, 90, 105-6
Comportamento, e mudanças no cérebro, 91, 94
Conceito de causa e efeito, problemas de, 48
Conceito Yin/Yang, 174-5
Concerta, 154
Concordância, 128
Concussão não detectada, 57-8, 60, 106
Concussão, 29, 57, 106, 111
    não detectada, 57-8, 60, 106
    problemas após. *Ver* Síndrome pós-concussão
Condição física, e dor nas costas, 122-3
Condicionamento e transtorno do estresse pós-traumático, 105-6
Condicionamento operante, 97, 105-6
Condroitina, 217-9
Consciência alterada, 57, 82
Consciência pelo movimento, 191, 193
Contrações musculares, 174, 178-82
Contrairritantes, 135
Conversa, dificuldade para compreender uma, 61, 64, 68, 155
Conversão, 14, 98
Convulsões epiléticas, 64, 95
Coping with Mild Traumatic Brain Injury, Stoler e Hill, 117
Córtex anterior cingulado, 83
Crianças, sintomas de concussão não detectada, 57, 59
Cura para a dor crônica, busca pela, 118, 137-8
Cura, de trauma, 26, 29, 43, 190, 197

D

Dando um nome à dor, 49
Deficiência, e incapacidade, 253, 256-7
Dependência de medicamentos para a dor, 107, 137, 150, 219-20, 258, 268
Depressão, 14, 32, 34, 89, 91, 93-5, 105, 116, 139, 167-8, 170, 193, 201-2, 205, 210, 243, 245, 255, 273
    trauma na cabeça e, 57, 59, 61, 66, 69, 88, 149, 156-8

Derivados da cortisona, 133, 138
Descartes, René, 80
Descrição da dor, 31-2, 266
Desejos, 59, 61, 66, 101, 114, 149, 201
Desorientação, 61, 65, 147
DHA (ácido docosahexaenoico), 220
Di Blasi, Zelda, 18
Diabetes melito, e dor reflexa, 45
Diagnóstico
    da causa da dor, 20, 123, 139, 227
    da fibromialgia, 49-51
    da síndrome da dor regional complexa, 71-5
    da síndrome da lesão oculta de disco, 35-7
    de distúrbios da dor, 20, 98-99, 254-5
    incorreto, de concussão, 57-60, 63
    médicos e, 14, 19, 30
    na medicina ayurvédica, 223
    quiroprático, 228, 230, 232, 234
    testes para dor nas costas, 122-4
Diagrama da dor, 31
Diclofenaco de potasio (Cataflam), 135
Diclofenaco de sódio (Voltaren, Arthrotec), 134-5
Dieta, 132, 149, 205, 209, 229, 235, 241
    medicina ayurvédica e, 223-4
Dificuldade para se concentrar, 57, 61, 67-8, 87, 101, 104, 106, 153-4, 193, 203
Dinorfina, 177
Dirigir, e dor nas costas, 128
Discogramas, 30, 123-4
Discos herniados, 13-4, 18, 37, 42, 45-6, 122-4, 193, 216, 257
Discos intervertebrais, 36, 39, 124, 230
    doença degenerativa dos, 38, 41, 123, 180
Discos rompidos, 37
Disestesia, 30

Dissociação, 82, 105
Distração, 82
Distrofia simpático-reflexa (DSR), 15, 20, 71, 254
Distúrbio da dissimulação (síndrome de Münchausen), 97, 99
Distúrbio de conversão, 14, 98
Distúrbios crônicos, 56, 255
Distúrbios da dor crônica, 255, 268
Distúrbios de déficit de atenção, medicamentos para, 154
Distúrbios depressivos, 88, 107
Distúrbios psiquiátricos reativos, 88
Distúrbios psiquiátricos, 51, 88
Doença de degeneração articular, 230
Doença de degeneração de disco, 124, 180
Doença de Lyme, 51
Dopamina, 205
Dor
    administração da, 163, 169, 198, 212, 243, 254-5, 258-60, 265-8
    aspectos psiquiátricos, 107
    causas da, 14, 18-20, 29, 35, 37, 39-40, 44-5, 47, 51-3, 57, 59-60, 72-3, 76, 79, 96, 122-4, 126, 131 138-9, 144, 14, 180, 183, 187, 223, 227-8, 232, 254-7, 271
    cérebro e, 13-4, 43, 45, 50, 80-1, 83, 91, 95-6, 111, 169, 177, 182, 260
    controle da, pela hipnose, 76, 81-3, 86, 88, 144-5, 198
    cura para a, busca pela, 53-4
    distúrbios psicológicos causados pela, 51, 88
    emoções e, 57, 67, 76, 80-1, 93, 95-6, 107, 143, 267, 271
    estresse e, 29, 76, 79-81, 88, 93, 95, 101, 107, 111-2, 139, 153, 198, 201, 204-5, 209, 239, 243, 267
    ioga e, 76 140, 244-5, 248
    medição da, 96, 163-7

ÍNDICE REMISSIVO

　　　　medicina ayurvédica e, 110-1, 224-5
　　　　percepção da, 29, 43, 47, 50, 54, 82, 89, 131, 138, 154, 165, 201, 232, 260, 266
Dor abdominal, 44
Dor aguda, 30, 48-9, 53, 89, 96-7, 232, 236, 255, 260, 271
Dor crônica benigna, 256
Dor crônica maligna, 255-6
Dor crônica, 11, 20-1, 29, 47-50, 56, 88, 90, 92, 96-7, 101, 107, 117, 141, 188, 191, 213-4, 236, 254-7, 259-60, 264, 266-7, 269, 271
　　　　causas da, 35, 51-3, 254
　　　　cura para, 11, 53, 118, 132, 137
　　　　ioga e, 140, 241, 243
　　tratamento da, 54, 95, 104, 121, 131, 133, 136-9, 211, 217, 245, 253-4, 258, 261, 268, 272-3
Dor de cabeça, 30, 40, 44, 106, 124, 137, 228, 236, 241, 245
　　　　em crianças, 59
　　　　tratamento quiroprático e, 236
　　　　traumas na cabeça e, 60-4, 117, 143-5, 157-8, 190
Dor em queimação, 30-1, 71, 73, 75, 215, 224
Dor musculoesquelética, acupuntura para, 175-6, 178
Dor na cabeça, 62
Dor na panturrilha, 45
Dor na virilha, 45
Dor nas costas, 47, 122-3, 125, 209, 229, 233, 257
Dor neuropática, medicamento para, 95
Dor no calcanhar, 45
Dor no cotovelo, 44
Dor no pescoço, tratamento quiroprático e, 229
Dor no punho, 44
Dor no quadril, 43, 45
Dor no tórax, 44, 47, 163
Dor no tornozelo, 45
Dor nos dedos, 44
Dor pós-traumática, 13-5, 18-20, 29-30, 33, 40, 43-4, 57, 59, 79-81, 84, 88, 91, 97, 101, 107, 121-2, 128, 215, 235, 254-5, 271-3
　　　　ioga e, 239, 244-6, 248
　　　　recomendações para lidar, 13-5, 84, 87-8, 92-3, 95-6, 101, 107, 110-1, 121, 189, 191, 193, 202-5
Dor psicogênica, 95, 97-8, 100
Dor subaguda, 47-9
Drenagem linfática, 187, 190
Drogas anti-inflamatórias não esteroides, 89, 133, 135-6, 165, 183, 218-21, 268, 272
　　　　casca de salgueiro e, 216
Drogas, desenvolvimento de novas, 133, 136, 159
DSR (distrofia simpático-reflexa), 15, 20, 71-2, 254

E

Edema traumático crônico, 71
Efeito placebo, 95-6, 122, 159, 162-3, 167, 218
Efeitos colaterais de medicamentos, 75, 111, 116, 133, 136, 138, 141, 144, 147, 149, 156-7, 159, 161, 168, 181, 218-20, 237, 245, 253
　　　　tratamentos à base de ervas, 140, 150, 161, 168, 170, 211, 215-6
Eletromiografia (EMG), 30, 124, 173, 178
Em pé, e dor nas costas, 126, 128
Emoções
　　　　e dor, 57, 67, 76, 80-1, 93, 95-6, 107, 143, 267, 271
　　　　sistema digestivo e, 89
Encefalina, 177

Endorfinas, 88, 95, 131, 152, 177, 260
    capsaicina e, 215
    e transtorno do estresse pós-
    -traumático, 106-7
Engel, George, 100
Envelhecimento, e problemas espinhais, 37-8, 180, 183
Enxaquecas, 59, 62-3, 143-4, 209, 236, 243
EPA (ácido eicosapentaenoico), 220
Epinefrina, 105, 177
Erguendo, e dor nas costas, 126-7
Erickson, Milton, 84
Erros cognitivos, 93
Escala de descrição da dor, 31-2
Espaço da vida, tamanho do, 132
Esperança, 11, 13, 15, 34, 51, 54, 79, 84, 93, 107, 112, 121, 128, 137, 141, 253, 273
    perda da, 33, 35
Espinafre, 210
Espondilólise, 37, 39-40, 122
Espondilolistese, 37, 39-40, 42, 45, 122
Esporões ósseos, 37-8, 41
Estado de transe, 82-4, 198
Estado mental alterado, 59
Estafilococos toxoide, 138
Estenose espinhal, 37, 41-2, 45, 122-3
Estilo de vida, mudança de, 13, 42, 253
Estimulação elétrica
    da medula espinhal, 76, 161, 234
    para dor de cabeça, 145
Estimulação intramuscular (IMS), 179-81
Estimulação intramuscular automatizada para obter contração (ATOIMS), 174, 181-2
Estimulação intramuscular elétrica para obter contração (ETOIMS), 174, 181-3
Estimulação intramuscular para obter contração (TOIMS), 180-1
Estimulador muscular sequencial, 76
Estímulo aversivo, 90-1

Estoicismo, 29
Estresse, 15, 21, 26, 62, 67, 79, 86, 88, 95, 102-3, 105, 111, 114-5, 118, 170, 186-7, 196-7, 201-2, 210, 229, 241-2, 245-6, 267
    e dor, 29, 76, 79-81, 88, 93, 95, 101, 107, 111-2, 139, 153, 198, 201, 204-5, 209, 239, 243, 267
Estudos do "choque inevitável" com animais, 91
Etodolaco (Lodine, Lodine XL), 134-5
ETOIMS (estimulação intramuscular elétrica para obter contração), 174, 181-3
Exames médicos, precisão dos, 97
Exaustão nervosa, 50
Excesso de peso, 132
Exercício, 42, 79, 115, 118, 125, 128, 131-2, 138, 152, 154, 178, 187-90, 192-4, 196, 212, 229, 235, 239, 241-4, 247, 261, 267-8, 272
    e dor nas costas, 125
    e química do cérebro, 88, 131, 177, 260
    medicina ayurvédica e, 224
Exercícios mentais, após concussão, 152, 154
Exercícios Pilates, 191, 193
Expectativas
    mudança de, 118
    realistas, de tratamentos para a SDRC, 76
Extrato de óleos insaponificáveis de abacate e soja (ISA), 219

F

Fadiga, 13-5, 19-20, 47, 49-53, 55, 101, 132-3, 136, 138, 151, 157, 185-7, 193, 195, 232, 246
    crônica, traumas na cabeça e, 57, 59, 67
Família, e o paciente com dor crônica,

33, 259, 266
Fascia, 188
Fator do crescimento dos nervos, 189
Fatores genéticos nas doenças degenerativas, 38
Fibromialgia, 15, 20, 47, 49-56, 102, 133, 136-7, 140-1, 182, 195, 211, 254
    Botox para, 137-8
    e transtorno do estresse pós-traumático, 102
Fibrosite, 50
Filoctetes, 15
Fingimento, 14
Fingir dor, 97
Fisioterapia, 29, 42, 75, 81, 91, 115, 144, 148, 161, 165, 173, 187, 207, 253, 258, 261, 266
Flashbacks diurnos, 61, 67, 105, 150
Fluoxetina, 138
Flurbiprofeno (Ansaid), 135
Fobias, pós-trauma, 156
Função, deficiência da, 39

G

Gabapentina, 95
Ganho principal, 98
Ganho secundário, 97
Gellhorn, E., 88
Gershon, Michael, *The Second Brain*, 89
Gingko biloba, 272
GLA (ácido gama-linolênico), 219
Glicosamina, 217-9
Gordon, James, 110
Grupos de apoio, 49-50, 52, 55, 87, 119, 151, 253, 265
Grupos de controle para estudos de terapia alternativa, 159, 166-7
Gunn, Chan, 179-80

H

Hábitos de movimento, 189
    mudança de, 185, 191
Hadler, Nortin, 54
Hanna, Thomas, 192
Harvard Medical School e medicina alternativa, 121
Hatha ioga, 240, 242-4, 246, 249
    orientações para a prática, 249-51
Heller, Joseph, 189
Hellerwork, 189
Hidrobromida de galantamina, 138
Hill, Barbara Albers, *Coping with Mild Traumatic Brain Injury*, 117, 158
Hiperestesia, 30
Hipestesia, 30
Hipnose, 76, 81-4, 86-8, 144-5, 150, 198
    teste do girar dos olhos, 85
Hipnoterapia, 197-8
Hipocampo, 94
Hipócrates, 96, 227
Hipotálamo, 88
Histeria, 50
Homeopatia, 170
Hormônio do crescimento, 138
Hormônios, 69, 94-5, 131, 168
Huangdi Nei Jing, 174
Hugo, Victor, 113

I

IAS (extrato de óleos insaponificáveis de abacate e soja), 219
IASP (Associação Internacional do Estudo da Dor), 107
Imagens mentais, 84, 86-7, 153, 170
Implantes de silicone nos seios, 52
Impotência aprendida, 91-2, 106
Imprint de dor, 89, 105
IMS (estimulação intramuscular), 179-81
Imunoglobulinas, 138

Incapacidade, e deficiência, 253-7, 259, 267
Inclinando, e dor nas costas, 126
Infância, trauma na, 100
Inflamação, 47, 50, 89, 133-4, 136, 216, 219-20, 224-5, 235
Inibidores COX$_{-2}$, 75, 135, 216
Instruções, dificuldade para seguir, 61, 68
Integração estrutural (Rolfing), 188-9
Integração funcional, 191-2
Interações corpo/mente, 87-9
Interações mente/corpo, 76, 80-7, 185
Interpretação da dor, 47
Invalidez, evitação da, 141
Inventário de depressão de Beck, 32
Inventário multifásico de personalidade de Minnesota (IMPM), 32
Iodo, alergia ao, 124
Ioga, 15, 76, 111, 116-8, 140, 170, 173, 187, 197-8, 224, 239-51
IRM (imagem por ressonância magnética), 30, 35, 37, 45-6, 96, 123, 173, 230
Irritabilidade, 33, 61, 67, 151, 210
Iyengar, BKS, 239, 242, 246, 251

J

Journal of the American Medical Association (*JAMA*), 162
Justificadores (padrão alimentar), 203, 208, 210
Jyotishmati (*Celastrus paniculata*), 225

K

Kandel, Eric, 94
Karpoor *(Cinamomun camphora)*, 225
KEY, Avaliação da capacidade funcional de, 263-5

L

L-Dopa, 94

Lambiscadores (padrão alimentar), 202-4, 208, 210
Laranjas, 206, 210
Lavang (*Syzygium aromaticum*), 225
Lesão cervical, 62
Lesões musculares, relacionadas a nervos, 174
Letra, mudanças na, 65, 148
Leucotrienos, 89
Liberação miofascial, 188-90
Libido, perda da, 61, 69, 157
Lidando com a dor, 13-5, 84, 87-8, 92-3, 95-6, 101, 107, 110-1, 121, 189, 191, 193, 202-5
Limpadores de prato, 203, 207-8, 210
Lindros, Eric, 57
Livros de autoajuda, 83, 87, 244
Lowen, Alexander, 115
Lúpus eritematoso, 51

M

Magan (salicilato de magnésio), 134
Magnésio, 134, 140, 210
Manipulação da articulação, 231
Manipulação visceral, 190
Marcaína, 144
Massagem de integração psicofísica Trager, 188
Massagem sueca, 187-8
Massagem Thai, 187
Massagem, 75-6, 116, 161, 170, 178, 186-9, 194-5, 213, 234
    estudo da, 162
Mau humor, em crianças, 59
Meclomen (meclofenamato sódico), 135
Medicalização da dor, 55
Medicamento antidepressivo, 70, 75, 95, 149, 156
Medicamentos anticonvulsivos, 75, 147, 151, 156

Medicamentos antiepiléticos, 139
Medicamentos anti-inflamatórios, 75, 133, 165, 183
    ayurvédicos, 225
    suplementos alimentares, 216, 219-20, 225, 228, 268
Medicamentos de venda livre, 132, 134, 136, 143, 212-4, 216, 224, 268, 272
Medicamentos experimentais, 137-8
Medicamentos populares, 133, 137, 170
Medicamentos, 35, 42, 47-8, 66, 69, 94-5, 111, 116, 122, 124, 132-8, 141, 146-51, 154, 156-7, 159, 161-2, 165, 170, 173, 181, 183, 195, 224-5, 228, 234, 236, 243, 248, 254-5, 258, 261, 268, 273
    para a síndrome da dor regional complexa, 75-6
    para administração da dor aguda, 89, 96
    para dor de cabeça, após concussão, 59, 63, 143
    suplementos naturais e, 139-40, 211-21, 27
Medicina Alternativa e complementar (MAC), 213-4
Medicina ayurvédica, 110-1, 223-5
Médicos, 14-5, 18-9, 24, 26, 30, 33, 50, 52-5, 57, 59, 66, 69, 76, 81, 95, 97, 102-4, 107, 118-9, 124-5, 132, 136-7, 143-4, 146-50, 156-7, 159, 166-7, 182, 195, 227-9, 235, 243, 251, 258, 260, 262, 264, 266, 269, 271-3
    e dor, 19, 29, 31-2, 43, 45, 47, 49, 53, 60-3, 71, 74-5, 80, 96, 100, 143, 163, 181, 255, 271
    e síndrome da lesão oculta de disco, 20, 35-7, 41, 46
    e terapias alternativas, 86, 110, 138-40, 160, 162, 186, 199, 213-4, 218-9, 225, 228, 245-6
Meditação transcendental (MT), 86, 198

Meditação, 76, 88, 117, 164-5, 169-70, 193-4, 197-8, 241-2, 246
    estudo da, 86, 159, 164-5
Medos
    condicionados, 105
    pós-trauma, 61, 68-9, 98, 101, 103, 105-7
Medula espinhal, 53, 80, 124, 177, 182, 189, 231-2
    implantação de estimulador, 76
    nervos da, 31, 39, 41, 43, 176-7, 232
Melzack, Ronald, 80, 96
Memória de dor, 89
Menen, Aubrey, "Tale of the Studious Locust", 271
Mentástica, 188
Mente, e dor, 14, 21, 48, 50, 53, 71, 80-1, 84, 89, 96. *Ver também* Cérebro, e dor
MEPZs (zonas de placa motora terminal), 178-9, 182
Metadona, 137
Método Feldenkrais, 192, 195
Método Iyengar de ioga, 242-4, 246, 249
Michel, Elizabeth
    acidente traumático, 21, 23-7
    cura, após acidente, 27, 111-2, 113-9
Midrin, 143
Mielogramas, 30, 35, 37, 123
Mobilização da articulação, 231, 234, 236
Moclobemida, 138
Morfina, 24, 89
Motivação, e hipnose, 84
MT (meditação transcendental), 86, 198
Mudança de personalidade, inexplicável, 59
Mudanças menstruais, trauma na cabeça e, 61, 69, 157
Múltiplas tarefas, dificuldade com, 61, 68, 154-5

Munch, Edward, 48
National Institutes of Health, Office for Alternative Medicine, 121

N
Naturopatia, 170
Náusea, após concussão, 61-4, 145
Negação, 24, 113, 259, 265
Neuralgia peculiar de mulheres, 50
Neurastenia, 50
Neuroestimulação elétrica percutânea (PENS), 182
Neuroestimulação elétrica transcutânea (TENS), 76, 182
Neuropatia occipital, 62
Neuropeptídeo Y (NPY), 201
Neuroquímicos, e TEPT, 106
Neuroses de guerra, 51
Neurotransmissores, 89, 94, 107, 201, 210, 215
    opioides e, 89
New England Journal of Medicine, 121
Newham, Rex E., 217
Nociceptores, 80
Norepinefrina, 94-5, 107, 205
NPY (neuropeptídeo Y), 201

O
O poder do pensamento positivo, 83
Objetivos realistas, 34
Office for Alternative Medicine, National Institutes of Health, 121
Óleo de borragem, 219-20
Óleo de peixe, 220-1
Óleo de prímula da noite, 219-20
Óleo de semente de groselha preta, 219
Olfato, mudanças no, 61, 66, 148
Oração, 86, 170
Organizações úteis, 53, 229
Ossos, degeneração de, na SDRC, 73

Osteoartrite
    boro e, 217
    ioga e, 243-4, 246
    suplementos alimentares para, 216, 218
Osteopatia, 170, 186-7

P
Paciente, papel no tratamento da dor, 19, 96
Padrões de alimentação, mudança dos, 202-9
Pães integrais, 210
Paladar, mudanças no, 61, 66, 148
Palavras cruzadas, 152, 154
Palavras, dificuldade para encontrar, 61, 68, 154
Palmer, Daniel David, 227
Pandora, 13, 15
Papéis, no tratamento da dor
Paracetamol, 133-4, 137
Paranoia, 69
Parestesia, 30
Patton, George, 51
Pavlov, Ivan Petrovich, 90, 105
Peale, Norman Vincent, *O poder do pensamento positivo*, 83
Peelu (*Salvadora persica*), 225
Peixe, 205-6, 210
PENS (neuroestimulação elétrica percutânea), 182
Pensamento negativo, 84, 87
    impotência aprendida, 92
Pensamento positivo, 83-4, 87
Pensamentos automáticos, 93, 116
Percepção da dor, 29, 43, 47, 50, 54, 82, 89, 131, 138, 154, 165, 201, 232, 260, 266
Percepção das cores, mudanças na, 61, 66, 148

Percepção de profundidade, erros na, 61, 65, 148
Perda, reação psicológica à, 25, 67, 87-8, 95, 119, 265
Pesadelos, 61, 67, 101, 103, 105-7, 118, 150
Peso
    e controle da dor, 105, 126-8, 132
    e dor nas costas, 38, 125-8, 132, 202, 204
    mudanças no, 61, 66, 149, 201-5, 207-8, 213
PETs, e dor, 96
Pilates, Joseph, 193
Pitman, Roger, 106
Pomadas analgésicas, 48, 136-7
Postura, e dor nas costas, 126
Potássio, 210
Pranayama, 241, 243, 246-7
Problemas de audição, após concussão, 60, 64, 146
Problemas de equilíbrio, 61, 65, 147-8
Problemas de memória de curto prazo, 68
Problemas de memória, 49, 68, 106, 154
Problemas de verbalização, 68
Problemas de visão, após concussão, 60-3, 145-6
Problemas na mandíbula, 43-4, 62, 144
Processo judicial, 54, 59
Profissionais de terapias alternativas, 187, 192-3, 199, 229-30, 232, 235
Programa mente/corpo, 76
Prostaglandinas, 53, 89, 131, 136
Psicoterapia, 15, 94, 107, 110, 115, 143, 150-1, 156-7, 161
Punição, dor como, 48, 92, 100

Q

Qigong (Chi Kung), 170, 191, 194
Queixando-se de dor, 29, 33, 36, 53-4, 62-3, 96, 124, 202, 22, 257

R

Radiologia, quiroprática e, 230
Raios X, diagnóstico de dor nas costas, 123
Raiva, 18, 23, 56, 67, 7, 93, 101, 104, 116, 150-1, 265
    terapia em grupo e, 158
Raízes nervosas, 36, 39, 41-6, 124, 173-4, 178, 180-1, 183, 183
    cicatrização das, 122
    comprimidas, 37, 39, 41, 232
Reabilitação, dirigida a um objetivo, 260-4
Reação à dor, 48, 55, 80, 88, 95
Reação lutar-fugir-congelar, 104-5
Reações de raiva, 67, 104, 151
Reconhecimento da atitude, 259-60
Reflexologia, 76, 187, 190
Reiki, 111, 197
Relacionamento causal, 52, 272
Relacionamentos, 52, 70, 100, 157, 229, 248, 255, 259, 272
    com o médico, 19, 262, 269
Relaxantes musculares, 75, 183, 228
Religião, e dor, 48, 132
Respiração, exercícios de ioga, 116-7, 241, 243, 246, 248, 250-1
Responsabilidade pelos atos, 92
Resposta antecipada, 90
Resposta de relaxamento, 86, 88, 197
Resultados falso-positivos, 97
Resultados objetivos, 19
Riso, 152
Rizotomia, 258
Rolf, Ida P., 189
Rolfing (integração estrutural), 15, 111, 188-9
Ruídos altos, sensibilidade à, 61, 64, 106, 146
Russell, Anthony, 55

S

Salicilato de colina (Arthropan), 134
Salicilatos, 134
Salicina, 216
Saunas, 139, 224
SDRC (síndrome da dor regional complexa), 71-7, 254, 259, 264, 268
Segurança do tratamento quiroprático, 236-7
Seligman, Martin, 91-2
Semente de linhaça, 220
Sensação de cabeça leve, 61, 64, 146
Sensação fantasma, 95
Sensibilidade à luz, 63-4, 145
Sensibilidade a luzes brilhantes, 61, 63, 106, 145
Sensibilidade a ruídos, 61, 64, 73, 106, 146
Sentando, e dor nas costas, 126-7
Sequência, dificuldade para seguir, 61, 68, 154
Serotonina, 89, 94-5, 106, 177, 201, 210
Shiatsu, 194-5, 197
Simon, William H., 11, 13, 20, 96, 110
Síndrome da dor crônica, 29, 255
Síndrome da dor pós-traumática, 14-5, 20, 29-30, 33, 43, 110-1, 121-2
Síndrome da dor reflexa, 15, 20, 35, 43-6
Síndrome da dor regional complexa (SDRC), 71-7, 254, 259, 264, 268
Síndrome da fadiga crônica, 15, 49, 52-3, 55-6, 59, 133, 136, 141
Síndrome da lesão oculta de disco, 15, 35-7, 39, 41-2
Síndrome de Münchausen (distúrbio de dissimulação), 97, 99
Síndrome de Reye, 133
Síndrome do bebê sacudido, 57
Síndrome do ombro e da mão, 71
Síndrome do túnel do carpo, ioga e, 244-5

Síndrome pós-concussão (SPC), 15, 29, 44, 57-63, 6670, 106, 143, 149, 151, 156, 159, 253
Sinergia, 189
Sintomas
    da síndrome pós-concussão, 20, 57-70, 111, 143-58
    do transtorno do estresse pós-traumático, 102-6, 115, 118
Sistema nervoso central, 43, 80, 139
    imprint da dor, 89
Sistema nervoso periférico, 80
Sistema nervoso simpático, 74-5, 94, 105
Sites úteis, 212-3
Skinner, B. F., 90
Sociedade ocidental, ioga na, 140, 242, 246-7
Sociedade, e percepção da dor, 54-5
Sofrimento, e dor, 15, 51, 53, 55, 90, 93, 96, 100, 138
Solitens, 144
Somática, 14, 191-2
Sonhar, 105
Sono, 55, 67, 73, 76, 79, 107, 117-8, 139, 173, 217, 229
    distúrbios, 57, 61, 66, 139, 150-1, 157
    e dor nas costas, 47
SPECT (tomografia computadorizada por emissão de fóton único), 164-5
Spiegel, Herbert, 84-6
Stoler, Diane Roberts, *Coping with Mild Traumatic Brain Injury*, 158
Subestimando a dor, 96-7
Subluxação vertebral complexa, 229
Subluxação, 229-30
Substância P, 89, 131, 137, 215
Sugestão pós hipnótica, 82
Sugestibilidade, aumentada, 82
Suicídio, 87-8, 104

Suplementos alimentares, 114, 139-40, 144-5, 217-9, 242, 247, 272
    tratamentos à base de ervas como, 211-2
Sutras, ioga, 240-2

T

TAC (tomografia axial computadorizada), 30, 35, 37, 39, 41, 63, 96, 123-4
Tai Chi, 15, 111, 162, 193-4, 198
Tálamo, acupuntura e, 165-6
"Tale of the Studious Locust", Menen, 171
TCS (terapia craniossacral), 189-90, 196
Tecido conectivo, técnicas de movimento para, 188-9
Técnica de Alexander (TA), 191-2, 196
Técnicas de ajustamento da coluna total, 233
Técnicas de relaxamento, 84, 86-8, 139, 153, 170, 177, 180, 190, 193-8, 234, 243-4, 246-51, 267-8
Tendência em estudos, 214
TENS (neuroestimulação elétrica transcutânea), 76, 182
Tensão, redução da, 115, 153, 187-92, 196-7, 239
Teoria da especificidade da dor, 80, 96
Teoria da neuromatriz, 96
Teoria do portão para o controle da dor, 80, 96
Teoria tridosha, medicina ayurvédica, 223
Terapia ablativa, 258
Terapia bioenergética, 115-6
Terapia cognitiva, 15, 93, 138, 141
Terapia com injeção, 258
Terapia craniossacral (TCS), 189-90, 196
Terapia da luz, 171
Terapia do movimento, 111, 189-90
Terapia do ponto-gatilho, 111, 173, 234
Terapia em grupo, 147, 151-2, 155-6, 158
Terapia muscular profunda Pfrimmer, 188
Terapia tradicional, 111, 122, 159-60, 165
Terapias à base de ervas, 110, 162, 168, 211-7, 220-1, 272
    Ayurvédica, 211
    estudo das, 161, 166-8, 170, 212-4
Terapias alimentares, 203-9
Terapias alternativas, 111, 160
    acupuntura, 76, 110-1, 140, 144-5, 162-9, 174-8, 186, 268
    classe médica e, 161
    estudo das, 161-2, 171
    ioga, 248
    mecanismos, 160, 162, 166-7, 169-71, 231
    medicina ayurvédica, 110-1, 223-5
    nutricional, 203-9
    terapia do ponto-gatilho, 173-83, 234
    trabalho corporal, 15, 111, 185-99
    tratamentos à base de ervas, 213-21
    tratamentos quiropráticos, 50, 111, 227-37
Terapias de toque. *Ver* Trabalho corporal
Terapias energéticas curativas, 194-7
Terapias tradicionais, avaliação de, 160
Teste do girar dos olhos para verificação de hipnotizabilidade, 85
Testes diagnóstico, para dor nas costas, 122-4
Testes duplo-cego randomizados, 159, 162
The Second Brain, Gershon, 89
Theodosakis, Jason, *The Arthrites Cure*, 217
Thorndike, Edward L., 90
Tiamina, 210
Tigan supositórios, 145
Tinnitus, 64

Tirosina, 205
TOIMS (estimulação intramuscular para obter contração), 180-1
Toque terapêutico, 162, 171, 197
Trabalho corporal, 15, 111, 185-9, 194-5, 197, 199
Tranquilizantes, 150-1, 198, 204
Transtorno do estresse pós-traumático (TEPT), 15, 21, 26, 29, 62, 67, 79, 81, 98, 101-7, 115, 117-8, 201-2, 205, 209
Tratamentos médicos, 54, 110-1, 113, 202, 271-2. *Ver também* Terapias alternativas; Terapia tradicional
Tratamentos para a dor, 13-5, 19, 29-30, 43, 46, 51, 54, 62, 71-2, 74-7, 89, 95-7, 107, 116, 144-5, 169, 175-6, 179, 182, 211, 227, 253, 257-9
    dor crônica, 111, 118, 131-4, 138-41, 254-5, 261
    dor nas costas, 125-8, 229-30
    exercício, 125
    medicamentos, 48, 122, 133-8, 211-9
Tratamentos quiropráticos, 11, 111, 227-37
Traumas na cabeça, 19, 20, 26, 59-60, 62, 65-8, 106, 117, 143, 147, 151-2, 155-6
Traumatismo craniano fechado. *Ver* Concussão
Traumatismo em chicotada, 62, 236
Traumatismo moderado na cabeça, 117
Treinamento da consciência, 185, 197-8
Triptofano, 210
Trollope, Anthony, 49

Tuina, 195
Tumor metastático, 122, 186

V

Vacha (*Acorus calamus*), 225
Van der Kolk, Bessel, 106
Verduras de folhas verdes, 210
Vértebra lombar sacralizada, 37, 41
Vertigem, 61, 64, 146, 190
Veteranos do Vietnã, 101-2
Viés atencional, 93, 105-6
Virando, e dor nas costas, 128
Vírus Epstein-Barr, 52, 138
Visão dupla, após concussão, 60-1, 63, 145
Visão embaçada, após concussão, 61, 63, 145-6
Vitaminas B, 210
Vitaminas, 139, 171, 210-2
Vômito, após concussão, 61-4, 145

W

Wall, Patrick D., 180
Watsu, 197
White House Commission on Alternative and Complementary Medicine, 110
Work-hardening, 261-7

Z

Zero balancing, 190
Zonas de placa motora terminal (MEPZs), 178-9, 182
Zumbido nos ouvidos, 60-1, 64, 146

Sobre os autores

Editores

William H. Simon, M.D., F.A.C.S., é professor adjunto clínico de cirurgia ortopédica na University of Pennsylvania School of Medicine.

George E. Ehrlich, M.D., F.A.C.P., é professor adjunto de medicina na University of Pennsylvania School of Medicine e professor adjunto de medicina na New York University School of Medicine.

Arnold Sadwin, M.D., F.A.P.M., F.P.C.P., foi professor-assistente clínico de psiquiatria e neurologia no Departamento de Psiquiatria da University of Pennsylvania School of Medicine até se aposentar. Ele é professor-assistente clínico no Department of Family Practice na University of Medicine & Dentistry of New Jersey.

Colaboradores

Arvind Chopra, M.D., reumatologista consultor e professor adjunto honorário de medicina no Center for Rheumatic Diseases, Bharatiya Vidyapeeth Hospital and Medical College em Pune, Índia.

Jennifer Chu, M.D., professora adjunta de medicina física e reabilitação na University of Pennsylvania School of Medicine.

Jano Cohen é especialista, professor-assistente e instrutor de trabalho corporal.

Marian Garfinkel, Ed. D., professora-assistente na School of Nursing Education, MCP-Hahnemann University na Filadélfia, Pensilvânia e diretora do BKS Iyengar Yoga Studio of Philadelphia.

Sanjay Gupta, M.D., é chefe do Pain Center do Albert Einstein Medical Center, Filadélfia, Pensilvânia.

Gloria Horwitz, M. S., é psicóloga e consultora nutricional.

Sharon L. Kolasinski, M.D., é professora-assistente de medicina e chefe do serviço clínico na Divisão de Reumatologia da University of Pennsylvania School of Medicine.

Elizabeth Michel, M.D., atua na área de Medicina de Família e Comunidade.

Joseph C. Napoli, M.D., F.A.P.A., é professor-assistente clínico de psiquiatria no College of Physicians and Surgeons of Columbia University.

Andrew Newberg, M.D., é professor-assistente de radiologia na University of Pennsylvania School of Medicine.

Jayshree Patil, M.D., é médico ayurvédico e pesquisador adjunto no Center for Rheumatic Diseases em Pune, Índia.

Brue Pfleger, Ph.D., é consultor de epidemiologia musculoesquelética da seção de administração de doenças crônicas da The World Health Organization (WHO), Genebra, Suíça.

Barry Snyder, M.D., F.A.C.S., é membro do corpo docente da University of Pennsylvania School of Medicine, Departamento de Cirurgia Ortopédica.

LEIA TAMBÉM:

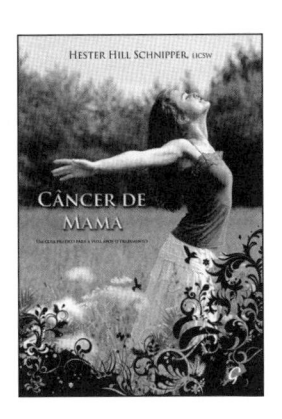

CÂNCER DE MAMA
Um guia prático para a vida após o tratamento

Edição atualizada, apresenta as recentes mudanças no tratamento padrão contra o câncer de mama e uma variedade de tópicos para ajudar na descoberta de possibilidades e desafios como: drogas poderosas para a quimioterapia coadjuvante e seus complexos efeitos colaterais; grandes mudanças nos tratamentos hormonais; novas preo-cupações no acompanhamento médico; que perguntas se deve fazer ao médico; como voltar a ter intimidade emocional e sexual; como lidar com problemas financeiros e no ambiente de trabalho; teste genético: por que fazê-lo, quando e em que condições; como vencer o medo da recidiva.

Sobre todos esses assuntos, Hester Hill Schnipper traz tanto sua experiência profissional, como reconhecida assistente social na área de oncologia, quanto sua recente realidade pessoal, por sobreviver duas vezes ao câncer de mama. Este livro indispensável ajudará todas as mulheres a redescobrirem sua capacidade de ter alegria enquanto continuam em direção ao futuro – como sobreviventes.

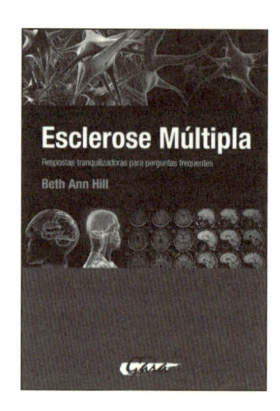

Esclerose Múltipla

Respostas tranquilizadoras para perguntas frequentes

Após extensa revisão da literatura disponível, Beth Hill nos oferece um manual abrangente e inspirador, escrito especificamente para pacientes com esclerose múltipla (EM), cujas perguntas mais comuns ela responde com fatos, em tom otimista.

Lastreada nas mais recentes descobertas científicas e em suas experiências pessoais, a autora apresenta ampla variedade de sintomas e exames, termos médicos, tratamentos convencionais e terapias alternativas complementares, assim como as mudanças de vida associadas à esclerose múltipla, abordando de maneira clara e concisa muitas questões importantes em todos os estágios da doença. Fornece, ainda, uma lista de clínicas, websites, livros e publicações para pacientes, que podem servir de referência e fonte de mais informações. Mas, o mais importante, transmite esperança aos pacientes e a seus familiares para que possam novamente olhar o futuro com otimismo e ir em busca de seus sonhos, sabendo que a cura da EM está muito próxima.

Beth Ann Hill, diagnosticada em 1999 como portadora de esclerose múltipla, é escritora *freelance* e defensora incansável dos pacientes com EM, atuando na Sociedade Nacional de Esclerose Múltipla dos Estados Unidos. Vive em Rockford, Michigan.

Lançamento

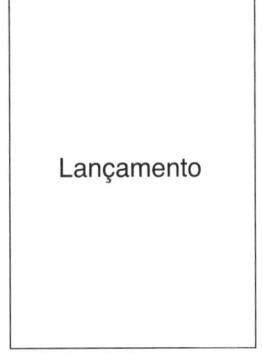

ESTÁGIOS INICIAIS DA DOENÇA DE ALZHEIMER
Primeiros passos para a família, os amigos e os cuidadores

Este livro, prático, apresenta uma análise dos recursos relacionados ao Mal de Alzheimer, fornecendo informações claras, precisas e confiáveis sobre a natureza da doença, associando preocupações médicas e emocionais a práticas inerentes aos estágios iniciais da doença.

De modo realista, tranquilizador e, sobretudo, sensível, orienta tanto as famílias no desenvolvimento de uma filosofia para o cuidado do paciente de Alzheimer quanto os cuidadores e profissionais do campo do cuidado com idosos. Baseado nos mais recentes estudos científicos, faz uma análise atualizada do manejo da doença, contestando a imagem devastadora que ainda circula sobre os portadores de Alzheimer e promovendo o nosso entendimento da experiência dessa enfermidade em seus estágios iniciais. Este livro será do interesse daqueles que se preocupam com as pessoas acometidas por Alzheimer: famílias, amigos e cuidadores.

Daniel Kuhn, MSW, é diretor do Instituto de Treinamento Profissional da Associação de Alzheimer – Principal Divisão de Illinois. Autor e co-autor de mais de duas dúzias de artigos sobre os aspectos psicossociais da doença de Alzheimer, é membro do conselho editorial das revistas *Alzheimer's Care Quarterly*, *The American Journal of Alzheimer's Disease* e *Early Alzheimer's*.

David A. Bennett, M.D., é diretor do Rush Alzheimer's Disease Center do Rush Presbyterian – St. Luke's Medical Center de Chicago.

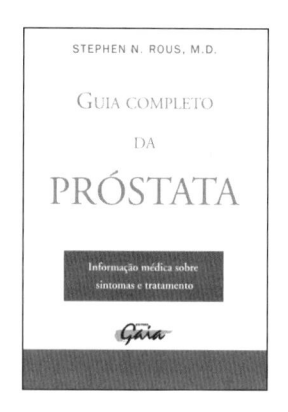

GUIA COMPLETO DA PRÓSTATA
Informação médica sobre sintomas e tratamento

Sem nenhuma dúvida, a próstata parece gerar mais dúvidas, mal-entendidos, preocupações e ansiedade do que qualquer outra parte do trato geniturinário masculino. Isso na verdade não é nenhuma surpresa, porque ela realmente causa mais preocupação a muitos homens do que qualquer outra estrutura do corpo, e os sintomas e as dificuldades que surgem na próstata acompanham quase toda a vida adulta do homem.

Neste livro, o autor explica como surgem os problemas na próstata, discute as razões do tratamento recomendado, seja clínico, seja cirúrgico, e principalmente põe por terra muitos mitos e grandes mentiras que os pacientes "sabem" sobre o assunto. Assim, ajuda a entender a próstata o máximo possível, com explicações detalhadas, porém simples, para que o paciente e seu médico sejam capazes de superar, lidar ou, pelo menos, conseguir aprender a viver com o problema.

Stephen N. Rous, M.D., é professor de cirurgia da Dartmouth Medical School e ex-chefe de urologia do Veterans Affairs Medical Center, em Vermont.

GRÁFICA PAYM
Tel. (011) 4392-3344
paym@terra.com.br